中医基础学科图表解丛书

主　编　李庆业　杨　斌
副主编　杨　桢　高　琳　高　媛
编　委　盛志刚　任慧利　马少丹
蔡玉岭　高　伟　邓欣怡
姜曝秀　黄晓红　赵红霞

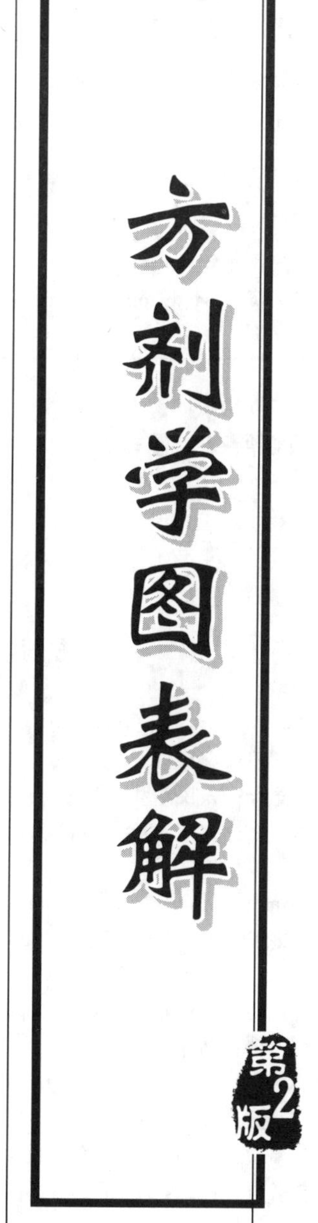

方剂学图表解

第2版

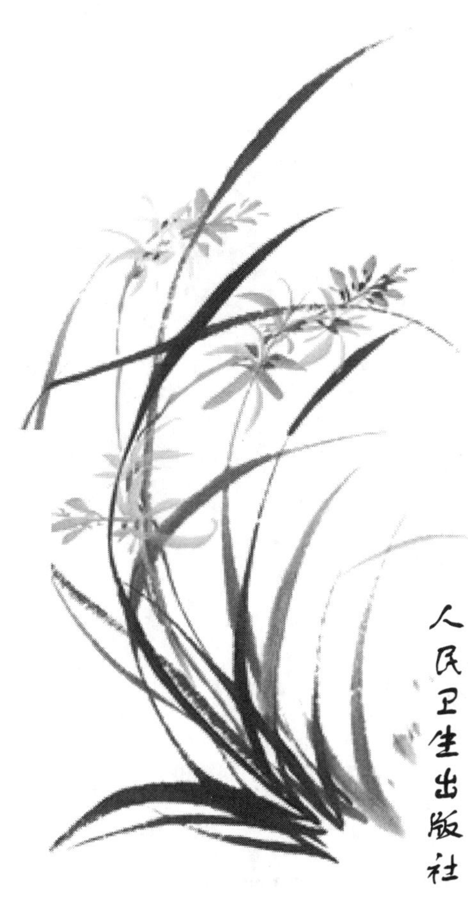

人民卫生出版社

图书在版编目（CIP）数据

方剂学图表解/李庆业等主编．—2版．—北京：人民卫生出版社，2012.2

（中医基础学科图表解丛书）

ISBN 978-7-117-15225-9

Ⅰ.①方…　Ⅱ.①李…　Ⅲ.①方剂学-图解　Ⅳ.①R289-64

中国版本图书馆 CIP 数据核字（2011）第 250779 号

门户网：www.pmph.com　出版物查询、网上书店
卫人网：www.ipmph.com　护士、医师、药师、中医师、卫生资格考试培训

方剂学图表解

第 2 版

主　　编：李庆业　杨　斌
出版发行：人民卫生出版社（中继线 010-59780011）
地　　址：北京市朝阳区潘家园南里 19 号
邮　　编：100021
E - mail：pmph @ pmph.com
购书热线：010-67605754　010-65264830　010-59787586　010-59787592
印　　刷：三河市尚艺印装有限公司
经　　销：新华书店
开　　本：710×1000　1/16　**印张：**14
字　　数：250 千字
版　　次：2004 年 7 月第 1 版　2023 年 11 月第 2 版第11次印刷
标准书号：ISBN 978-7-117-15225-9/R・15226
定　　价：26.00 元
打击盗版举报电话：010-59787491　E-mail：WQ @ pmph.com
（凡属印装质量问题请与本社销售中心联系退换）

修订说明

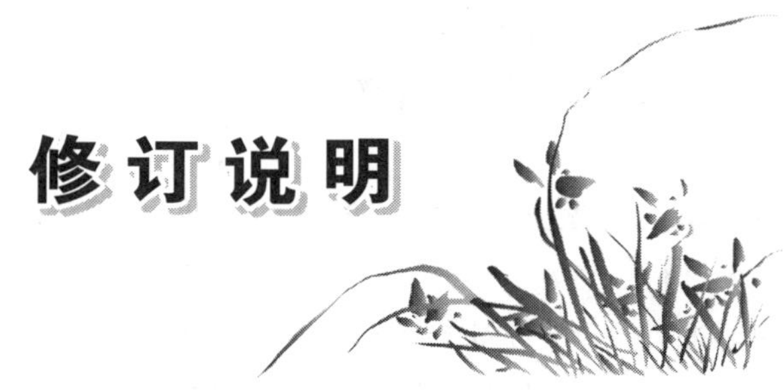

《方剂学图表解》是在总结前几版《方剂学》教材的基础上，结合教学和医疗实践经验编写而成的。本书力争用最简洁的图表方式，将方剂学的主要内容展示出来，特别是把每首方剂中所包含的理、法、方、药的内在联系描述清楚。本书最突出的特点是按照临床辨证论治的实际过程和思路对方剂进行分析和阐述，即首先分析病机，分清证候的主次，指明方剂的主证（或主要症状）、兼证（或次要症状），并有针对性地确定立法（即功用），进而依据主辅佐使的概念对方剂的组成结构及配伍意义进行分析。这一“表解”过程，将整个制方思路更加形象、动态地在读者面前展示出来，使读者能提纲挈领地掌握处方用药规律，学会中医的处方方法，改变以往死记硬背的习惯，有效地做到在理解的基础上去记忆。

《方剂学图表解》（第一版）自 2003 年出版以来，受到了广大读者的欢迎，多次重印。本书因内容简洁明晰，便于学习和掌握，尤其受到国外中医学习和爱好者的喜爱。2009 年，本书被译成英文版出版发行，远销海外。

本版《方剂学图表解》沿用上一版的简明思路，并根据方剂学术发展的最新进展，对其内容进行了进一步细化和梳理。

1. 本书所采用的主辅佐使的概念，其内涵有所变化，是对现行方剂学教材中“君臣佐使”概念的发展。

本书所采用的“主辅佐使”的概念，是主编李庆业教授依照《内经》中有关“君、臣、佐、使”的基本论述，并结合多年教学经验，对现行方剂学教材中“君臣佐使”的概念进行调整后提出的。其中最重要的变化，是将目前习用的臣药概念中“对兼病或兼证进行治疗”的功能分离出来，将其归于“佐助药”作用；并将“佐助药”原定义中“辅助君药和臣药”的作用删除。修订后的定义，最大程度地避免了“主辅佐使”药物概念上的重叠，从而减少了在方剂结构分析时，众说纷纭的现象。

2. 本书在上一版的基础上，加强了药物之间的配伍作用的阐述。在突出证—法—方针对性的基础上，增加药物配伍协同性方面的解释，便于读者在把握方剂共性的基础上，对配方个性增加了解。

3. 适当增加对附方的阐释。本书中将部分附方与其正方或其他附方之间进行简单比较，增加了对部分附方功用、配伍特点的简要分析，便于读者在比较中掌握方剂的应用特点。

4. 为了使读者在学习的过程中便于掌握重点，本书采用“*”的形式对所选方剂进行了标注：*** 为重点掌握方剂，其立法配伍具有良好的示理性；** 为需熟悉方剂；* 为需了解方剂。上述划分是从方剂学教学的角度，为大家自学提供的参考，并非对方剂应用价值的评价。

5. 本书所录方剂中药物的用量，除直接转引方源标示剂量外，还提供了现代参考剂量。该剂量主要依据该方在临床应用中的常用量归纳整理而来，并非原方用量的精确折算，供初学者在临证用药时参考。对于所录方剂中含有犀角等现代临床禁用药物的，为体现原方的君臣佐使关系，依然保留，但临床上要使用其替代品。

本书编写的目的是希望能使广大读者，通过图表的方式，尽快了解和掌握方剂学有关基本知识和理论，掌握方剂的共性和个性，逐步掌握自己辨证处方的方法。

由于本书中部分观点是属于学术发展过程中的探索和尝试，如有不当之处，敬希多提宝贵意见，以便进一步修改完善。

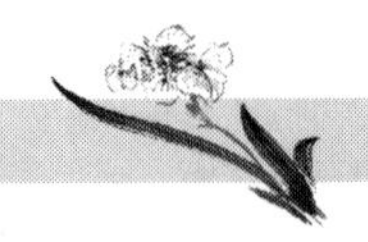

前　言

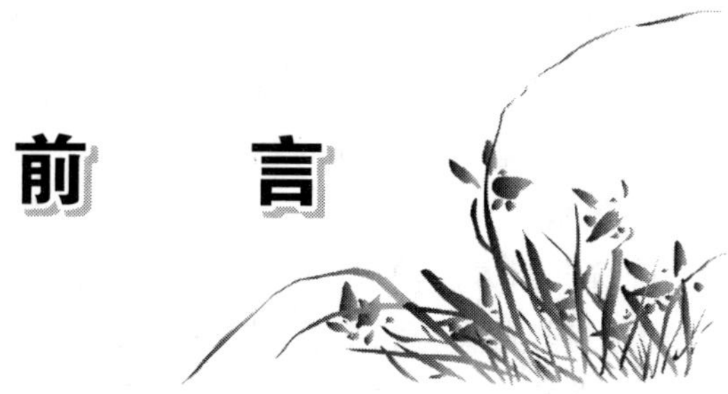

方剂是中医治疗疾病的主要方法之一，是辨证论治思想的具体体现，是理法方药的具体运用，是中医药的特色所在。中医与西医的最大区别在于对药物的应用。一方面，西药重在使用有效成分的化学提取物，作用环节往往单一而明确，针对性强，治疗作用显著，但其副作用也常常较为明显。而中药复方则不然，它是在中医药理论指导下，根据对病证和药性的认识，将单味药按照一定结构配伍成方后加以应用，突出药物的合群妙用，既可利用药物之间的相互作用来消除毒副作用、增强疗效；也可根据病情的变化需要加减方中药物，增加方中药物与病证的针对性，这样就使得中药方剂的毒副作用相对较小。另一方面，西医是药物的使用者，而中医却是方剂的创造者，时刻都在根据病情创制新方，中西医是有着不同特点的两种医学体系，二者都要发展，只能并重，不能相互代替。

在21世纪的大好形势下，要推动中医药现代化，要使中医药从传统科学体系向现代科学体系迈进，对方剂的研究就是非常重要的领域。已往中医药由于历史原因，没有自己的评价标准，对于中药方剂的评定都是借用西医药的方法和标准，习惯用有效成分来确定方剂的功效，现在看来这种方法和标准不能全面、准确地说明中医药的基本问题。因为仅仅一首简单的方剂中就可含有成千上万个化学成分，究竟哪些为真正的有效成分，成分之间存在着怎样的交互作用，大量这样的基础研究尚未完成。如果只将其中几个含量较高的化学成分默认为方剂的有效成分，那根本无法从真正意义上代表全方的作用。因此，根据方剂成分的复杂性，在方剂研究中又发展出按有效部位来研究方剂的方法。因为方剂的作用是来自于多成分、多系统、多脏器、多靶位，所以中医药的现代化需要有符合自身特点的研究思路和方法，不是照搬西药的研究方法和评价标准，而是充分利用现代科技方法和手段，在继承和发展中医辨证论治基本思维的基础上，经过几十年，甚至上百年的努力，依据中医药自身的特点，不断发展出新的评价方法和标准。

《方剂学图表解》一书是在总结前几版教材和结合本人多年教学和临床经验基础上编写的，力争用最简洁的图表方式，将方剂学的主要内容展示出来，特别是把每首方剂中所含有的理法方药内在联系描述清楚。因为在已往的方剂学教材中存在的最大问题，就是对每首方剂的分析时所使用的概念不清晰，有内涵上的重叠，往往是按照传统的各家之长进行解释，而形成众说纷纭的局面，使学习者莫衷一是。方剂的有效性，全在于以中医的辨证论治思想为指导，准确的辨证是正确选药组方的前提，所以本书重点在方剂的“表析”部分。我们参照临床实际处方过程，首先分析病机，分清证候的主次，指明主证、兼证、主要症状、次要症状所在，有针对性地确定立法（即功用），而后根据主辅佐使的概念用统一标准分析其组成，使读者能提纲挈领地掌握处方用药的客观规律，学会中医的处方方法，改变已往死记硬背的习惯，做到在理解的基础上去记忆。

方剂的有效性不能离开中医药特有的辨证论治思想体系，如果脱离辨证，简单依据病名去选择“特效药”，就可能出现长期服用小柴胡汤治疗慢性肝炎、长期服用龙胆泻肝丸减肥等等误用和滥用中成药而产生毒副作用的不良后果。编著本书的良苦用心就在于要培养学生的中医辨证论治的思维能力，通过对方剂学的学习，学会处方用药的方法，达到自己会开方的目的。只有在继承的基础上，才能掌握中医药的理论特点，只有按照自身的特色去实现现代化，才能真正达到中医药事业的大飞跃。

本书是在总结前人经验的基础上，提出了一些个人的观点和见解，不一定准确，望读者在实践中予以检验，对不当之处，不吝赐教，以便进一步的修改。

李庆业

2011 年 7 月于北京

凡　例

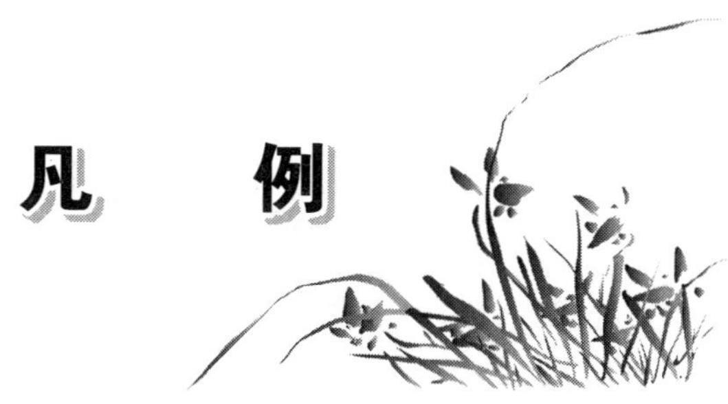

本书分绪言和总论、各论三部分。其中绪言主要介绍方剂、方剂学的概念和方剂学的发展简史。总论5章，重点阐述方剂学中“法”的辨识、方剂的组成、方剂的分类、方剂的剂型、方剂的用法等基本理论。各论16章，包括解表、泻下、消导、清热、温里、表里双解、补益、固涩、安神、理气、理血、治风、祛湿利水、祛痰、驱虫、涌吐共16类方剂，选录正方225首。

每类方剂均有概说，分别介绍定义、适应病证、立法依据、分类、注意事项。

概说之下将方剂分若干亚类，每首方剂首列方名、出处，下列方剂组成、功用、主治，因为方剂的用法多以水煎服为主，故删去用法一项。

为了便于临床使用，每药之后仍标明原书剂量单位，使读者便于掌握原方用量比例；根据药典和中药学的规定，依照病情来选用适当的剂量，不可死记硬背。对于犀角一药，现为临床禁用药物，但为保留古方原貌，此次未进行更改，如临证运用皆用水牛角代替。

表析部分是本书的重点，首先对主治证进行病机分析，指明主证、兼证、主要症状和次要症状，而后有针对性地确定立法（即功用），根据立法讲明选择主辅佐使药的道理。

附方也是用图表的方式首先写明方名、出处，继之写明功用和主治，主治部分不是照抄原书，而是讲明本方主治特点所在。

此书编写的目的是使广大读者，通过图表的方式，尽快了解方剂学的有关基本知识和理论，掌握方剂的个性和共性，学会自己辨证处方的方法。本书如有不当之处，敬希多提宝贵意见，以便进一步修改。

编者

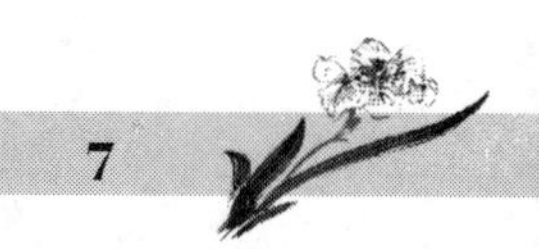

目　录

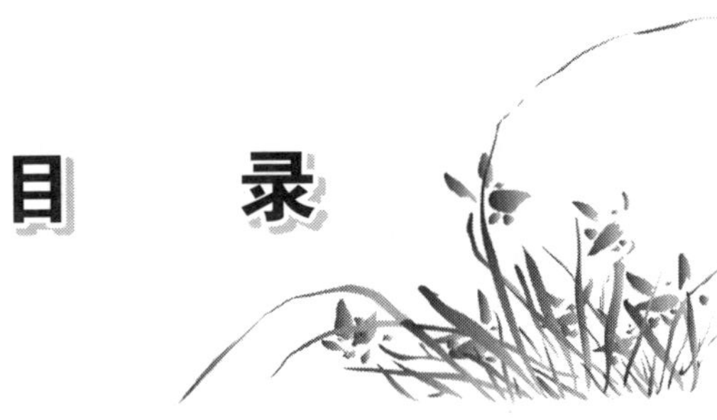

总　论

各　论

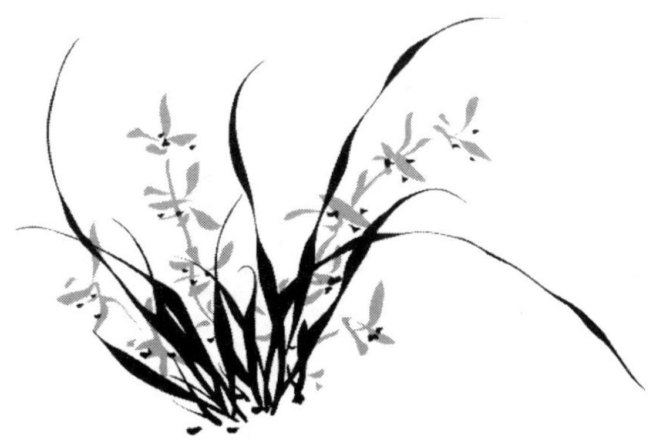

绪　言

- 绪言
  - 方剂和方剂学的概念
    - 方　剂　是经过四诊，明确诊断之后，确定立法，根据组成原则和结构，选择合适的药物，酌定用量，选定剂型，配伍组合而成的两味以上的群药
    - 方剂学　是研究和阐明古今成方的组成和临床运用规律的一门学科，是中医学主要基础学科之一，是连接基础和临床课的桥梁课
  - 方剂学发展简史
    - 商——传说“伊尹制汤液”
    - 春秋战国
      - 《五十二病方》载方 283 首
      - 《内经》载方 13 首
    - 秦汉——张仲景著《伤寒杂病论》载方 374 首
    - 晋唐
      - 葛洪著《肘后备急方》共 8 卷
      - 孙思邈著《备急千金要方》载方 5300 首
      - 王焘著《外台秘要》载方 6000 首
    - 宋元——宋代政府编著有《太平圣惠方》载方 16834 首，《圣济总录》载方 20000 首，《太平惠民和剂局方》载方 788 首，(是由政府编制的第一部成药药典)。金元时期，出现四大家，刘完素善用寒凉，著《宣明论方》；张从正擅长攻下，著《儒门事亲》；李杲专于补土，著《脾胃论》；朱震亨主张滋阴，著《丹溪心法》。成无己著《伤寒明理论·药方论》是首次按君臣佐使剖析方剂原理的方论专著
    - 明清——明代朱棣著《普济方》载方 61739 首，是我国现存最大的一部方书。许宏的《金镜内台方义》，吴昆的《医方考》，清代罗美的《古今名医方论》，汪昂的《医方集解》，王子接的《绛雪园古方选注》等都是方论专著。余霖的《疫疹一得》，吴瑭的《温病条辨》，王孟英的《温热经纬》等都是温病学派的著作，创造了大量治疗温病的有效方剂

总　论

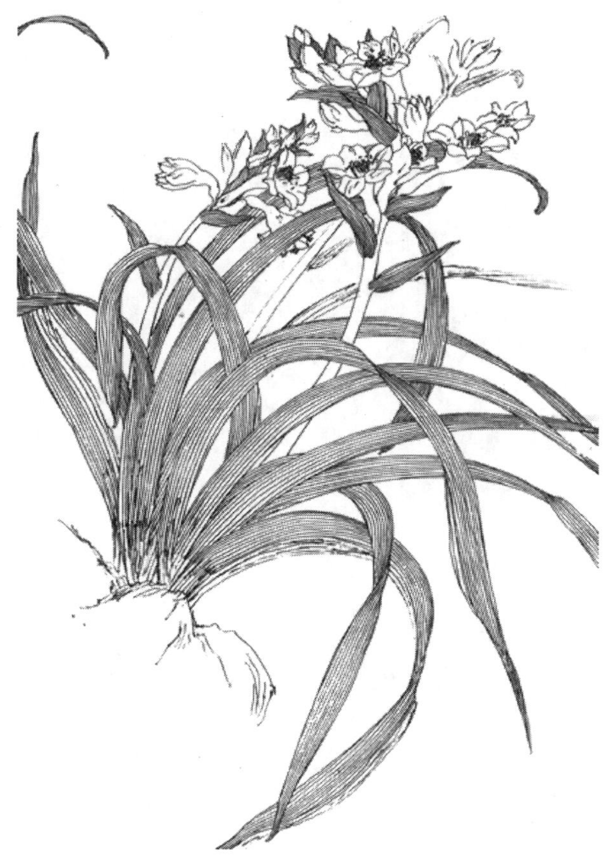

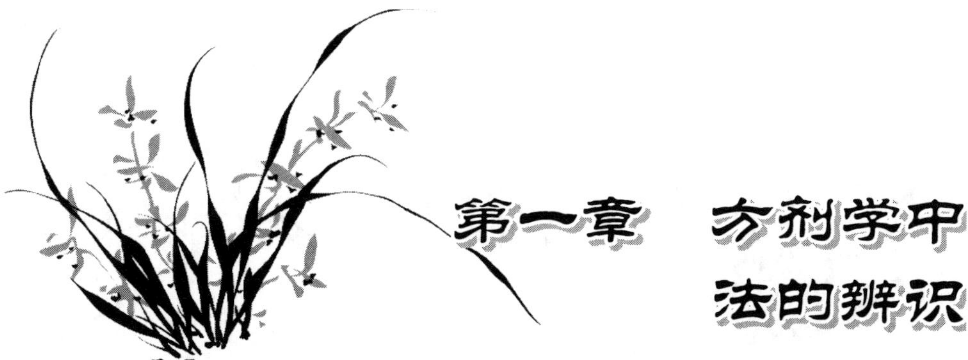

第一章 方剂学中法的辨识

- 立 法 是治则的具体体现。是在对疾病经过辨证，审明病因、病机，确定诊断之后，根据治病求本、标本缓急、虚实补泻、正治反治、治贵权变的原则进行综合考虑后，有针对性地提出的指导组成新方或运用成方的理论依据
- 治 法 有广义和狭义之分。广义的治法，是指治疗方法（五版《方剂学》）。宋代《圣济总录》中指出治法即“治疗方法也”，包括针灸、砭石、吐纳、导引、醪醴、按摩等各种治疗措施。方药仅是治法之一，因此广义的治法不是方剂学的研究范畴。狭义的治法，是指在临床辨明证候后，在治疗法则的指导下，针对病证的病因病机所采取的具体的治疗方法，是方剂研究的重要环节，在方剂学中也称为“立法”
- 处方法 是宋代医家许洪在《指南总论》中提出的。它是从功用相同的方剂中总结出的组方共性规律，上升的理论，具有“以法统方”的提纲挈领作用。在《内经》中称做“方制”；在孙思邈的《备急千金要方》中名为“处方”；在许洪的《指南总论》中叫做“处方法”；张景岳在《景岳全书》中称为“八略”；程钟龄在《医学心悟》中提出“医门八法”

以上三法是有明确的主从逻辑关系的，不能混淆，不可替换。

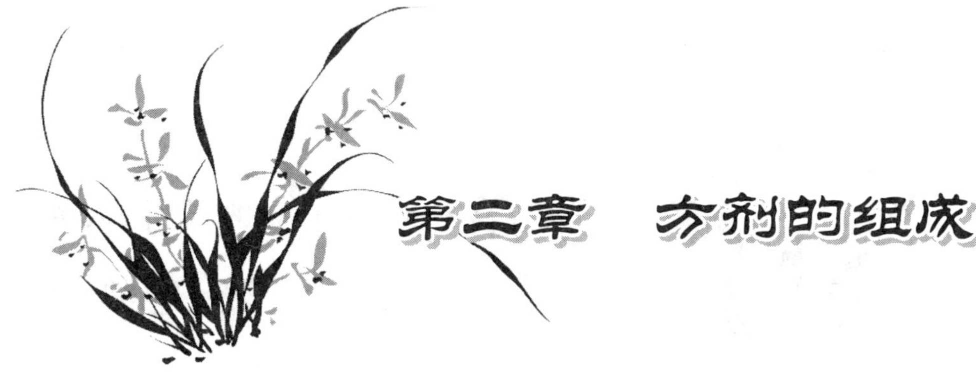

第二章 方剂的组成

第一节 组成原则

- 以证候为依据——中医的最大特点是辨证论治，证候是中医的诊断依据，是病人来诊时，标志病因、病性、病位、病势的一组症状群，开方时应该进一步分清主证（主要证候）、兼证（次要证候）、主症（主要症状）、次症（次要症状）
  - 主证　即标志主要病因、病性、病位、病势的一组症状群，如恶寒发热，无汗，舌苔薄白，脉浮紧，为外感风寒表实证的主证，是选择主药的依据
  - 兼证　即标志次要病因、病性、病位、病势的一组症状群，如外感风寒表实为主证，又兼见口苦微渴，苔薄黄，为兼有热邪之象，是选择佐助药的依据
  - 主症　通常主证中包括的症状被称为主要症状（简称主症），能够表明疾病的主要性质；有时引起病人最主要痛苦的症状也被称为主症，是对症治疗时选择主药的依据，如止嗽散
  - 次症　即伴随主证或兼证出现的较为独立的症状，不能标志病因、病性的症状，如头痛、咳嗽、喘、呕吐、耳聋、腹胀……等，也是选择佐助药的依据
- 以立法为准则——在辨清证候、明确诊断之后，根据治则的综合考虑，提出与疾病针锋相对的治疗方针，即立法。如表寒证用辛温解表法；表热证用辛凉解表法；虚证用补法；实证用泻法等，应根据治疗的主次顺序依次书写
- 确保安全有效——因为方剂是中医治疗疾病的主要手段之一，对于病人决不能产生不应有的毒副作用，要确保其安全，在此基础上要有良好的疗效

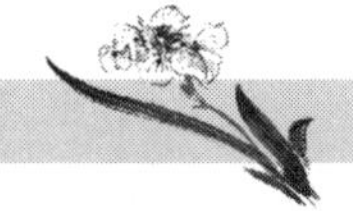

1. 必须以中医药理论为指导，按照辨证论治的原则使用方剂
2. 应当正确地表明中药方剂的毒性，由于方剂是将药物配伍后使用，虽然通常能起到减毒增效的作用，其安全性相对较高，但当配伍不当时也可产生毒副作用
3. 必须依照药典规定的用药剂量使用药物，不可盲目超量
4. 方剂中使用的药物，必须按规定进行加工炮制，不可使用假冒伪劣及变质药物
5. 方中不可使用“十八反”、“十九畏”、“妊娠禁忌”中规定的药物。若情况需要必须使用时，医生须在禁忌药物处签字
6. 据报道雷公藤、黄药子、苍耳子、川楝子、大黄、泽泻、虎杖等对肝脏有损害；关木通、汉防己、马兜铃、青木香、雄黄、朱砂、轻粉等对肾脏有损害，为及时发现问题，长期或大量使用含有上述药物的方剂时，应定期检查肝肾功能

第二节　组成结构

已往方书都是把“君、臣、佐、使”作为方剂的组成结构，“君臣”二字属于社会科学名词，有“国无二君”、“君贵臣贱”之意，其含义用于自然科学领域不适宜，现改为属于自然科学的名词“主、辅、佐、使”来说明方剂的组成结构。

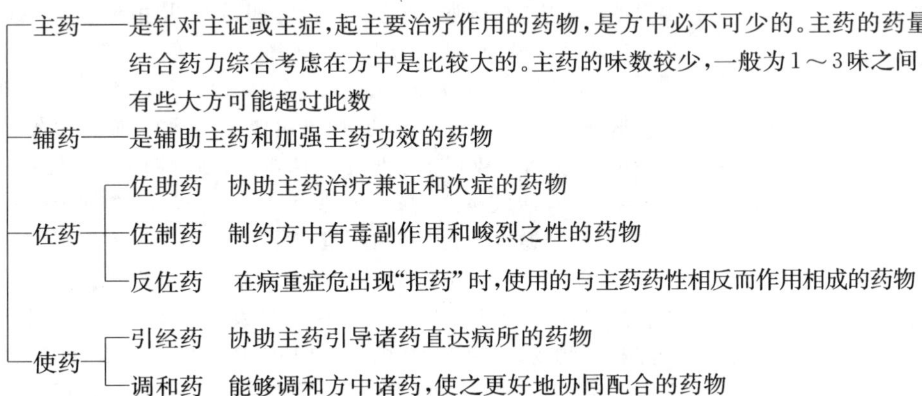

一首方剂虽然由主、辅、佐、使四部分组成，但在实际应用中只有主药是不可少的，其他辅佐使三部分可根据需要适当选择。

第三节 组成变化

方剂按一定结构组成之后，在临证时不是一成不变的。它必须随着患者病情的变化、体质的强弱、年龄的大小，以及风土习惯的不同，灵活地加减化裁，才能更好地切合病情，取得良好疗效。方剂的变化，归纳起来主要有药味加减的变化、药量加减的变化、剂型更换的变化三种。

1. 药味加减的变化　是指在原方主证和主药不变的情况下，随其兼证和次症的改变，而增减辅药或佐助药的变化形式。例如：桂枝汤是由桂枝、芍药、甘草、生姜、大枣组成，有解肌发汗、调和营卫的作用，主治风寒表虚证，症见发热，汗出，恶风，脉浮缓，舌苔薄白等。若次症又增见喘咳时，可加厚朴下气除满、杏仁降气平喘，即桂枝加厚朴杏子汤。又如桂枝汤证因误下而发生胸满时，其中芍药阴寒酸敛不利于胸满治疗，故减去，即桂枝去芍药汤。必须注意，药味加减时主证和主药不能改变，若改变则为另组新方，而不属于药味加减变化

2. 药量加减的变化　是指由相同药物组成的方剂，因药量的增减变化，而使该方的作用强度或功效发生改变的变化形式。药量的改变对方剂功效的影响主要有两种情况：① 药物用量变化较小，不改变原方的组成结构（即主、辅药的配伍关系）及原方所针对的主证，仅对方剂的作用强度产生影响。例如：四逆汤与通脉四逆汤，均由附子、干姜、甘草三味药组成，而四逆汤用生附子一枚、干姜一两五钱、炙甘草二两，主治阴盛阳微，四肢厥逆，恶寒蜷卧，下利清谷，脉微细或沉迟细弱，有回阳救逆之功。原方组成药物不变，而将生附了用量增大（大者一枚），干姜增至三两，即为通脉四逆汤，主治阴盛格阳于外，四肢厥逆，身反不恶寒，下利清谷，脉微欲绝的重证，有通脉救逆之功。② 药物用量变化较大，引起原方组成结构的变化（即改变了原方主、辅药的配伍关系），则会对原方的功效产生影响，使药量变化后方剂的主治证发生改变。如小承气汤与厚朴三物汤，均由大黄、枳实、厚朴组成。其中小承气汤中大黄四两为主药，枳实三枚为辅药，厚朴二两为佐使药，功用泻热通便，主治阳明腑实证，症见大便秘结，腹痛拒按，潮热谵语等。而厚朴三物汤改用厚朴八两为主药，枳实五枚为辅药，大黄四两为佐使药。功用行气通便；主治气滞便秘证，症见气滞腹胀，大便秘结者

3. 剂型更换的变化 是指同一方剂，由于选用不同剂型，而使其治疗作用发生变化。方剂的剂型有汤、丸、散、膏、丹、酒等多种，由于制作方法和工艺的不同，对药物作用的发挥也有一定影响。一般汤剂便于吸收，易于发挥，作用迅速，药力较强，多用于急性病证。丸剂则吸收缓慢，药效缓和而持久，多用于慢性病证。剂型的改变多数情况下仅对方剂的作用强度和作用缓急产生影响。但特殊情况下，也会由于剂型的改变而引起功效的变化。例如：理中丸由干姜、人参、白术、甘草四味药组成，主治中焦虚寒证而症见脘腹冷痛，自利不止，呕吐，舌淡苔白，脉沉迟者。若将以上四味药物煎汤服用，则可用于治疗中焦虚寒、胸阳不振所致的胸痹，其病位和功用发生了一定的改变。故在临床运用时可根据病情需要选择适当的剂型

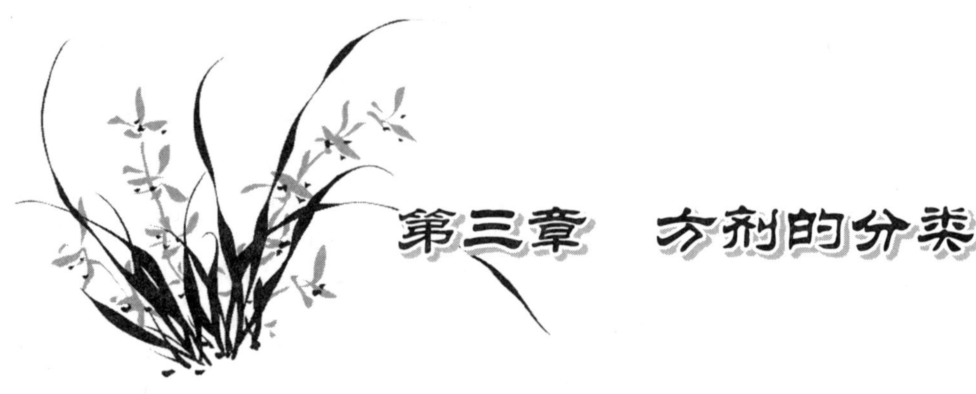

第三章 方剂的分类

方剂分类方法是研究和总结古今成方的组成和临床运用规律的方法之一，历代医家都进行过种种探讨，创制了多种分类方法，归纳起来有按病症、按方剂结构、按证候、按脏腑、按病因、按主方、按功效分类等方法。

- 按病症分类　这是方剂最早出现的分类方法，以宏观的症状和病名为依据将方剂进行分类，便于临床依病索方的需要。如：《五十二病方》、唐代王焘的《外台秘要》、宋代《太平圣惠方》、明代《普济方》、清代张璐的《张氏医通》、徐大椿的《兰台轨范》等
- 按方剂结构分类　最早见于《内经》，提出“大、小、缓、急、奇、偶、重”的分类方法，至金代成无己在《伤寒明理论》中才明确提出“七方”的概念，并将“重方”改为“复方”。大方，是指药味多或用量大的方剂；小方，是指药味少或用量小的方剂；缓方，是指药性缓和，以治疗慢性病，需长期服用的方剂；急方，是指药性峻猛，以治疗急性重症的方剂；奇方，是指由单数药味组成的方剂；偶方，是指由偶数药味组成的方剂；复方，是指由两方或数方组合而成的方剂。这种分类方法比较原始，并无实用价值，后世方书从未出现过
- 按证候分类　这种分类只见于张仲景的《伤寒论》，以六经病证为纲，分设主方，后随证候变化又有加减方，将理法方药融为一体，充分体现了中医辨证论治的思想
- 按脏腑分类　见于唐代孙思邈的《备急千金要方》，清代《古今图书集成医部全录》等
- 按病因分类　见于宋代陈言的《三因极一病证方论》，清代张璐的《张氏医通》等
- 按祖方分类　是以代表方为主，将其历代加减方列于其后的分类方法。可见于明代施沛的《祖剂》；清代张璐的《张氏医通》提出的“方祖”。这种分类方法有时会忽略方剂出现的前后，应当予以注意

按功效分类　按功效分类源于北齐徐之才《药对》中提到的中药分类方法——“十种”，后金代成无己在《伤寒明理论·药方论》中用于方剂的分类，提出“十剂”的名称，即宣剂、通剂、补剂、泻剂、轻剂、重剂、滑剂、涩剂、燥剂、湿剂。由于十剂尚不能完全概括临床常用方剂，所以后世医家又有增补，如宋代寇宗奭加寒热二剂，为十二剂；明代缪仲淳再增升降两剂，为十四剂；至徐思鹤在十剂基础上增加和、解、利、寒、热、温、暑、火、平、夺、安、缓、淡、清，共二十四剂；张景岳认为“大都方宜从简”提出“八阵”，即补阵、和阵、攻阵、散阵、寒阵、热阵、固阵、因阵；清代程钟龄在《医学心悟》中提出“八法”，即汗法、和法、下法、消法、吐法、清法、温法、补法；汪昂在《医方集解》中更综合前人成就，将方剂按功效分为补养、发表、涌吐、攻里、表里、和解、理气、理血、祛风、祛寒、清暑、利湿、润燥、泻火、除痰、消导、收敛、杀虫、明目、痈疡、经产、急救等二十二剂，现代方剂学分类多以此书为蓝本。这种按功效分类的方法，有利于将功效相近的方剂进行比较，总结出共性规律，便于学生理解和运用

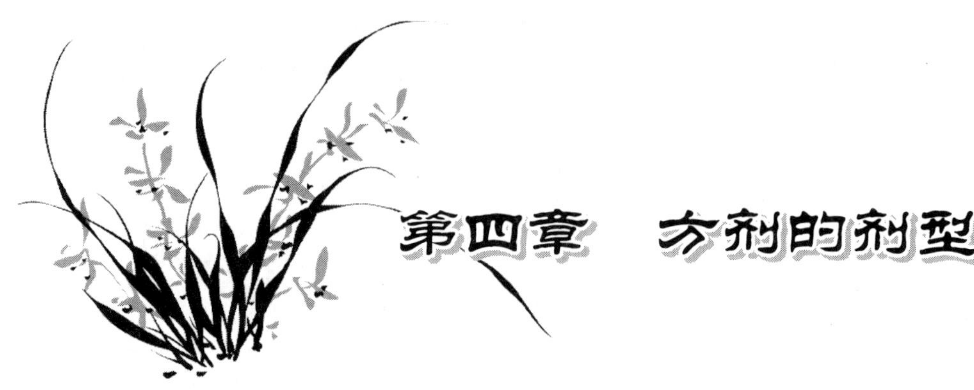

第四章 方剂的剂型

药物配伍组成方剂后，还要根据病情或药物特点制成一定形态，称为剂型。可分为以下几种：

- 汤剂　把药物配齐后，用水或黄酒，或水酒各半浸透后，煎煮一定时间，然后去渣取汁，称为汤剂。主要供内服，亦可作外用洗浴、熏蒸及含漱。汤剂特点是吸收快，能根据病情的变化进行随证加减
- 散剂　是将药物粉碎，混合均匀，制成粉末状制剂，分内服与外用两种。散剂的特点是制作简便，吸收较快，节省药材，便于服用与携带
- 丸剂　是将药物研成细末，以蜜、水或米糊、面糊、酒、醋、药汁等作为赋形剂制成的圆形固体制剂。丸剂的特点是吸收缓慢，药力持久，体积小，便于服用、携带、贮存，适用于慢性、虚弱性疾病
  - 蜜丸　是将药物细粉用炼过的蜂蜜作赋形剂制成丸。蜜丸性质柔润，作用缓和，适用于慢性病
  - 水丸　是将药粉用冷水或酒、醋，或其中部分药物煎成汁等起湿润、黏合作用，用人工或机械制成的小丸。其特点是易于崩解，吸收快，易于吞服，适用于多种疾病
  - 糊丸　是将药物细粉用米糊、面糊等制成丸剂。其特点是黏性大，崩解缓慢，既可延长药效，又能减少对胃肠的刺激
  - 浓缩丸　是将方中某些药物煎汁浓缩成膏，再与其他药物细粉混合干燥、粉碎，以水或酒，或方中部分药物煎出液制成丸剂，其优点是含有效成分高，体积小，剂量小，易于服用，可用于各种疾病
- 膏剂　是将药物用水或植物油煎熬浓缩而成膏。有内服和外用两种。内服剂有流浸膏、浸膏、煎膏三种；外用膏剂又分软膏和硬膏两种

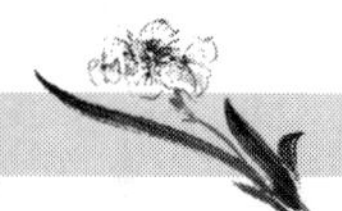

- 流浸膏　是用适当溶媒浸出药材中的有效成分后，将浸出液中一部分溶媒用低温蒸发除去，并调整浓度及含量至规定的标准而成的液体浸出剂型。除特别规定外，流浸膏 1ml 的有效成分相当 1g 药材
- 浸　膏　是含有药材中可溶性有效成分的半固体或固体浸出剂型。用适当溶媒将药材中的有效成分浸出后，低温将溶媒全部蒸发除去，并调整规定标准，每 1g 浸膏相当于 2 ～ 5g 药材。亦可制成片剂及丸剂使用
- 煎膏剂　又称膏滋，即将药材反复煎煮至一定程度后，去渣取汁，再浓缩，加入适当蜂蜜、冰糖煎熬成膏。其特点是：体积小，便于服用，又含有大量蜂蜜或糖，有滋补作用，适于久病体虚者服用
- 软　膏　又称药膏，是用适当的基质与药物均匀混合制成一种容易涂于皮肤、黏膜的半固体外用制剂。适用于外科疮疡疖肿等疾病
- 硬　膏　又称膏药，是用油类将药物煎熬至一定程度，去渣后再加黄丹、白蜡等收膏，并将呈暗黑色的膏药，涂于布或纸等裱褙材料上，供贴敷于皮肤患处或穴位的外用剂型，亦即黑膏药，古代称做“薄贴”

除以上四种常用剂型外，传统剂型还有丹剂、酒剂、茶剂、药露、锭剂、条剂、线剂、灸剂等；现代剂型有片剂、冲服剂、针剂、胶囊剂、软胶囊剂、气雾剂、口服液、滴丸剂、胶膏剂等多种剂型，具体内容可参考药剂学。

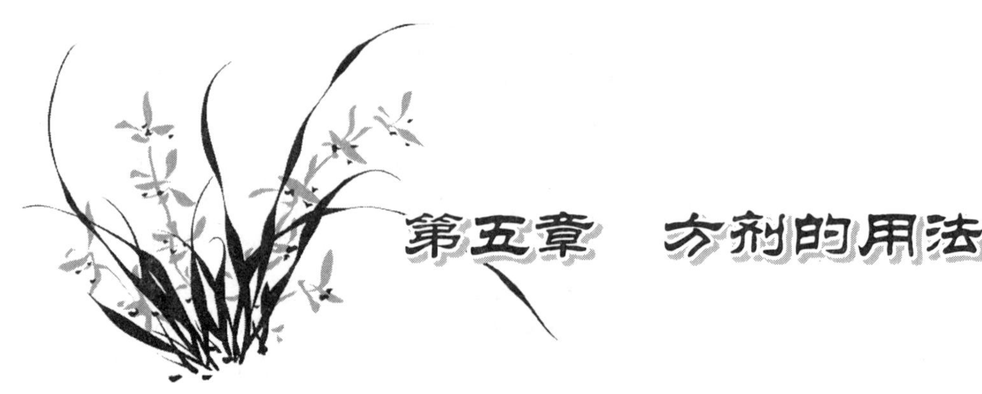

第五章　方剂的用法

第一节　煎　药　法

- 煎药用具　一般以不容易与药物发生化学反应的瓦罐、沙锅为好，搪瓷器具亦可，忌用铁器、铜器，以免与药物成分形成络合物影响药效，或产生毒性物质
- 煎药用水　以没有污染的洁净水为宜，如自来水、井水、蒸馏水等。用水量一般以漫过药面 3 ～ 5cm 为宜。每次煎得量以 200 ～ 250ml 为宜
- 煎药用火　前人有“武火”、“文火”之分，“武火”即大火，“文火”即小火。一般先武后文，即开始用武火，煮沸后改用文火
- 煎药方法　煎药前，先将药物浸泡 20 ～ 30 分钟，使有效成分容易煎出。煮沸后改用小火，对于解表、清热、芳香类药物宜武火急煎，以免药力散失；厚味滋补药物，宜文火久煎，使药效尽出。又如乌头、附子等毒性药，宜慢火久煎 1 小时以上，可降低毒性
- 特殊煎法　对某些要求采用特殊煎法的药物，应在其右上角加括号注明
    - (1) 先煎　介壳类、矿物类药物，因质地坚硬难于煎出有效成分，应打碎先煎 20 分钟左右，再下其他药物，如龟板、鳖甲、赭石、石决明、生牡蛎、生龙骨、磁石、石膏等。此外，附子、乌头等毒副作用较强的药物，也宜先煎，有利于降低毒性，安全用药
    - (2) 后下　气味芳香的药，以其挥发油取效的，宜在其他药物即将煎好前 5 分钟下为宜，如薄荷、砂仁、豆蔻等
    - (3) 包煎　为防止煎后药液混浊及减少对消化道、咽喉的不良刺激，如车前子、滑石、旋覆花等，需用布将药包好，再放入锅内煎煮
    - (4) 单煎(另炖、另煎)　某些贵重药物，如羚羊角、人参、西洋参等，为了避免其有效成分被其他药物吸收，可切成小片单煎取汁，再与其他药液和服

—(5) 溶化(烊化)　胶质、黏性大而且容易溶解的药物,如阿胶、蜂蜜等,应单独溶化,趁热与煎好的药液混合均匀,顿服或分服,以免因其性黏而影响其他药物的煎煮

—(6) 冲服　散剂、小丸、自然汁,以及某些芳香或贵重药物,如麝香、牛黄、三七粉、六神丸、生藕汁等

—(7) 煎汤代水　泥沙多的药物如灶心土、糯稻根等,与其他药物同煎容易使煎液混浊,以及质轻量大的植物如芦根、茅根、竹茹等,吸水量过大,宜先煎取汁,澄清后,代水煎其他药物

第二节　服　药　法

—服药时间　一般宜在饭前约 1 小时服;对胃肠有刺激的药物宜在饭后服;滋补药宜空腹服;治疟药宜在发作前 2 小时服;安眠药宜在睡前服;逐水药、驱虫药宜晨起空腹服;急病用药不拘时服;慢性病服丸、散、膏、丹、酒者应定时服。某些方剂服法较特殊,如鸡鸣散在天明前空腹冷服

—服药方法　服用汤剂一般 1 日 1 剂,分 2～3 次温服。根据病情有的也可 1 剂顿服或 1 日连服两剂,也可代茶分次频服。通常治疗寒证宜热服,治疗热证宜冷服。对于拒药不受者,可用热药凉服或寒药温服的反佐服法。对于呕吐者,可少入鲜姜汁,或生姜擦舌,或嚼少许陈皮。对于昏迷病人可用鼻饲。对于峻烈或毒性药,宜从小量渐加,有效即止,以免中毒

各　论

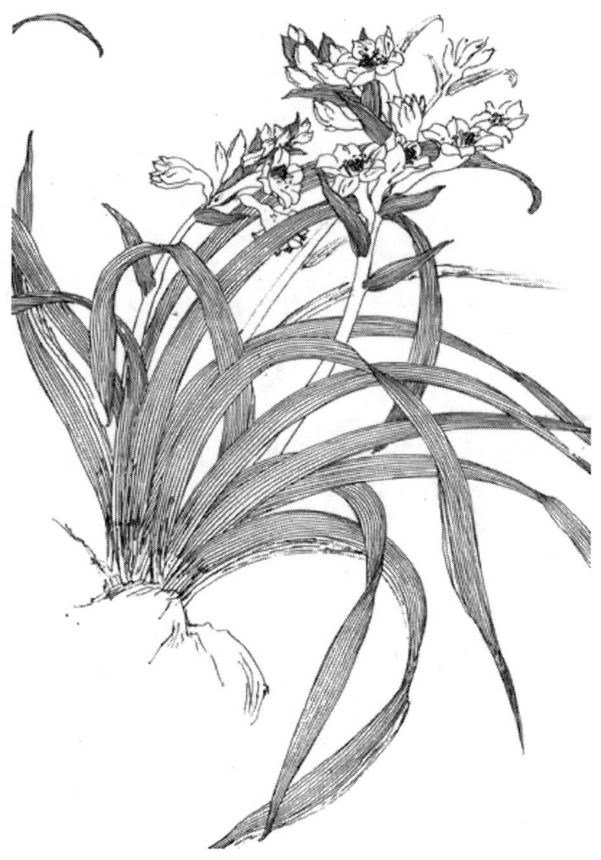

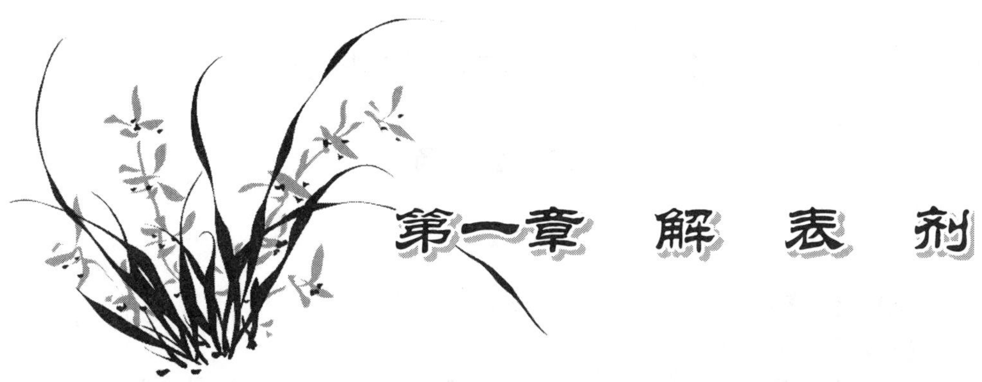

第一章 解 表 剂

凡以解表药为主组成，具有发汗、解肌、透疹的作用，可以治疗表证的方剂，统称解表剂。属“八法”中的“汗法”。

- 概说
  - 适应范围：主要用治表证，故凡风寒或风温初起，以及麻疹、疮疡、水肿、疟疾、痢疾等病初起时，症见恶寒，发热，头痛，身痛，苔薄白或薄黄，脉浮等表证者，均可用之
    - 表证
      - 表寒证
        - 表实：恶寒发热，无汗，口不渴，苔薄白，脉浮紧
        - 表虚：发热，恶风，汗出，口不渴，苔薄白，脉浮缓
      - 表热证：发热恶寒，汗出不畅或有汗，口渴，苔薄黄，脉浮数
      - 虚人外感证：表证＋正虚（气虚、血虚、阴虚、阳虚）
  - 立法原则：“其在皮者，汗而发之”，“因其轻而扬之”（《素问·阴阳应象大论》）
    - 表证──→解表法
  - 分　类：解表剂
    - 辛温解表──表寒证
    - 辛凉解表──表热证
    - 扶正解表──虚人外感
  - 注意事项
    1. 不宜久煎，以免耗散药性，影响疗效
    2. 一般宜温服，服后以遍身微微汗出为佳，不可太过和不彻
    3. 表邪未尽又见里证者，一般应先表后里；表里俱急者，当表里双解
    4. 若表邪已入里，麻疹已透，疮疡已溃，虚性水肿，吐泻伤津等均不宜用
    5. 服药后，宜避风寒，或增加衣被，以助取汗
    6. 应忌食生冷、油腻，以免影响药物吸收和疗效

第一节　辛温解表剂

葱豉汤

《肘后备急方》

【组成】 葱白一握(12g)　豆豉一升(9g)

【功用】 通阳发汗

【主治】 外感风寒初起之轻证。症见恶寒发热,无汗,头痛鼻塞等

【表析】

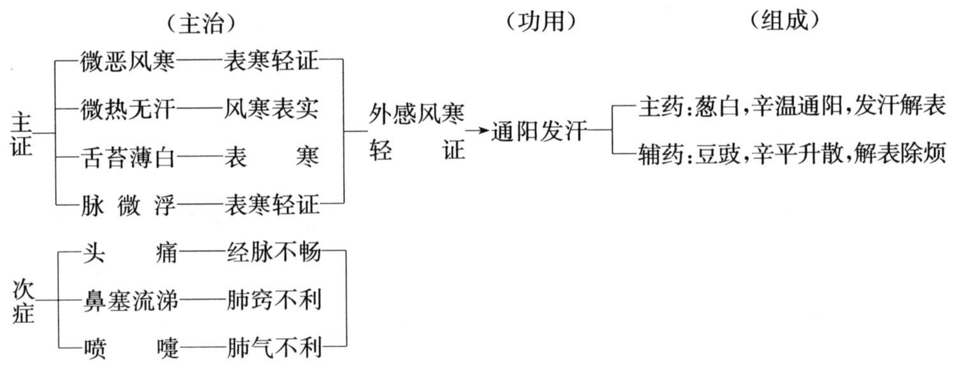

【附方】

方名	组成	功用	主治
活人葱豉汤 《类证活人书》	葱白　豆豉　麻黄　葛根	通阳散寒 发汗解表	风寒表证,以头项腰背疼痛较为明显者,较葱豉汤解表力强
葱豉桔梗汤 《重订通俗伤寒论》	鲜葱白　苦桔梗　焦山栀　淡豆豉　苏薄荷　青连翘　生甘草　鲜淡竹叶	解表 清肺泻热	温病初起,或风寒化热,舌红,脉浮而数,为辛凉解表之剂

*香　苏　散

《太平惠民和剂局方》

【组成】 香附炒去毛　紫苏叶各四两(各120g)　陈皮二两(60g)　炙甘草一两(30g)

【功用】 理气解表

【主治】 外感风寒，内有气滞。症见形寒身热，头痛无汗，胸脘痞闷，不思饮食，舌苔薄白

【表析】

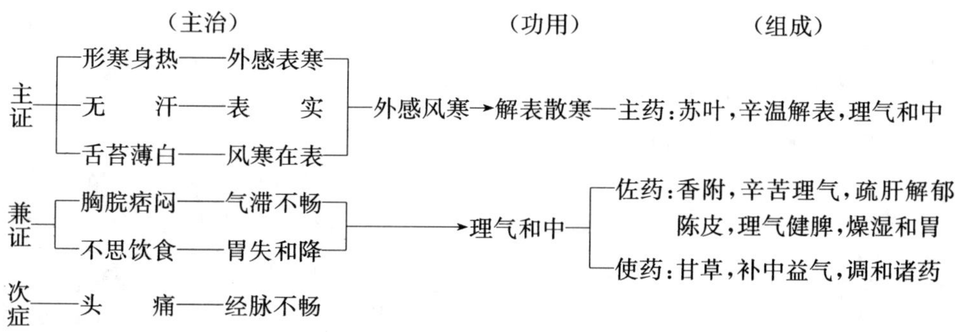

【附方】

方 名	组 成	功 用	主 治
加味香苏散《医学心悟》	紫苏叶 陈皮 香附 炙甘草 荆芥 秦艽 防风 蔓荆子 川芎 生姜	疏散风寒 理气和中 疏经止痛	冬月伤寒，春夏秋季感冒，兼气滞者。症见恶寒发热，恶风无汗，苔白脉浮，胸脘痞闷，且头痛项强明显者，较香苏散疏经止痛力强
香苏葱豉汤《重订通俗伤寒论》	制香附 新会皮 紫苏 炙甘草 淡豆豉 葱白	辛温解表 理气安胎	外感风寒，兼有气滞。症见恶寒发热，无汗不渴，头痛胸闷食减，舌淡苔白，脉浮。亦可治妇女孕期外感风寒、胎动不安

*参 苏 饮

《太平惠民和剂局方》

【组成】 人参 苏叶 葛根 前胡 半夏姜汁炒 茯苓各七钱半(各 6g) 陈皮 甘草 桔梗 枳壳 木香各五钱(各 4g) 姜七片 枣一个

【功用】 化痰行气，益气解表

【主治】 外感风寒，内有痰饮。症见恶寒发热，头痛鼻塞，咳嗽痰多，胸膈满闷，倦怠无力，少气懒言，苔白脉弱

【表析】

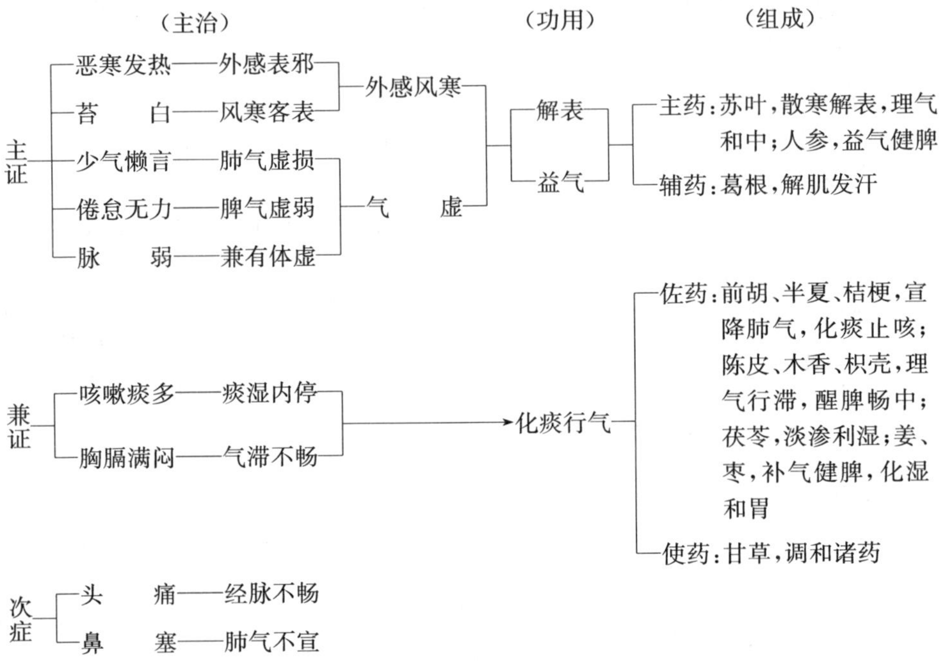

**杏 苏 散

《温病条辨》

【组成】 苏叶　半夏　茯苓　前胡　苦桔梗　枳壳　甘草　生姜　大枣去核　橘皮　杏仁(各 6g)　(原书未著药量)

【功用】 轻宣凉燥，宣肺化痰

【主治】 外感凉燥。症见恶寒无汗，头部微痛，咳嗽痰稀，鼻塞嗌干，苔白脉弦

【表析】

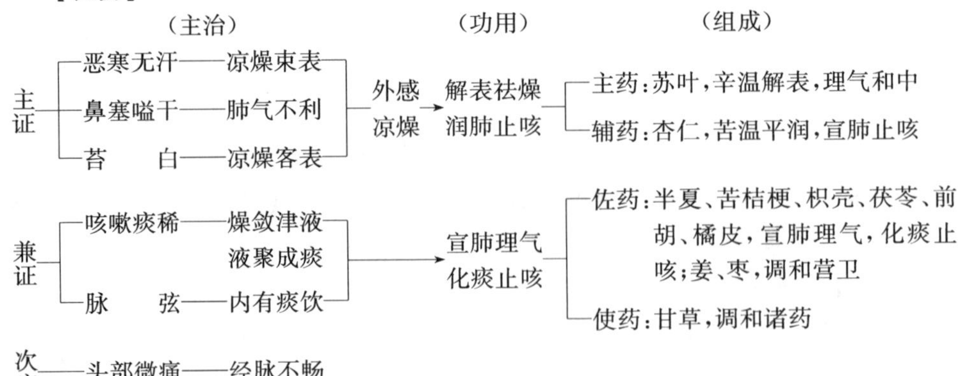

**香 薷 散

《太平惠民和剂局方》

【组成】 香薷去土,一斤(12g) 白扁豆微炒,半斤(6g) 厚朴姜汁炙熟,半斤(6g) 白酒适量

【功用】 祛暑解表,化湿和中

【主治】 夏月乘凉饮冷,外感于寒,内伤于湿。症见恶寒发热,无汗头痛,头重身倦,胸闷泛恶,或腹痛吐泻,舌苔白腻,脉浮等症

【表析】

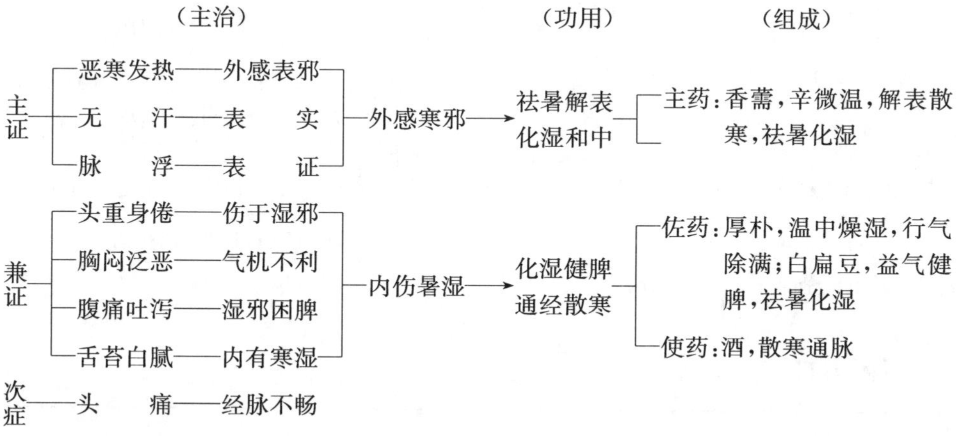

【附方】

方 名	组 成	功 用	主 治
新加香薷饮《温病条辨》	香薷 扁豆花 银花 厚朴 连翘	祛暑解表 清热化湿	外感风寒,内伤暑热。症见微恶风寒,无汗头痛,心烦面赤,口渴舌红,舌苔薄白,脉浮洪。与香薷散比较,本方暑热偏重,故还配伍清热之品

**九味羌活汤

张元素方,录自《此事知难》

【组成】 羌活 防风 苍术各一钱半(各 9g) 细辛五分(3g) 川芎 白芷 生地黄 黄芩 甘草各一钱(各 6g)

【功用】 发汗祛湿，兼清里热

【主治】 外感风寒湿邪，兼有里热。症见恶寒发热，肌表无汗，头痛项强，肢体酸楚疼痛，口苦微渴，舌苔白或微黄，脉浮

【表析】

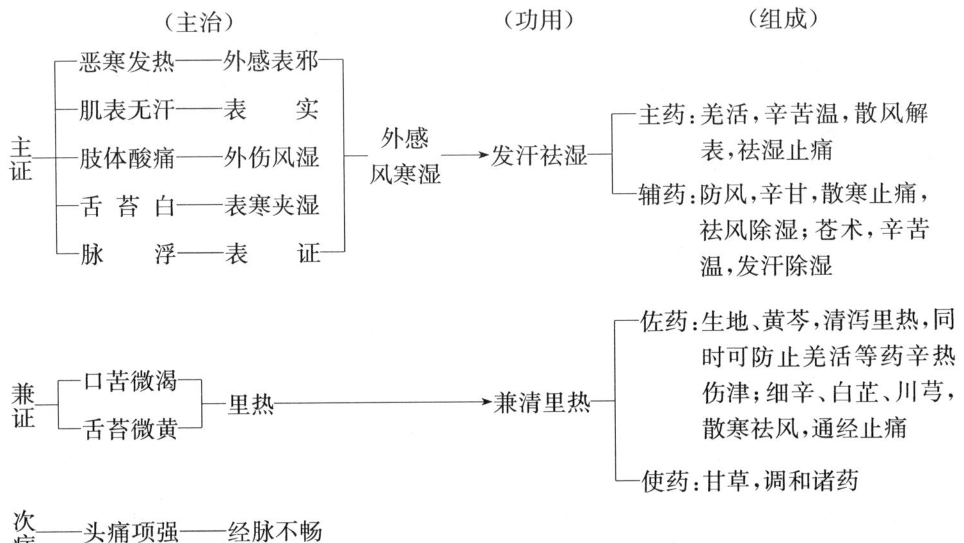

【附方】

方　名	组　成	功　用	主　治
羌活胜湿汤《内外伤辨惑论》	羌活　独活　藁本　防风　川芎　甘草　蔓荆子	祛风解表胜湿止痛	外感风寒风湿在表，症见肩背痛不可回顾，头痛身重，或腰脊疼痛，难以转侧者。本方解表力较弱，重在祛除周身风湿，主治表证较轻，而以头身痛重为主者

＊＊＊败　毒　散

《小儿药证直诀》

【组成】 柴胡洗去芦　前胡　川芎　枳壳　羌活　独活　茯苓　桔梗炒　人参各一两（各30g）　甘草半两（15g）　生姜　薄荷适量

【功用】 发汗解表，散风祛湿

【主治】 感冒风寒湿邪。症见憎寒壮热，头项强痛，肢体酸痛，无汗，鼻塞声

重，咳嗽有痰，胸膈痞满，舌苔白腻，脉浮濡或浮数而重取无力

【表析】

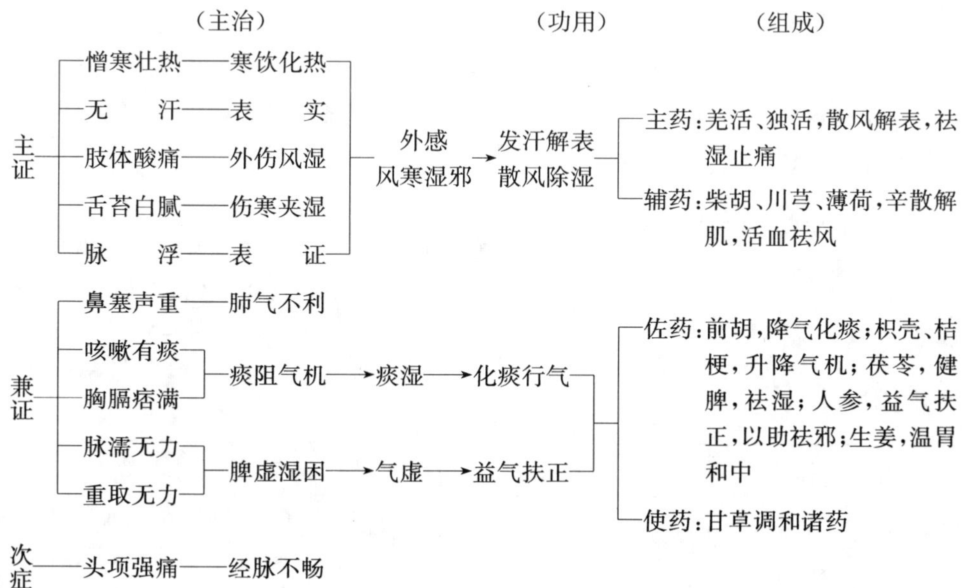

【附方】

方 名	组 成	功 用	主 治
荆防败毒散 《摄生众妙方》	羌活 独活 柴胡 前胡 枳壳 茯苓 荆芥 防风 桔梗 川芎 甘草	发汗解表 消疮止痛	疮肿初起。症见红肿疼痛，恶寒发热，无汗不渴，舌苔薄白，脉浮数者。本方解散肌表力强，无扶正之力，亦可用于治疗外感风寒湿邪所致表证

***麻 黄 汤

《伤寒论》

【组成】 麻黄去节三两(9g) 桂枝二两(6g) 杏仁去皮尖，七十个(6g) 甘草炙，一两(3g)

【功用】 发汗解表，宣肺平喘

【主治】 外感风寒表实重证。症见恶寒发热，头痛身疼，无汗而喘，舌苔薄白，脉浮紧

【表析】

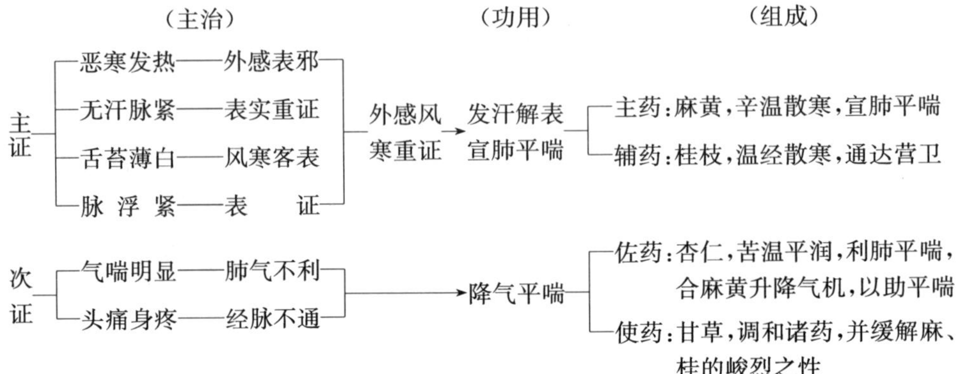

【附方】

方名	组成	功用	主治
麻黄加术汤《金匮要略》	麻黄　桂枝　白术　杏仁　炙甘草	发汗解表散寒祛湿	素体多湿，外感风寒，身肢烦疼；长于治疗风寒夹湿痹痛
麻杏苡甘汤《金匮要略》	麻黄　杏仁　炙甘草　薏苡仁	解表祛湿	风湿一身尽疼，发热日晡所剧；长于治疗风湿在表，湿郁化热之证
三拗汤《太平惠民和剂局方》	麻黄去节　杏仁去皮尖　甘草生用	宣肺解表止咳平喘	外感风寒，鼻塞身重，语音不出，咳嗽痰多，胸满气短，舌苔薄白，脉浮。本方发汗力较麻黄汤弱，以调畅肺气而止咳喘为主
华盖散《太平惠民和剂局方》	麻黄　桑白皮　紫苏子　杏仁　赤茯苓　陈皮　炙甘草	宣肺解表祛痰止咳	外感风寒，咳嗽上气，痰气不利，呀呷有声，脉浮数；本方化痰力强，适宜素体痰多而外感风寒者

***小青龙汤

《伤寒论》

【组成】 麻黄去节，三两(9g)　芍药三两(9g)　细辛三两(3g)　干姜三两(6g)　甘草三两(6g)，炙　桂枝去皮，三两(9g)　半夏半升(9g)，洗　五味子半升(6g)

【功用】 解表蠲饮，平喘止咳

【主治】 风寒客表，水饮内停。症见恶寒发热，无汗，喘咳，痰多而稀或痰饮咳喘不得平卧，或身体疼痛，头面四肢浮肿，舌苔白滑，脉浮者

【表析】

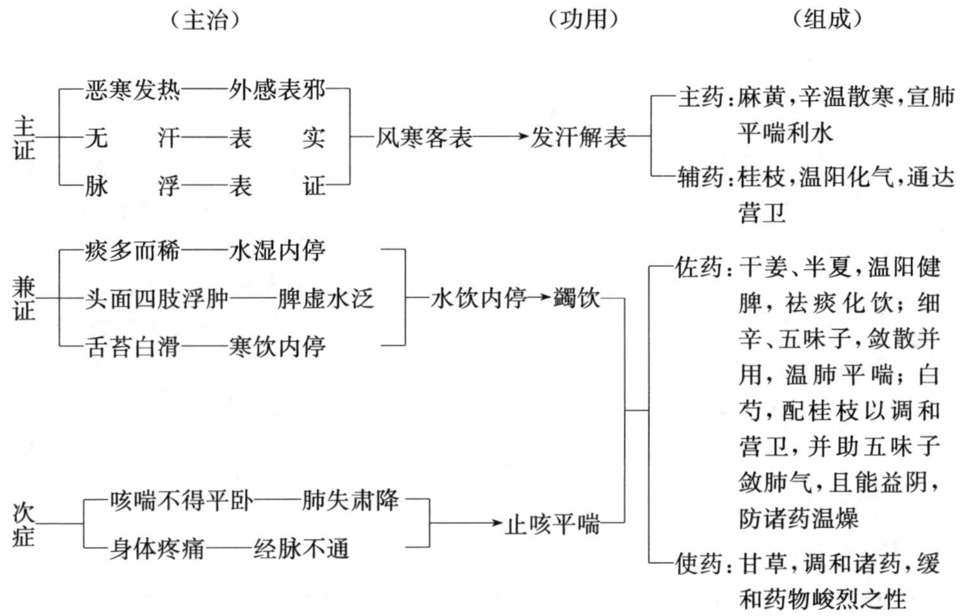

【附方】

方 名	组 成	功 用	主 治
小青龙加石膏汤《伤寒论》	麻黄 芍药 细辛 干姜 甘草 桂枝 半夏 五味子 石膏	解表蠲饮 平喘止咳 清热除烦	风寒客表，水饮内停，兼有热象。症见恶寒发热，无汗，喘咳痰多，烦躁，舌苔微黄，脉浮紧者
射干麻黄汤《金匮要略》	射干 麻黄 生姜 细辛 半夏 五味子 紫菀 冬花 大枣	温肺化饮 止咳平喘	痰饮犯肺，咳而上气，喉中有水鸡声者。全方治里为主，下气平喘力强

***桂 枝 汤

《伤寒论》

【组成】 桂枝三两(9g) 芍药三两(9g) 甘草炙，二两(6g) 生姜切，三两(9g) 大枣十二枚(3枚)，擘

【功用】 解肌发表,调和营卫

【主治】 外感风寒。症见头痛发热,汗出恶风,鼻鸣干呕,苔白不渴,脉浮缓或浮弱者

【表析】

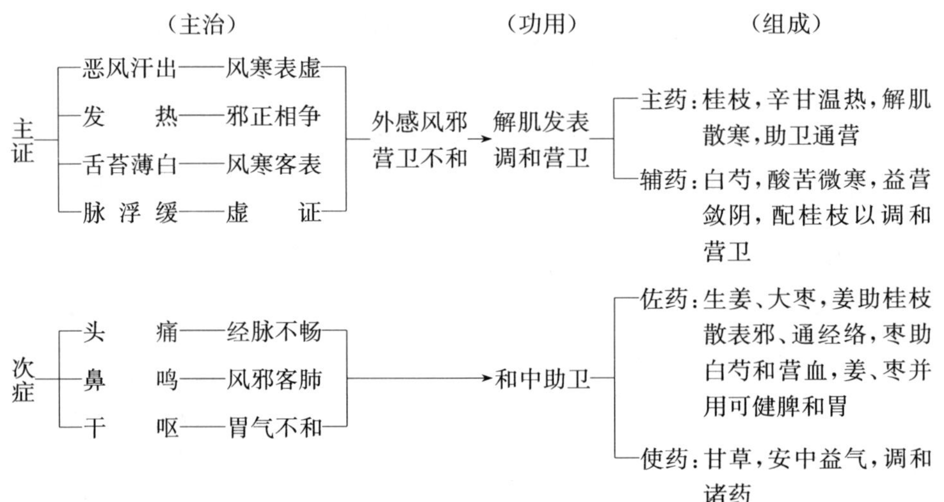

【附方】

方　名	组　成	功　用	主　治
桂枝加桂汤 《伤寒论》	桂枝(重用)　芍药 甘草　生姜　大枣	发表解肌 平冲降逆	误用温炙药或发汗太过,导致少腹之气上冲心胸(奔豚证),心悸气短,起卧不安;长于平冲降逆
桂枝加芍药汤 《伤寒论》	桂枝　芍药(重用) 甘草　生姜　大枣	解表和里	太阳表证误用下药,致邪陷太阳,表邪未祛,兼见腹满时痛者;长于柔肝缓急止痛

第二节　辛凉解表剂

**桑　菊　饮

《温病条辨》

【组成】 桑叶二钱五分(8g)　菊花一钱(3g)　杏仁二钱(6g)　连翘一钱五分(5g)　薄荷八分(3g)　桔梗二钱(6g)　苇根二钱(6g)　甘草生,八分(3g)

【功用】 疏风清热，宣肺止咳

【主治】 风温初起轻证。症见但咳，身热不甚，口微渴者

【表析】

（主治）（功用）（组成）

主证
- 身热不甚——表热轻证
- 口 微 渴——热伤津液

——外感风热→疏风清热
- 主药：桑叶，苦寒微甘，轻清发散，清肺除热；菊花，甘苦微寒，疏风解表
- 辅药：薄荷，辛凉透表；连翘，辛寒，清透膈上浮游之热

兼证——但 咳——肺失肃降→宣肺止咳
- 佐药：芦根，清热生津止渴；杏仁，降气平喘；桔梗，宣肺止咳
- 使药：甘草，调和诸药

**桑 杏 汤

《温病条辨》

【组成】 桑叶一钱(3g) 杏仁一钱五分(4.5g) 沙参二钱(6g) 象贝一钱(3g) 香豉一钱(3g) 栀子皮一钱(3g) 梨皮一钱(3g)

【功用】 清宣温燥

【主治】 外感温燥，邪在肺卫。症见身不甚热，干咳无痰，咽干口燥，右脉数大

【表析】

（主治）（功用）（组成）

主证
- 身不甚热——温燥在表
- 咽干口燥——燥伤津液
- 干咳无痰——温燥灼液

——外感温燥→清宣温燥
- 主药：桑叶，清宣燥热；杏仁，苦辛温润，宽利肺气
- 辅药：淡豆豉，轻宣解表；沙参，润肺止咳生津；梨皮，清热润肺，止咳化痰

兼证——右脉数大——温热在肺→兼清燥热——佐药：栀子皮，清泄肺热；象贝，止咳化痰

【附方】

方　名	组　成	功　用	主　治
翘荷汤《温病条辨》	薄荷　连翘　黑栀皮　生甘草　桔梗　绿豆皮	清上焦气分燥热	本方重在清热宣燥，清热力较强，主治燥气化火，火气上炎，清窍不利；全方清热力较强，而滋阴生津力较弱

***银　翘　散

《温病条辨》

【组成】 连翘一两（15g）　银花一两（15g）　苦桔梗六钱（9g）　薄荷六钱（9g）　竹叶四钱（6g）　生甘草五钱（8g）　荆芥穗四钱（6g）　淡豆豉五钱（8g）　牛蒡子六钱（9g）（鲜芦根煎汤送服）

【功用】 辛凉透表，清热解毒

【主治】 温病初起。症见发热无汗，或有汗不畅，微恶风寒，头痛口渴，咳嗽咽痛，舌尖红，苔薄白或薄黄，脉浮数者

【表析】

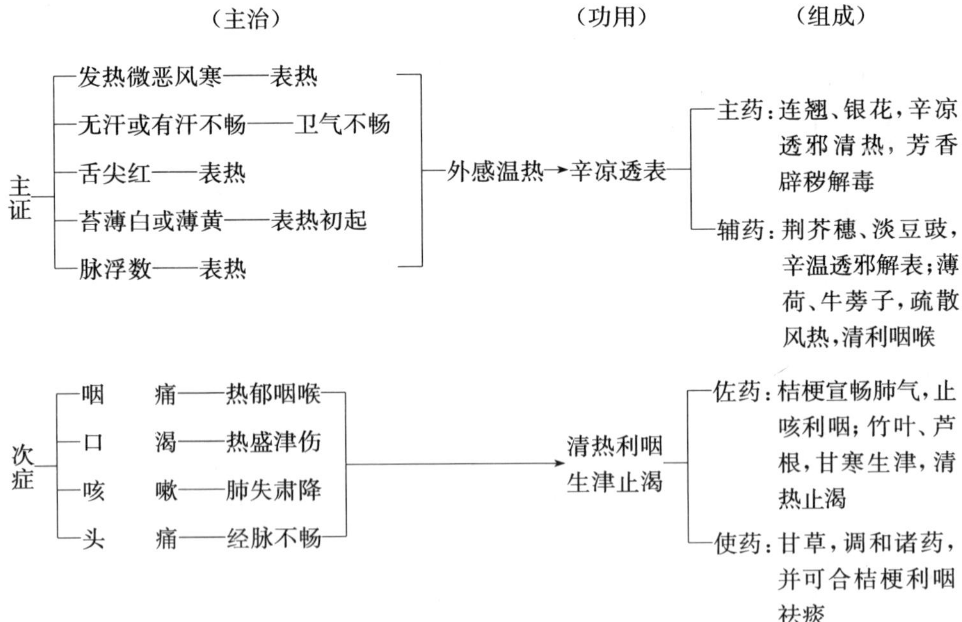

＊＊＊麻黄杏仁甘草石膏汤

《伤寒论》

【组成】 麻黄四两(9g),去节 杏仁五十个(6g),去皮尖 甘草二两(6g),炙 石膏半升(18g),碎,绵裹

【功用】 辛凉宣泄,清肺平喘

【主治】 外感风邪。症见身热不解,咳逆气急鼻痛,口渴,有汗或无汗,舌苔薄白或黄,脉滑而数者

【表析】

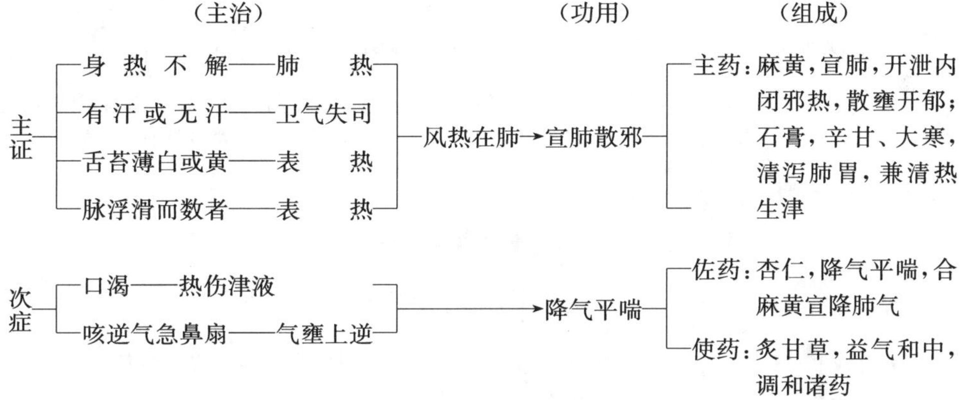

【附方】

方 名	组 成	功 用	主 治
越婢汤《伤寒论》	麻黄 石膏 生姜 甘草 大枣	发汗利水	本方重在宣发肌表,利水消肿,主治风水恶风,一身悉肿

＊＊柴葛解肌汤

《伤寒六书》

【组成】 柴胡(6g) 干葛(9g) 甘草(3g) 黄芩(6g) 羌活(3g) 白芷(3g) 芍药(6g) 桔梗(3g)(原方未注剂量) 姜三片 枣二枚 石膏一钱

【功用】 解肌清热

【主治】 感冒风寒,郁而化热。症见恶寒渐轻,身热增盛,无汗头痛,目痛鼻干,心烦不眠,眼眶痛,脉浮微洪

【表析】

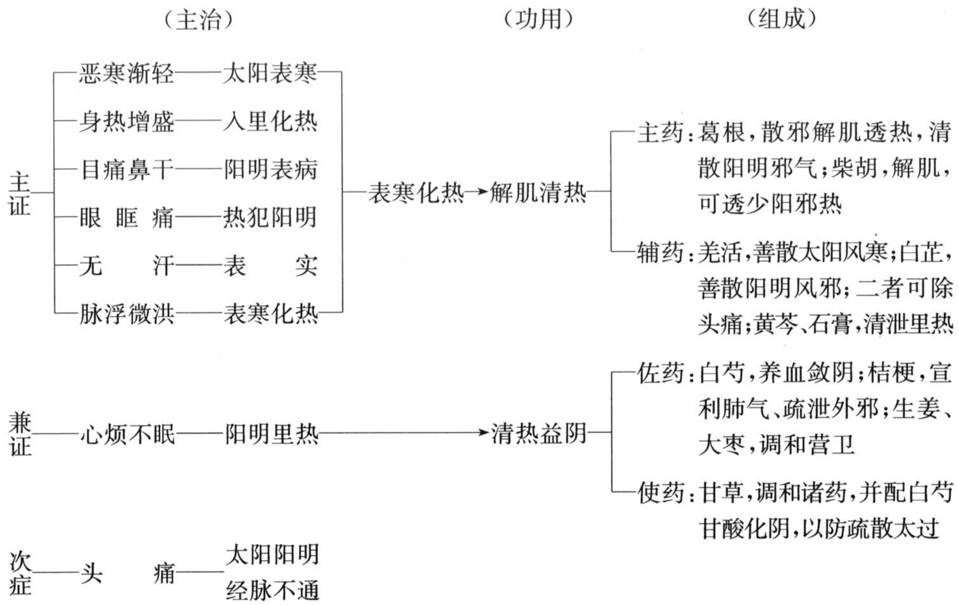

*升麻葛根汤

《闫氏小儿方论》

【组成】 升麻(3g)　干葛细剉(3g)　芍药(6g)　甘草剉(3g)，炙　各等分

【功用】 解肌透疹

【主治】 麻疹初起未发，或发而不透。症见身热恶风，头痛身痛，喷嚏咳嗽，目赤流泪，口渴，舌红苔干，脉浮数

【表析】

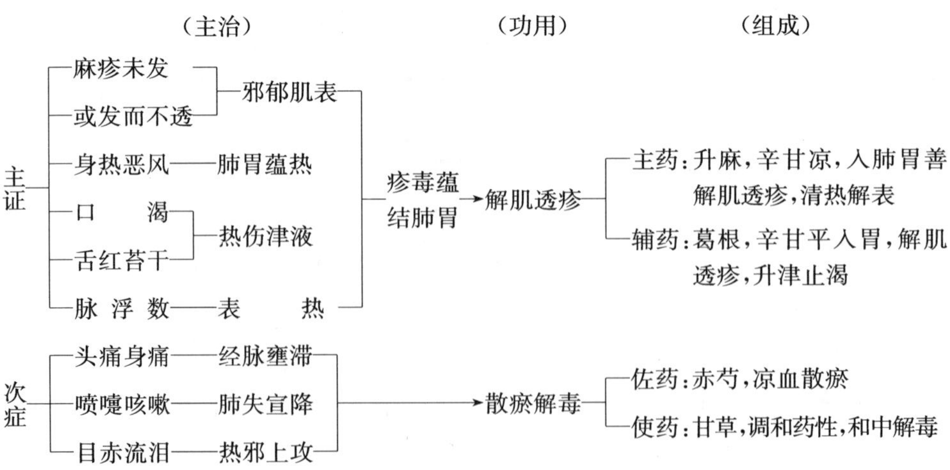

【附方】

方 名	组 成	功 用	主 治
宣毒发表汤《痘疹仁端录》	升麻 葛根 前胡 杏仁 桔梗 枳壳 荆芥 防风 薄荷叶 木通 连翘 牛蒡子 淡竹叶 生甘草	麻疹初起欲出不出	本方主治麻疹欲出不出，邪热壅盛。全方重在宣肺发表、清热解毒，解表透疹，利咽作用较强

竹叶柳蒡汤

《先醒斋医学广笔记》

【组成】 西河柳五钱(6g) 荆芥穗一钱(4.5g) 干葛一钱五分(4.5g) 蝉蜕一钱(3g) 薄荷一钱(3g) 炒牛蒡一钱五分(4.5g) 知母蜜炙，一钱(3g) 玄参二钱(6g) 甘草一钱(3g) 麦冬去心，三钱(9g) 淡竹叶三十片(5g)(甚者加石膏五钱(15g) 冬米一撮)

【功用】 透疹解表，清泄肺胃

【主治】 痧疹透发不出。症见喘嗽，烦闷躁乱，咽喉肿痛

【表析】

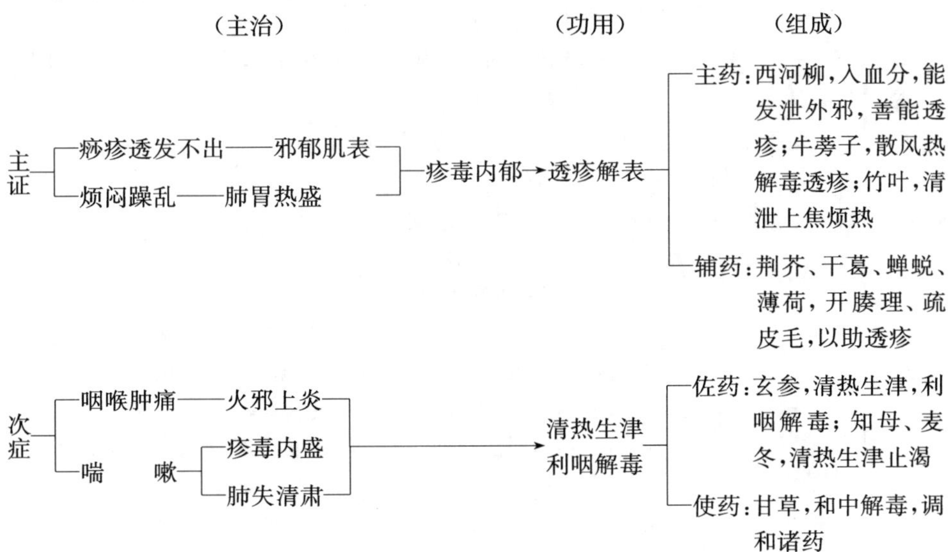

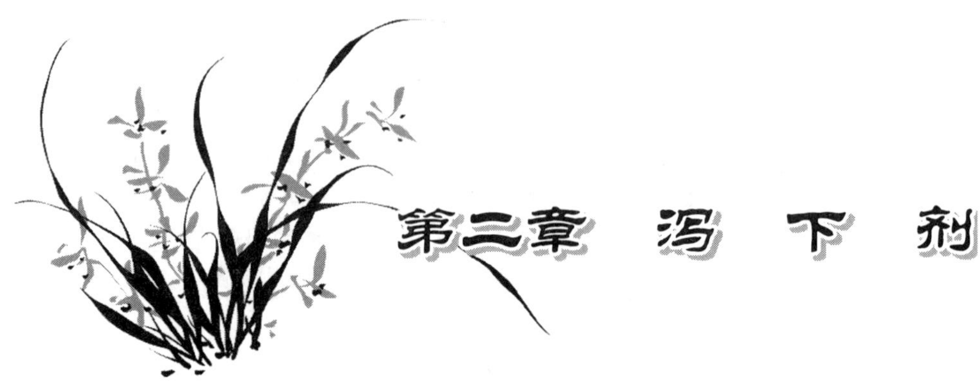

第二章 泻下剂

凡用泻下药为主组成，具有通导大便、排出积滞作用，以治疗里实便秘证的方剂，统称泻下剂。属“八法”中的“下法”。

概说

- 适应范围：主要用于里实便秘证。便秘是指大便秘结不通，排便次数减少，每三五日或五六日一次，甚至更长时间，或欲大便而艰涩难下，粪质干燥坚硬的一种病证。由于病因不同，有热结、寒结和燥结的区别
  - 里实便秘证
    - 热结便秘证：无形邪热与有形积滞互结所致的大便秘结，脘腹痞满胀痛拒按，身热不恶寒，或潮热手足汗出，舌苔黄腻，脉数而有力
    - 寒结便秘证：大便秘结、脘腹胀满、腹痛喜温、手足不温，甚或厥冷，脉沉紧
    - 燥结便秘证：大便秘结，小便短赤，或有身热，口干，腹胀或痛，舌红苔黄，脉滑数等
- 立法原则：“其实者，散而泻之”，“其下者，引而竭之”
  里实证——→泻下法
- 分　　类：泻下剂
  - 寒下——热结便秘证
  - 温下——寒结便秘证
  - 润下——燥结便秘证
- 注意事项
  1. 凡表邪未解，里实未成者不宜使用泻下剂；若表邪未解，里实已成者，要配合解表剂使用，宜先解表，后治里，或表里双解
  2. 泻下剂中除润下剂较为和缓外，其余均属峻烈之品，对年老体弱、病后体虚者，即使有可下之征，也应避免使用峻烈的泻下剂
  3. 凡孕妇、产后、月经期、年老体弱、病后津伤、亡血者应慎用；有下窍出血史之人勿用峻泻，即使是润下剂亦不宜长期服用
  4. 泻下剂易伤胃气，得效即止，慎勿过剂
  5. 注意饮食，对油腻及不易消化食物，不宜早进，以防重伤胃气

第一节 寒 下 剂

***大承气汤

《伤寒论》

【组成】 大黄四两(12g),酒洗 厚朴八两(24g),去皮炙 枳实五枚(12g),炙 芒硝三合(6g)

【功用】 峻下热结

【主治】 1. 阳明腑实证。症见潮热谵语,频转矢气,大便不通,手足濈然汗出,腹满按之硬,舌苔焦黄起刺,或焦黑燥裂,脉迟而滑,或沉迟有力

2. 热结旁流。症见下利清水臭秽,脐腹疼痛,按之坚硬有块,口舌干燥,脉数而滑,或滑实有力

3. 热厥、痉病或发狂之属于里热实证者

【表析】

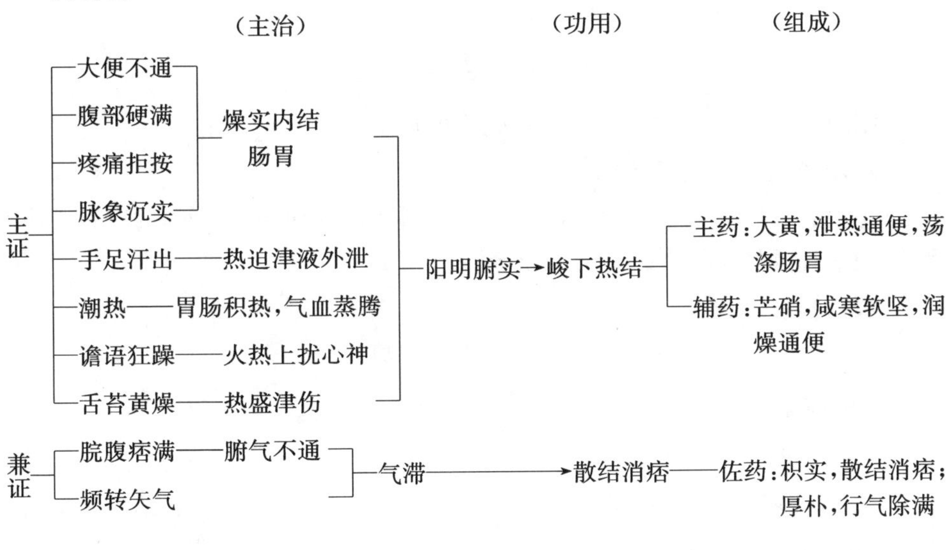

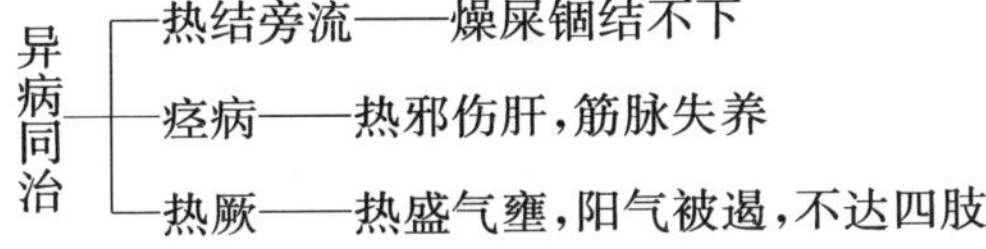

【附方】

方　名	组　成	功　用	主　治
小承气汤《伤寒论》	大黄　厚朴　枳实	轻下热结	阳明腑轻证，症见谵语便硬，潮热，胸腹痞满，舌苔老黄，脉滑而疾者；临证时以痞、满、实为辨证要点
调胃承气汤《伤寒论》	大黄　甘草　芒硝	缓下热结	阳明燥热证，症见恶热、口渴、便秘，腹满拒按，舌苔黄，脉滑数；临证时以燥、实为辨证要点
复方大承气汤《中西医结合治疗急腹症》	大黄　芒硝　厚朴　枳实　炒莱菔子　桃仁　赤芍	泻热通便　行气活血	主治单纯性肠梗阻，较其他三承气活血散瘀力强

*大陷胸汤

《伤寒论》

【组成】 大黄六两(9g)，去皮　芒硝一升(6g)　甘遂一钱匕(1g)

【功用】 泻热逐水破结

【主治】 结胸证。症见从心下至少腹硬满而痛不可近，大便秘结，日晡小有潮热，或短气躁烦，舌上燥而渴，脉沉紧，按之有力

【表析】

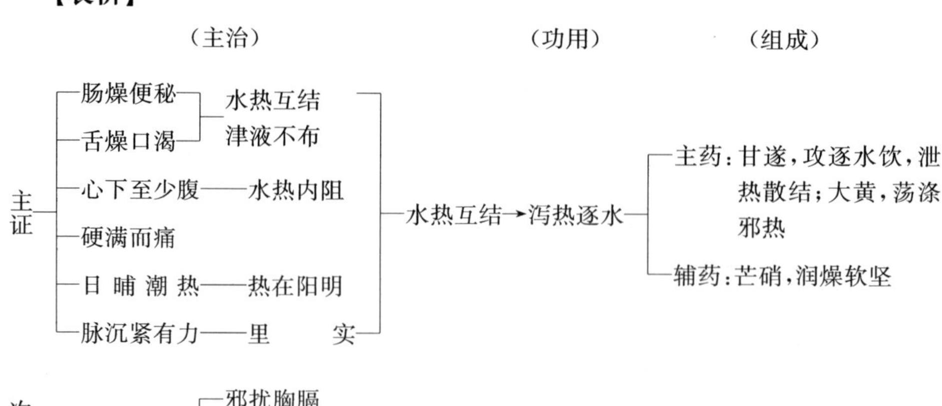

【附方】

方　名	组　成	功　用	主　治
大陷胸丸《伤寒论》	大黄　葶苈子　芒硝　杏仁	逐水破结	热实结胸，胸中硬满而痛，颈项强直，自汗出，大便不通，脉沉实。与大陷胸汤证相比，其病位偏高，治宜缓，故以葶苈子泻肺行水，去甘遂之峻

**黄　龙　汤

《伤寒六书》

【组成】　大黄(12g)　芒硝(9g)　枳实(9g)　厚朴(12g)　甘草(3g)　当归(9g)　人参(6g)　桔梗(3g)　生姜　大枣

【功用】　泻下热结，益气养血

【主治】　阳明腑实，气血虚弱。自利清水，色纯青，或大便秘结，脘腹胀满疼痛拒按；身热口渴，神倦少气，神昏谵语，肢厥，甚则循衣摸床，撮空理线。舌质红苔焦黄，脉沉细

【表析】

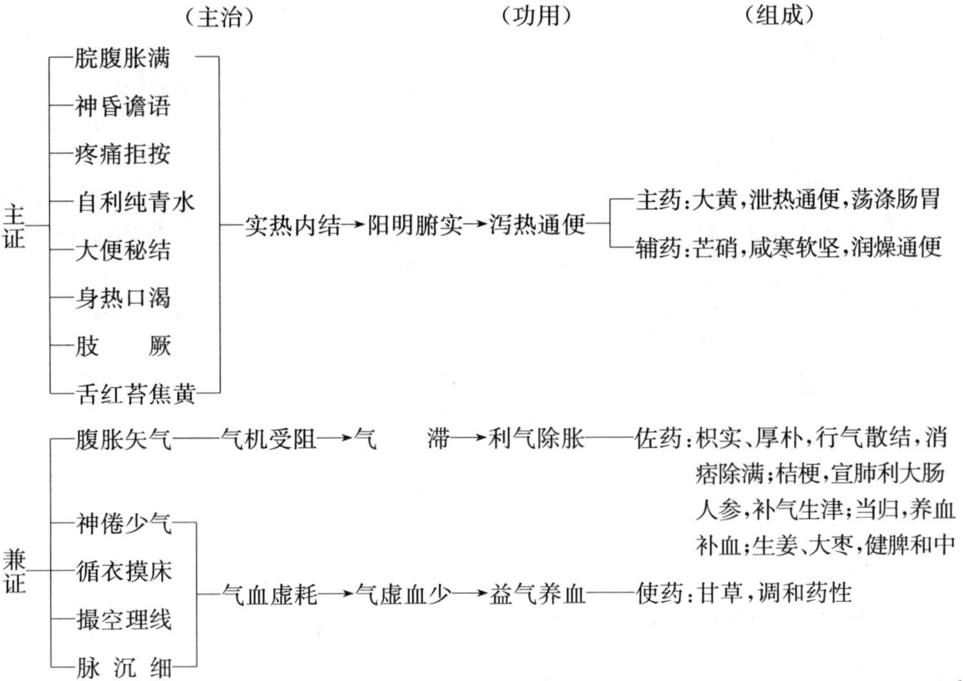

【附方】

方　名	组　成	功　用	主　治
新加黄龙汤《温病条辨》	细生地　生甘草　人参　生大黄　芒硝　玄参　麦冬　当归　海参　姜汁	泻热通便　滋阴通便	热结里实，气阴不足证。大便秘结，神倦气少，口干咽燥，唇裂舌焦，苔焦黄，脉虚。全方重用滋阴增液之品，取增水行舟之意

第二节　温　下　剂

＊＊大黄附子汤

《金匮要略》

【组成】 大黄三两(9g)　附子三枚(9g)，炮　细辛二两(3g)

【功用】 温经散寒，通便止痛

【主治】 寒积腹痛。症见腹痛便秘，胁下或腰胯偏痛，发热，手足厥逆，脉沉弦而紧

【表析】

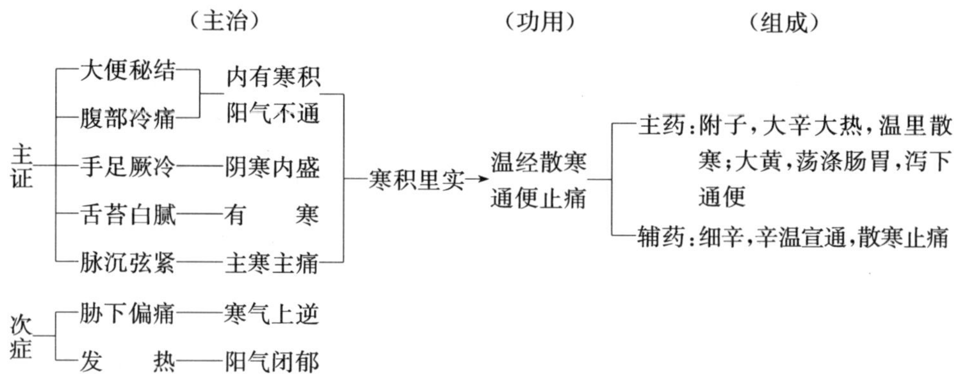

＊＊＊温　脾　汤

《备急千金要方》

【组成】 大黄四两(15g)　当归(9g)　附子大者一枚(6g)　干姜二两(9g)　人参二两(6g)　甘草二两(9g)　芒硝(6g)

【功用】 温补脾阳，攻逐冷积

【主治】 冷积便秘。症见久痢赤白，腹痛手足不温，脉沉弦

【表析】

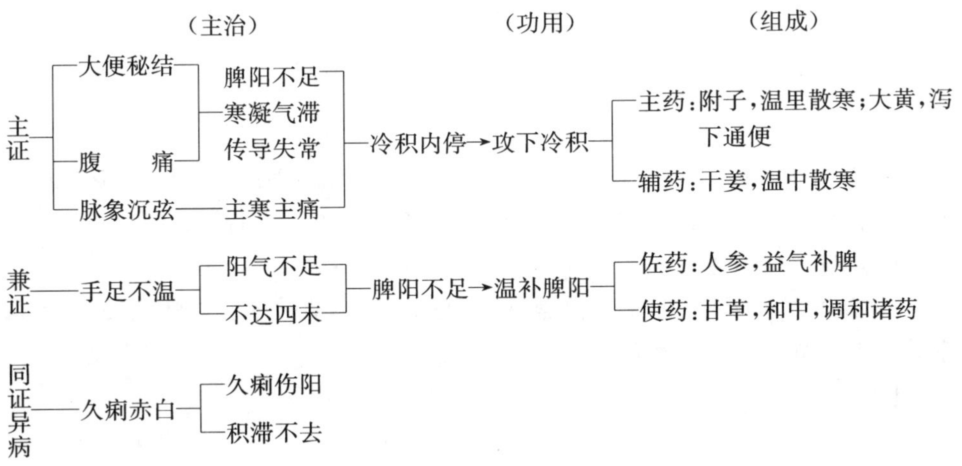

＊三物备急丸

《金匮要略》

【组成】 大黄一两(30g)　巴豆一两(30g)，去皮心熬，外研如脂　干姜一两(30g)

【功用】 攻逐冷积

【主治】 寒积腹痛。卒然心腹胀痛，痛如锥刺，气急口噤，暴厥者

【表析】

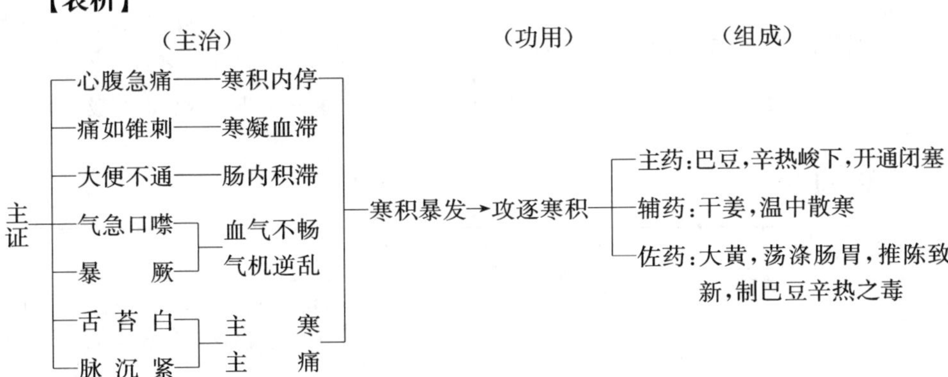

第三节　润　下　剂

***麻子仁丸

《伤寒论》

【组成】 麻子仁二升(21g)　杏仁一升(9g),去皮尖熬,别作脂　枳实半斤(9g),炙　大黄一斤(12g),去皮　厚朴一尺(9g),炙去皮　芍药半斤(9g)　白蜜为丸

【功用】 润肠通便

【主治】 脾约证。症见肠胃燥热,大便秘结,小便数多。或痔疮便秘,或腹胀满。舌苔黄,趺阳脉浮而涩

【表析】

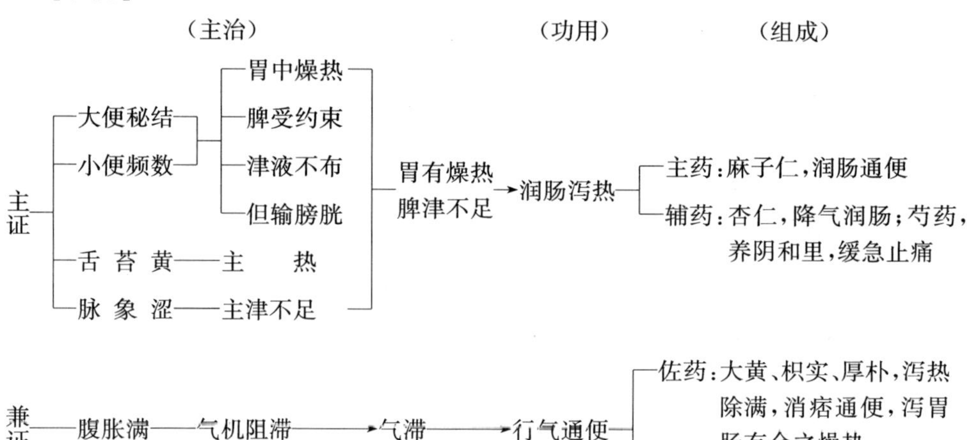

【附方】

方　名	组　成	功　用	主　治
五仁丸《世医得效方》	桃仁　杏仁　柏子仁　松子仁　郁李仁　陈皮	润肠通便	津枯肠燥。症见大便艰难,以及年老或产后血虚便秘。全方用药甘平油润,长于润燥滑肠,兼以行气

***济 川 煎

《景岳全书》

【组成】 当归三～五钱(9～15g) 牛膝二钱(6g) 肉苁蓉酒洗去咸,二～三钱(6～9g) 泽泻一钱半(4.5g) 升麻五分至七分或一钱(1.5～2.1～3g) 枳壳一钱(3g)

【功用】 温肾益精,润肠通便

【主治】 肾虚便秘。大便秘结,小便清长,腰膝酸软,舌淡苔白,脉沉迟

【表析】

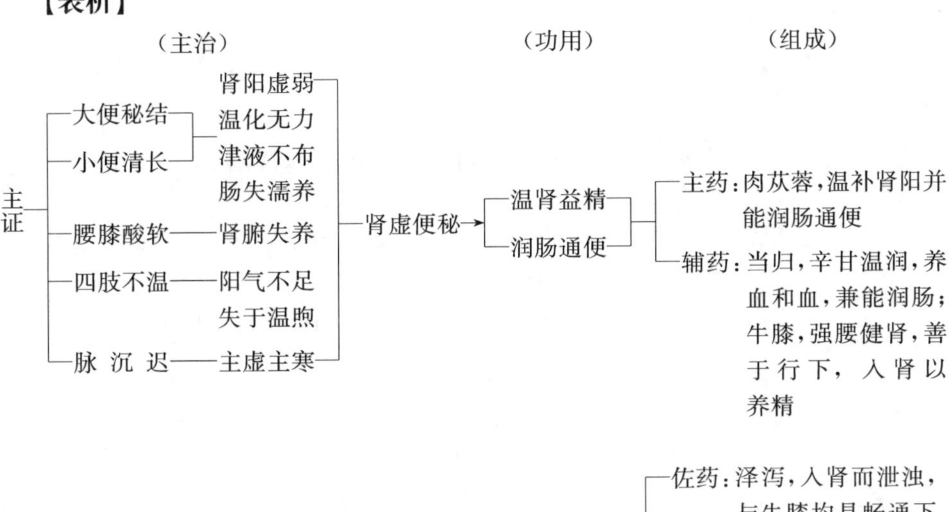

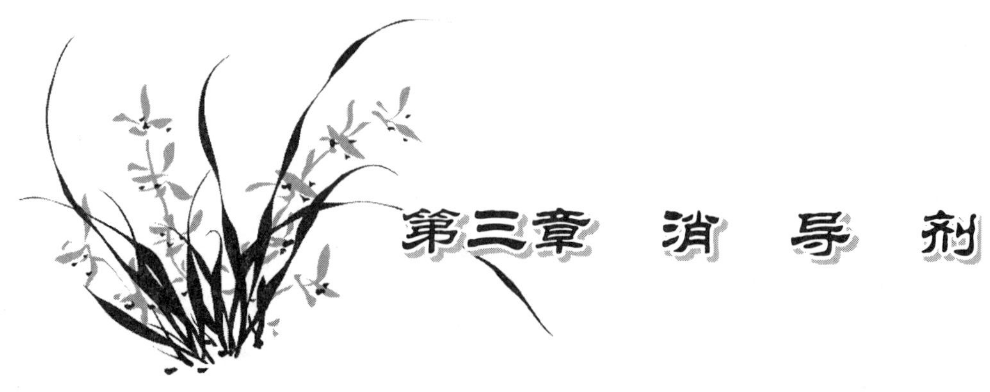

第三章 消导剂

凡以消导药为主组成，具有消食导滞的作用，以治疗食积痞块的方剂，称为消导剂。

概说——
- 适应范围：主要用于食积证。适应于食积为病，症见胸脘痞闷、嗳腐吞酸、恶食呕逆、腹痛泄泻
- 立法原则："坚者削之，客者除之，…… 结者散之，留者攻之"
  食积证——→消食导滞
- 注意事项：对于脾胃虚弱或积滞日久者，当消补兼施，使消积不伤正

**保和丸

《丹溪心法》

【组成】 山楂六两(18g) 神曲二两 半夏 茯苓各三两(各 9g) 陈皮 连翘 萝卜子各一两(各 6g)

【功用】 消食和胃

【主治】 一切食积。症见脘腹痞满胀痛，嗳腐吞酸，厌食呕逆或大便泄泻，舌苔厚腻，脉滑

【表析】

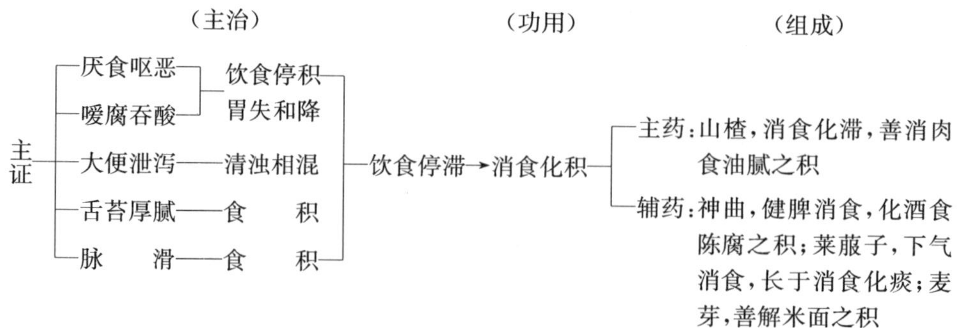

兼证
胸脘痞满
腹胀时痛
饮食积滞
气机不畅
行气和胃
佐药:半夏,燥湿健脾,化痰止呕;陈皮,行气和胃;茯苓,利湿健脾,和中止泻;连翘,清热散结,去积滞郁生之热

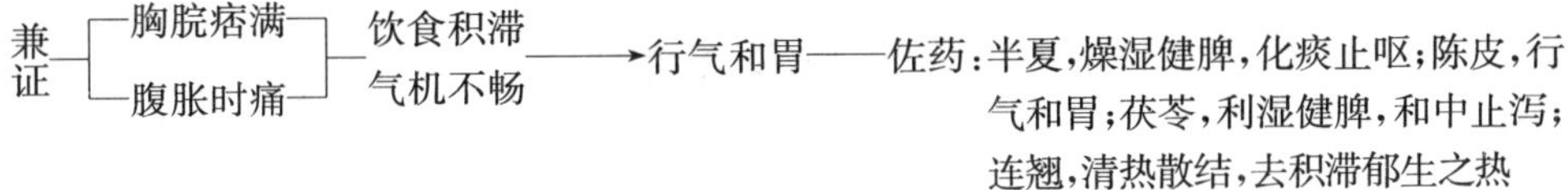

【附方】

方 名	组 成	功 用	主 治
大安丸《丹溪心法》	山楂 白术 茯苓 半夏 连翘 莱菔子 神曲 陈皮	健脾消食	脾虚食滞,腹胀少食,口气酸臭,大便稀溏,舌质淡红苔白,证属实多虚少,全方以消积为主,兼以健脾

*枳 术 丸

《脾胃论》

【组成】 枳实麸炒,一两(30g) 白术二两(60g) 同为细末,荷叶裹烧饭为丸

【功用】 健脾消痞

【主治】 脾虚气滞。症见饮食停聚,胸脘痞满,不思饮食

【表析】

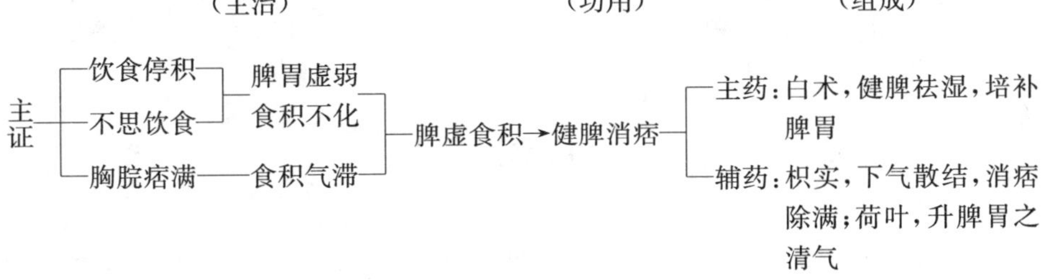

【附方】

方 名	组 成	功 用	主 治
曲蘖枳术丸《内外伤辨惑论》	枳实 大麦芽 神曲 白术	消食导滞	勉强进食,心腹满闷不适;或食积泄泻。全方长于消积化滞
橘半枳术丸《医学入门》	橘皮 半夏 枳实 白术	消食导滞 行气化痰	饮食伤脾,停积痰饮,心胸痞闷。全方长于化痰
香砂枳术丸《景岳全书》	木香 砂仁 枳实 白术	破气消食 开胃进食	食积不消,腹痛或腹泻。全方长于行气止痛

*** 枳实导滞丸

《内外伤辨惑论》

【组成】 大黄一两(30g)　枳实麸炒　神曲炒,各五钱(各15g)　茯苓　黄芩　黄连　白术各三钱(各9g)　泽泻二钱(6g)

【功用】 消食和胃

【主治】 一切食积。症见脘腹痞满胀痛,嗳腐吞酸,厌食呕逆或大便泄泻,舌苔厚腻,脉滑

【表析】

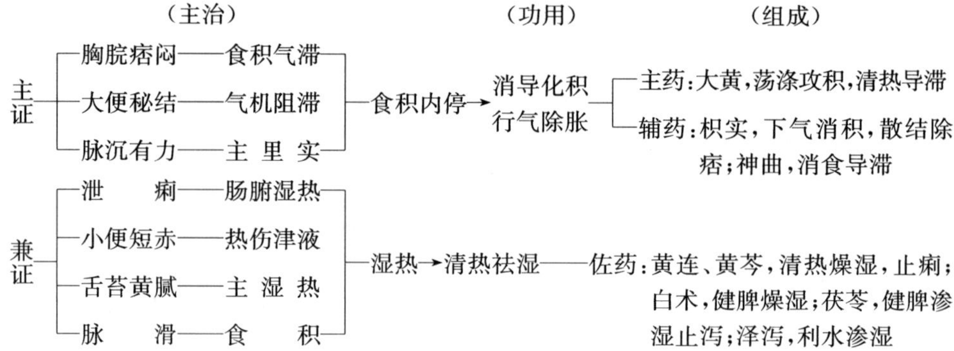

*** 枳实消痞丸

《兰室秘藏》

【组成】 干生姜一钱(6g)　炙甘草　麦芽曲　白茯苓　白术各二钱(各6g)　半夏曲　人参各三钱(各9g)　厚朴炙,四钱(12g)　枳实　黄连各五钱(各6g)

【功用】 消痞除满,健脾和胃

【主治】 脾胃虚弱,寒热互结。症见心下痞满,不欲饮食,体弱倦怠,或食后胀满,大便不畅。舌苔腻微黄,脉弦

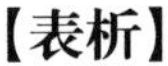

【表析】

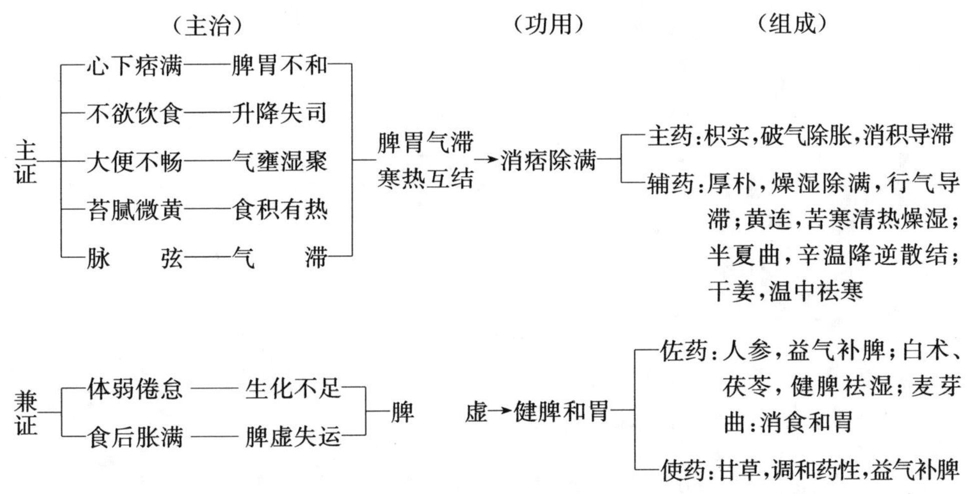

＊＊＊木香槟榔丸

《儒门事亲》

【组成】 木香 槟榔 青皮 陈皮 广茂 黄连麸炒,各一两(各30g) 黄柏 大黄各三两(各90g) 香附子炒黑 牵牛各四两(各120g)

【功用】 行气导滞,攻积泄热

【主治】 积滞内停。症见脘腹痞满胀痛,赤白痢疾,里急后重,或大便秘结,舌苔黄腻,脉沉实者

【表析】

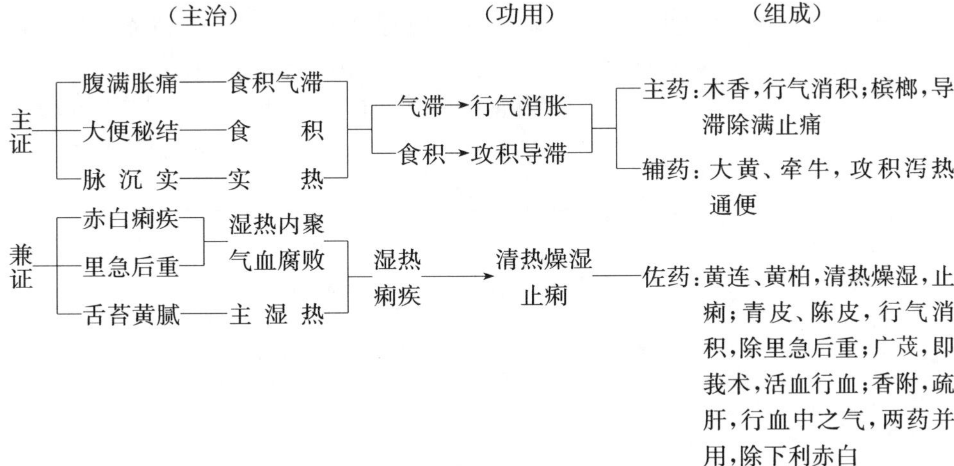

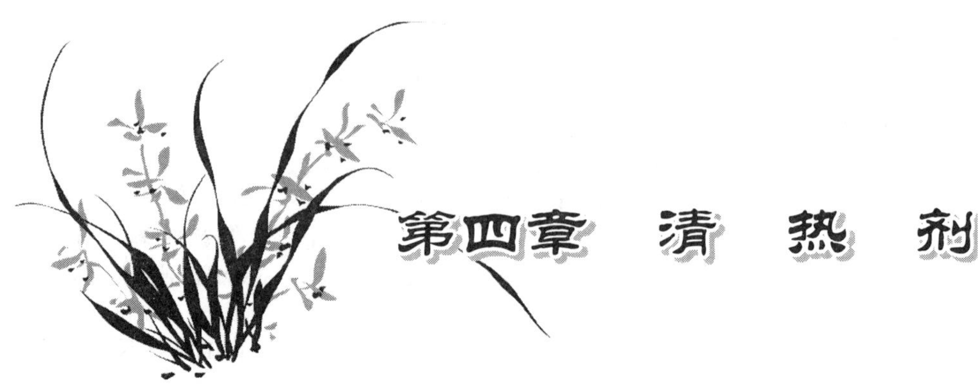

第四章　清　热　剂

凡以清热药为主组成，具有清热、泻火、凉血、解毒等作用，用以治疗里热证的方剂，称清热剂。属于“八法”中的“清法”。

概说
- 适用范围：本类方剂所治的里热证是指凡不属于表热证的热证，热不在表，而在里，且尚未与有形积滞相结成实的病证，包括实热的外感热病热在气分、热在营血、热闭心窍；外科的热毒痈疡；内科的热在脏腑，以及虚热的热盛阴伤等不同证候，症见但热不寒，心烦口渴，舌红苔黄，脉数等主证，均可用之
- 里热证
  - 气分热证：但发热，不恶寒，多汗，口渴，舌红苔黄，脉洪大或滑数
  - 热入营血证
    - 热在营分：身热夜甚，神烦少寐，时有谵语，斑疹隐隐，口渴或不渴，舌绛而干，脉细数
    - 热入血分：出血，发斑，狂妄谵语，漱水而不欲咽，舌绛起刺
  - 火毒炽盛证：烦热错语，吐衄发斑，口舌生疮，便秘溲赤，痈疽疔毒，红肿热痛，舌红脉数
  - 脏腑热证：邪热偏盛的脏腑不同，而见不同的火热证候
  - 暑热证：身热多汗，心烦口渴，小便不利，胸闷不舒
  - 虚热证（热盛阴伤）：夜热早凉，热退无汗，舌红苔少，脉细数
  - 热闭证：高热，神昏谵语或惊厥
- 立法原则：“热者寒之”，“温者清之”（《素问·至真要大论》）
  里热证——→清热法

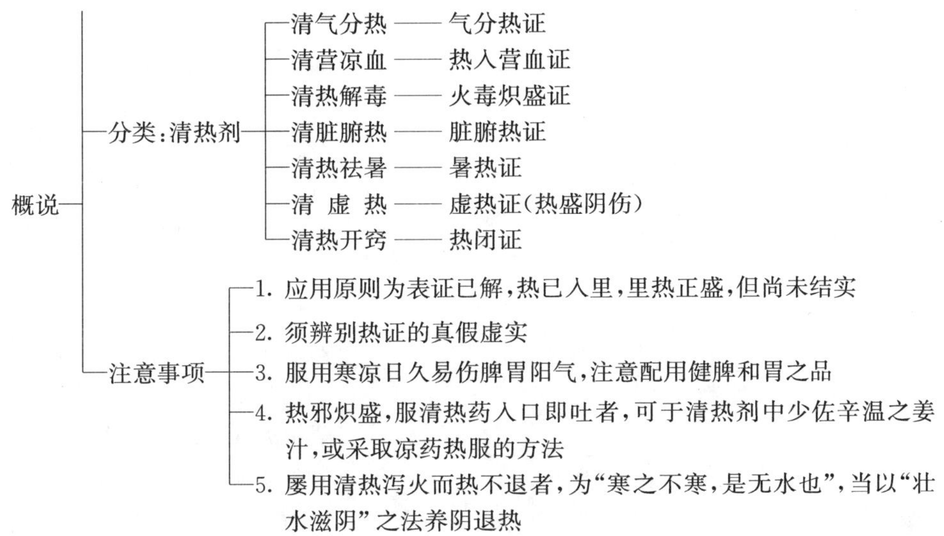

第一节　清气分热剂

***白　虎　汤

《伤寒论》

【组成】 石膏一斤(50g),碎　知母六两(18g)　甘草二两(6g),炙　粳米六合(9g)

【功用】 清热生津

【主治】 阳明气分热盛。症见壮热面赤,烦渴引饮,大汗恶热,脉洪大有力,或滑数

【表析】

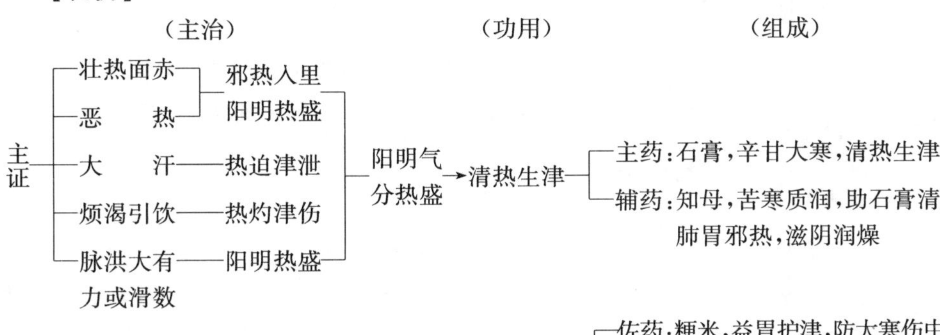

【附方】

方　名	组　成	功　用	主　治
白虎加人参汤《伤寒论》	石膏　知母　甘草　粳米　人参	清热益气生津	阳明热盛，气津耗伤或暑伤气津，见白虎汤证而有背微恶寒，或饮不解渴，或脉浮大而芤；长于益气生津
白虎加桂枝汤《金匮要略》	石膏　知母　甘草　粳米　桂枝	清热通络止痛	温疟、湿热痹证而见白虎汤证；以壮热，骨节疼烦，气粗烦躁，苔白为主要见症；全方长于调营卫、平冲逆兼以通络
白虎加苍术汤《类证活人书》	石膏　知母　甘草　粳米　苍术	清热祛湿	湿温病见白虎汤证，而兼胸痞，关节肿痛、苔白腻等；长于燥湿

＊＊＊竹叶石膏汤

《伤寒论》

【组成】 竹叶两把(6g)　石膏一斤(50g)　半夏半升(9g)，洗　麦门冬一升(18g)，去心　人参二两(6g)　甘草二两(6g)，炙　粳米半升(9g)

【功用】 清热生津，益气和胃

【主治】 伤寒解后，余热尚盛，气阴两伤。症见身热多汗，心胸烦闷，口干喜饮，虚羸少气，气逆欲呕，或虚烦不寐，舌红苔少而干，脉虚大而数

【表析】

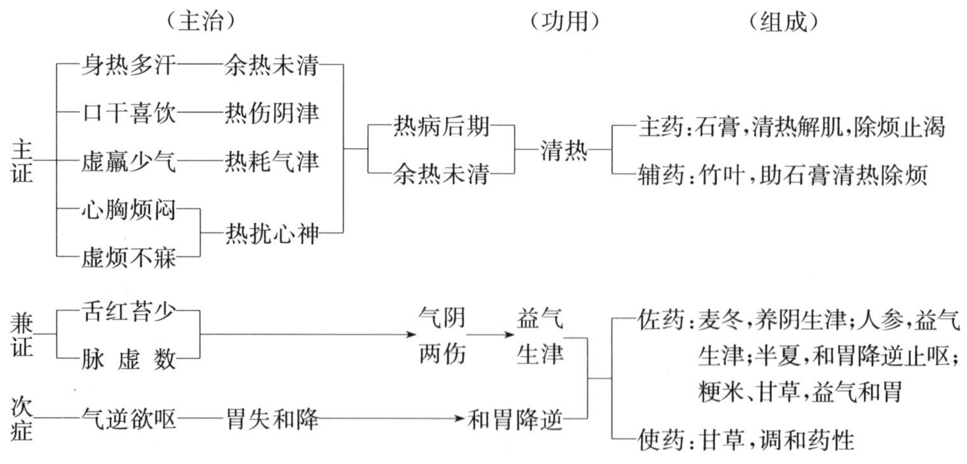

第二节　清营凉血剂

※※※清　营　汤

《温病条辨》

【组成】 犀角三钱(30～60g)　生地黄五钱(15g)　玄参三钱(9g)　竹叶心一钱(3g)　麦冬三钱(9g)　丹参二钱(6g)　黄连一钱五分(5g)　银花三钱(9g)　连翘二钱，连心(6g)

【功用】 清营透热，养阴活血

【主治】 邪热传营。症见身热夜甚，神烦少寐，时有谵语，目常喜开或喜闭，口渴或不渴，或斑疹隐隐，脉细数，舌绛而干

【表析】

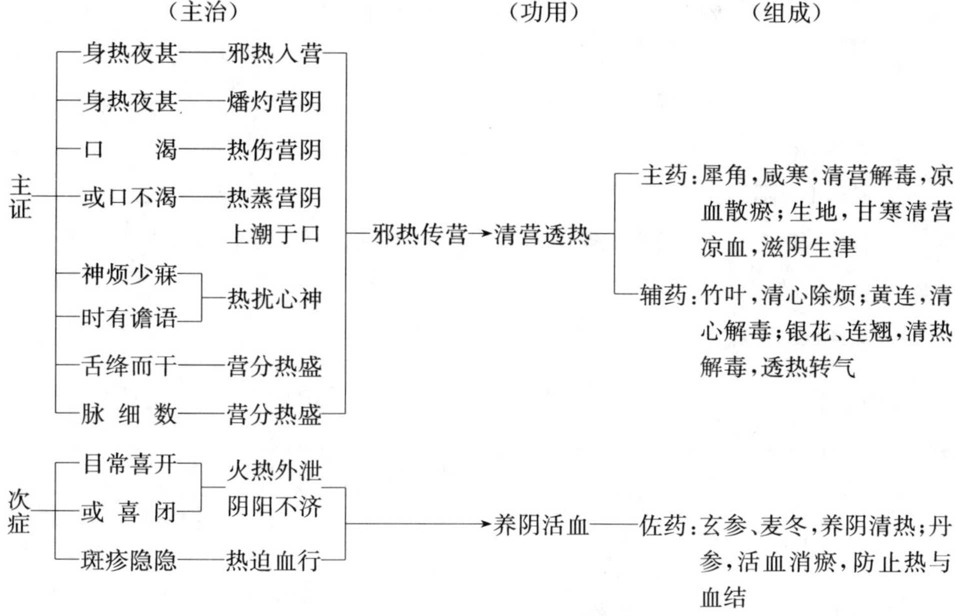

【附方】

方　名	组　成	功　用	主　治
清宫汤 《温病条辨》	玄参心　莲子心　连翘 犀角　麦冬　竹叶卷心	清心解毒 养阴生津	本方重在治疗热入心包，神昏谵语之轻证，而清营汤重在清营分之热

＊＊＊犀角地黄汤

《备急千金要方》

【组成】 犀角一两(30g)　生地黄八两(24g)　芍药三两(12g)　牡丹皮二两(6g)

【功用】 清热解毒,凉血散瘀

【主治】 热入血分诸证

1. 热伤血络。症见吐血、衄血、便血、溲血等
2. 蓄血留瘀。症见善忘如狂,漱水不欲咽,胸中烦痛,自觉腹满,大便色黑易解
3. 热扰心营。症见昏狂谵语,斑色紫黑,舌绛起刺

【表析】

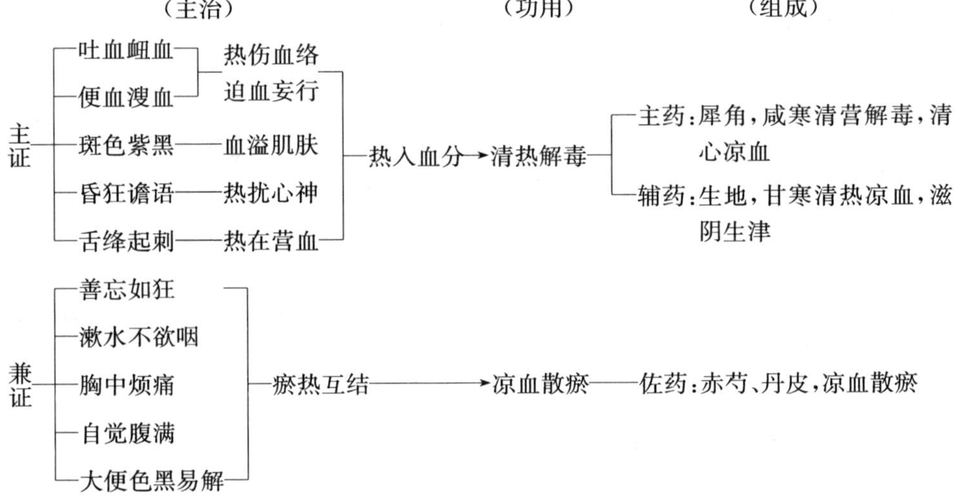

【附方】

方　名	组　成	功　用	主　治
清瘟败毒饮《疫疹一得》	生石膏　小生地　乌犀角　真川连　鲜竹叶　黄芩　知母　赤芍　玄参　连翘　甘草　丹皮　栀子　桔梗	清热解毒　凉血泻火	本方由犀角地黄汤、白虎汤和黄连解毒汤三方加减而成。用治热毒充斥,气血两燔之证,用大剂辛寒,以清阳明经热为主,并用泻火、凉血以使气血两清
神犀丹《温热经纬》	乌犀角尖　真怀生地　黄芩　银花　连翘　香豉　元参　花粉　紫草　金汁　石菖蒲　板蓝根	清热开窍　凉血解毒	用治邪入营血,热深毒重之证,以清热解毒为主,并用凉血开窍,使毒解神清

第三节 清热解毒剂

**黄连解毒汤

《外台秘要》引崔氏方

【组成】 黄连三两(9g) 黄芩 黄柏各二两(各6g) 栀子十四枚(9g),擘

【功用】 泻火解毒

【主治】 一切实热火毒,三焦热盛。症见大热烦躁,口燥咽干,错语,不眠,或热病吐血、衄血;或热甚发斑,身热下痢,湿热黄疸,外科痈疽疔毒,小便黄赤,舌红苔黄,脉数有力

【表析】

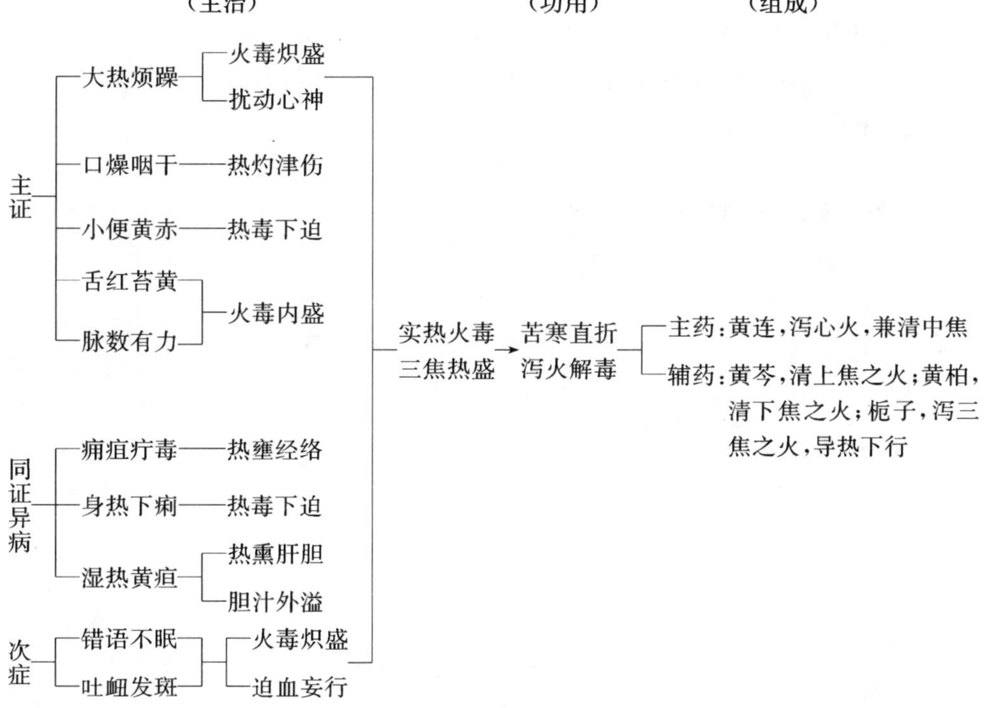

【附方】

方 名	组 成	功 用	主 治
泻心汤《金匮要略》	大黄 黄连 黄芩	泻火解毒 燥湿泄痞	本方与黄连解毒汤同为泻火解毒之方，用治三焦热盛之证。本方以大黄为主，配用芩、连，意在苦寒泻火，化湿泄热，“以泻代清”偏治心胃火炽之证

*** 普济消毒饮

《东垣试效方》

【组成】 黄芩酒炒 黄连酒炒各五钱(各 15g) 陈皮去白 甘草生用 玄参 柴胡 桔梗各二钱(各 6g) 连翘 板蓝根 马勃 牛蒡子 薄荷各一钱(各 3g) 僵蚕 升麻各七分(各 6g)

【功用】 疏风散邪，清热解毒

【主治】 大头瘟，风热疫毒之邪，壅于上焦。症见发于头面，恶寒发热，头面红肿焮痛，目不能开，咽喉不利，舌燥口渴，舌红苔黄，脉数有力

【表析】

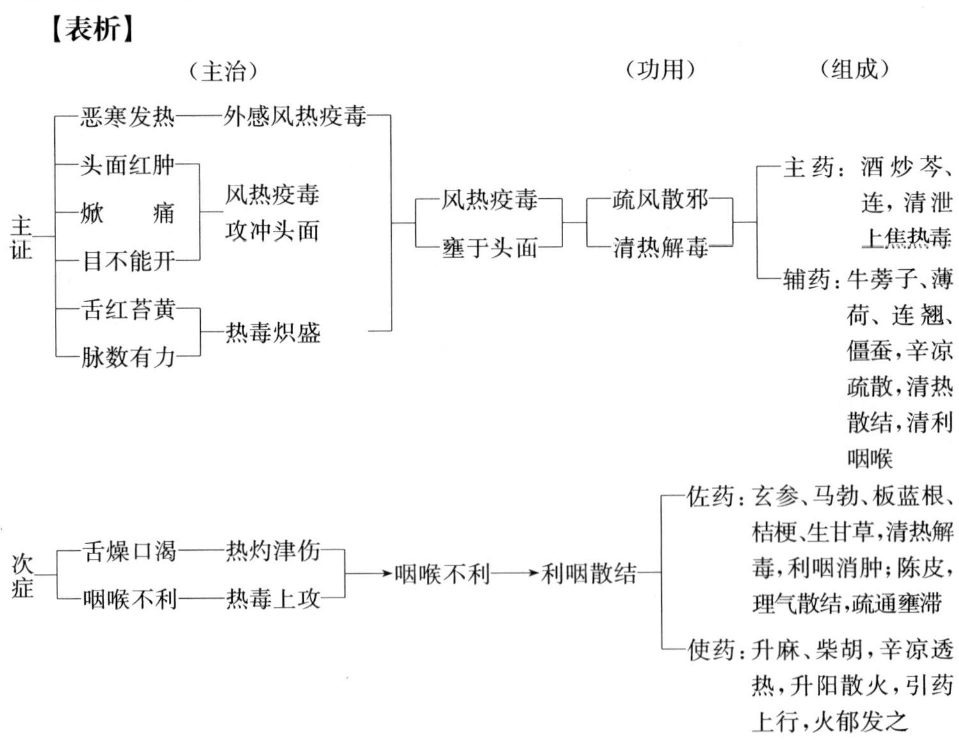

*** 凉　膈　散

《太平惠民和剂局方》

【组成】 川大黄　朴硝　甘草炙各二十两(各 6g)　山栀子仁　薄荷叶去梗　黄芩各十两(各 3g)　连翘二斤半(12g)　竹叶七片　蜜少许

【功用】 泻火通便

【主治】 上中二焦热邪炽盛。症见烦躁口渴，面赤唇焦，口舌生疮，胸膈烦热，咽痛吐衄便秘溲赤或大便不畅，舌红苔黄，脉滑数及小儿急惊

【表析】

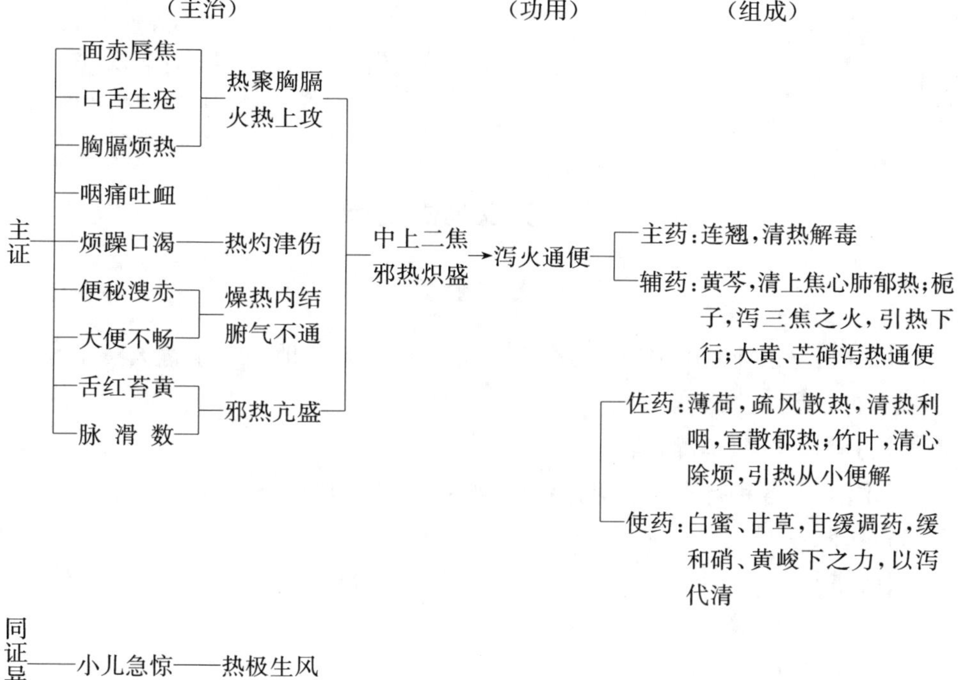

*** 仙方活命饮

《校注妇人良方》

【组成】 白芷　贝母　防风　赤芍药　生归尾　甘草节　皂角刺　穿山甲炙　天花粉　乳香　没药各一钱(各 3g)　金银花　陈皮各三钱(各 9g)

【功用】 清热解毒，消肿溃坚，活血止痛

【主治】 疮疡肿毒初起。症见红肿焮痛，或身热，恶寒，苔薄白或黄，脉数有力

【表析】

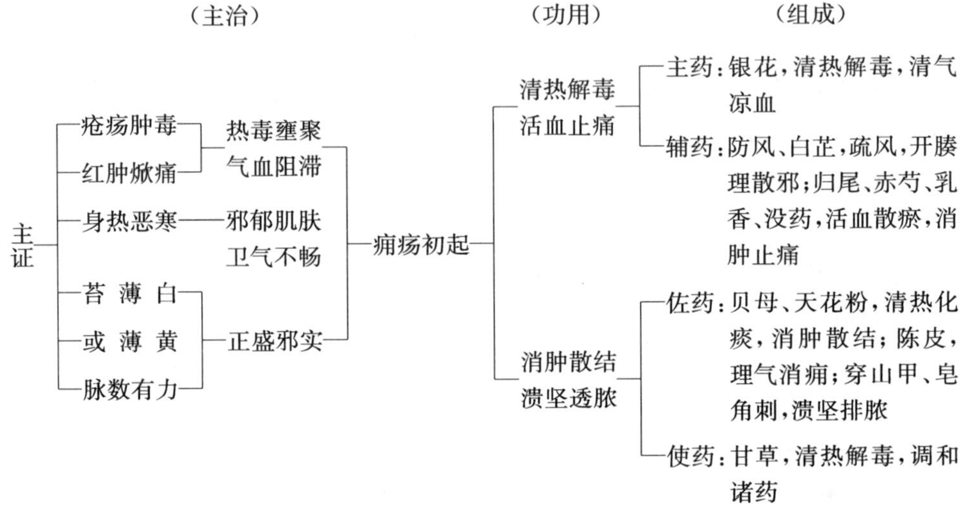

*五味消毒饮

《医宗金鉴》

【组成】 银花三钱(15g)　野菊花　蒲公英　紫花地丁　紫背天葵子各一钱二分(各9g)　无灰酒半盅

【功用】 清热解毒，消散疔疮

【主治】 各种疔毒。症见痈疮疖肿，局部红肿热痛疮形如粟，坚硬如钉，舌红，苔黄，脉数

【表析】

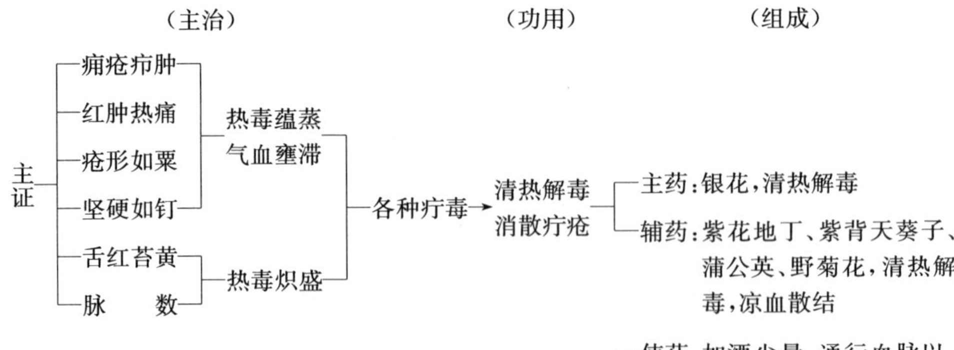

** 四妙勇安汤

《验方新编》

【组成】 金银花 玄参各三两(各 90g) 当归二两(30g) 甘草一两(15g)

【功用】 清热解毒,活血止痛

【主治】 脱疽。患肢黯红,微肿灼热,溃烂腐臭,疼痛剧烈,舌红,脉数

【表析】

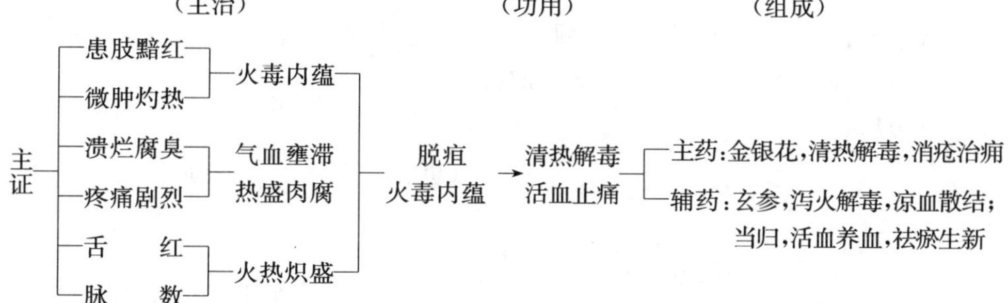

犀 黄 丸

《外科全生集》

【组成】 犀黄三分(15g) 麝香一钱半(75g) 乳香 没药各一两(各 500g) 黄米饭一两(500g) 陈酒适量送服

【功用】 解毒消痈,化痰散结,活血祛瘀

【主治】 乳癌,瘰疬,痰核,横痃,流注,肺痈,小肠痈等

【表析】

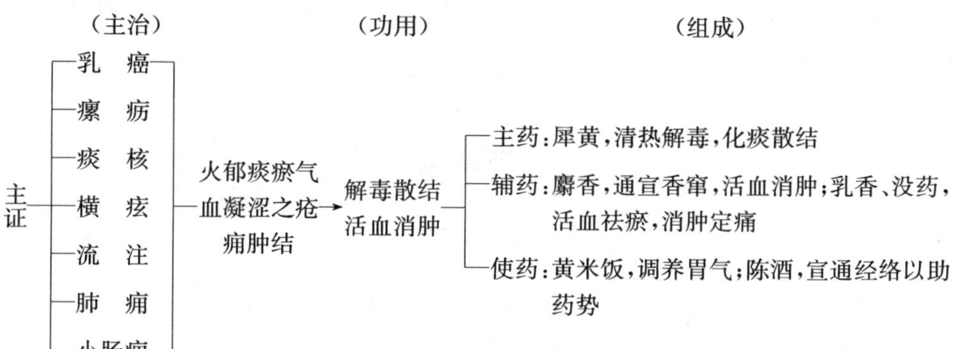

第四节　清脏腑热剂

**导　赤　散

《小儿药证直诀》

【组成】 生地黄　木通　生甘草梢各等分(各6g)　竹叶少许同煎

【功用】 清心凉血,利水通淋

【主治】 心经热盛,移热于小肠。症见心胸烦热,口渴面赤,意欲饮冷,以及口舌生疮。或心热下移小肠,小溲赤涩刺痛

【表析】

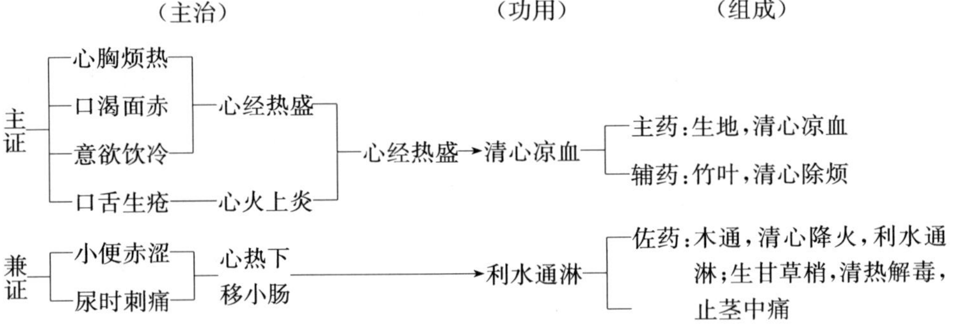

【附方】

方　名	组　成	功　用	主　治
清心莲子饮《太平惠民和剂局方》	黄芩　麦门冬　地骨皮　车前子　甘草　石莲子　白茯苓　黄芪　人参	益气阴清心火止淋浊	主治气阴不足,心肾不交,虚火内动,膀胱复有湿热之证。全方虚实兼顾,清心火,利湿热,且能交通心肾,益气养阴

***龙胆泻肝汤

见于《医方集解》

【组成】 龙胆草酒炒(6g)　柴胡(6g)　黄芩炒(9g)　栀子酒炒(9g)　泽泻(12g)　车前子(9g)　木通(6g)　当归(3g)酒洗　生地黄(6g)酒炒　甘草(6g)生用

【功用】 泻肝胆实火，清肝胆湿热

【主治】 肝胆实火上扰。症见头痛目赤，胁痛口苦，耳聋耳肿。湿热下注，阴肿阴痒，筋痿阴汗，小便淋浊，妇女湿热带下

【表析】

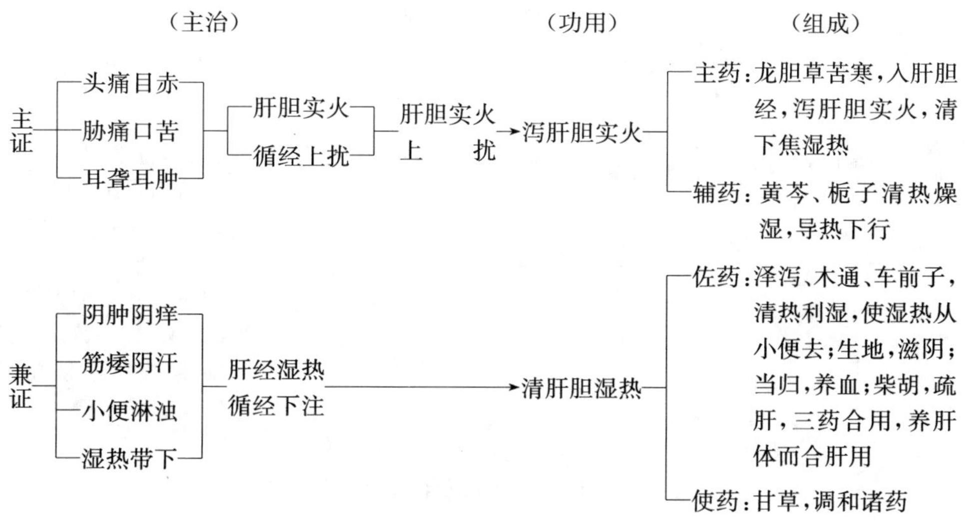

【附方】

方名	组成	功用	主治
当归龙荟丸《丹溪心法》	当归 龙胆草 栀子 黄连 黄柏 黄芩 大黄 芦荟 青黛 木香 麝香 蜜 生姜	清热泻肝 攻下行滞	本方以大苦大寒、苦寒直折之品为主，并引火邪从二便而出，专泻肝胆实火；较龙胆泻肝汤清肝泻热力峻猛，为纯泻无补之剂

※※左 金 丸

《丹溪心法》

【组成】 黄连六两(9g)，姜汁炒 吴茱萸一两(1.5g)，盖水泡

【功用】 清泻肝火，降逆止呕

【主治】 肝经火旺，肝火犯胃。症见胁肋胀痛，嘈杂吞酸，呕吐口苦，脘痞嗳气，舌红苔黄，脉弦数

【表析】

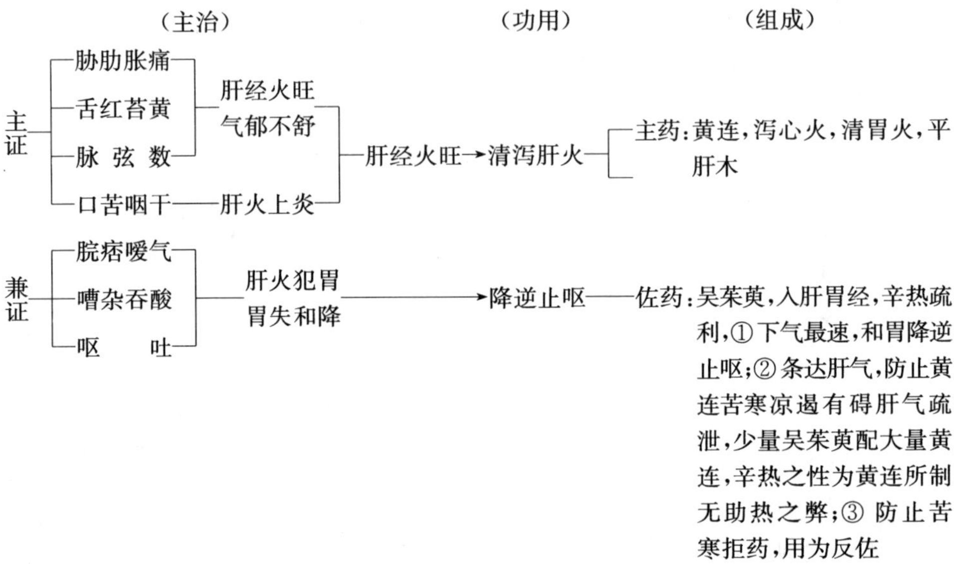

*** 半夏泻心汤

《伤寒论》

【组成】 半夏半升(12g),洗 黄芩 干姜 人参 甘草炙,各三两(各 9g) 黄连一两(3g) 大枣十二枚(4 枚),擘

【功用】 和胃降逆,开结除痞

【主治】 寒热互结。症见胃气不利,心下痞满不痛,干呕或呕吐,肠鸣下利,舌苔薄黄而腻,脉弦

【表析】

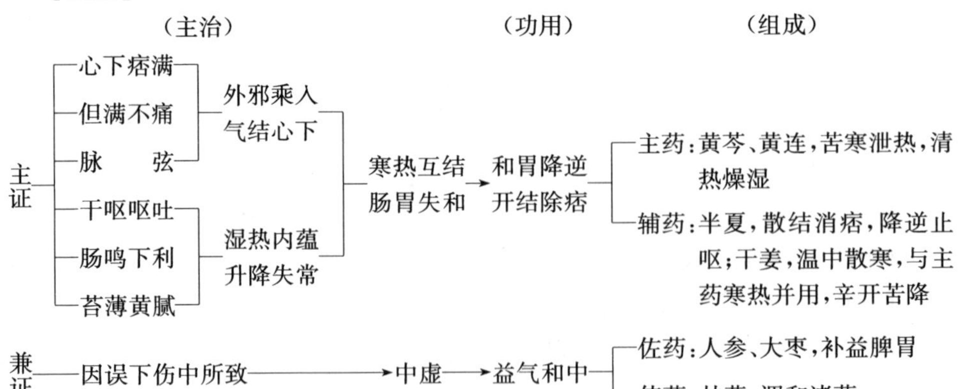

【附方】

方 名	组 成	功 用	主 治
生姜泻心汤《伤寒论》	半夏泻心汤减干姜二两，加生姜四两	和胃消痞散结除水	和胃散水，主治水热互结，症见干呕食臭，腹中雷鸣下利，故以半夏泻心汤减干姜量，而加生姜散水寒之气
甘草泻心汤《伤寒论》	半夏泻心汤加甘草一两	益气和胃消痞止呕	补胃消痞，主治因误下，胃气重虚，症见心烦不安，其痞益甚，故以半夏泻心汤加重甘草用量以补虚缓急
黄连汤《伤寒论》	黄连 甘草 干姜 桂枝 人参 半夏 大枣	平调寒热和胃降逆	寒热平调，主治胸中烦热，呕吐腹痛之症，故以半夏泻心汤去黄芩，加桂枝以散胃寒

**清 胃 散

《兰室秘藏》

【组成】 当归身 黄连如连不好，更加二分，夏月倍之 生地黄酒制，各三分（各6g） 牡丹皮五分（9g） 升麻一钱（9g）

【功用】 清胃凉血

【主治】 胃有积热。症见牙痛牵引头脑，面颊发热，其齿恶热喜冷，或牙龈溃烂，或牙宣出血，或唇舌颊腮肿痛，口气热臭，口舌干燥，舌红苔黄，脉滑大而数

【表析】

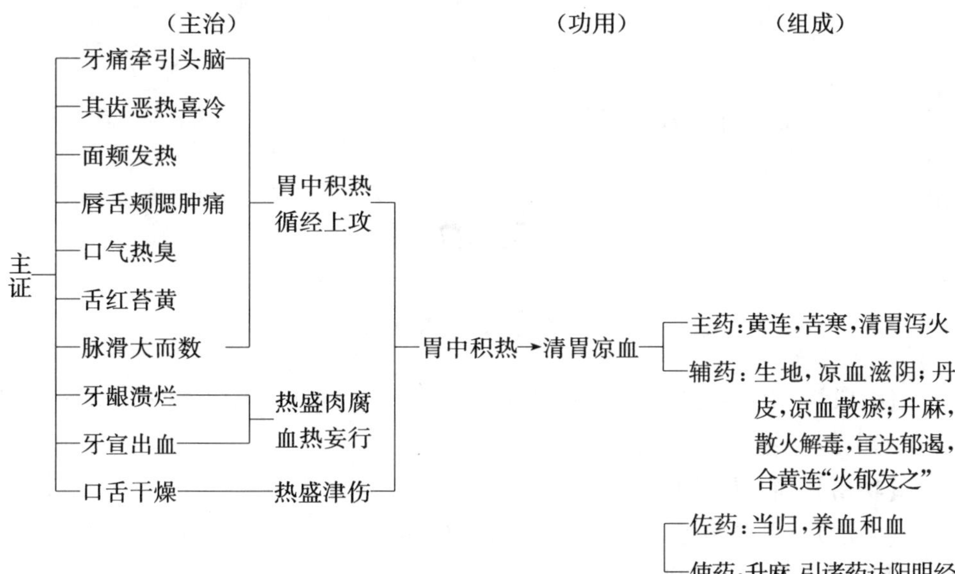

*泻黄散

《小儿药证直诀》

【组成】 藿香叶七钱(21g)　山栀子仁一钱(6g)　石膏五钱(15g)　甘草三两(90g)　防风四两(120g),去芦切焙

【功用】 清散脾胃伏火

【主治】 脾胃伏火。口疮口臭,烦渴易饥,口燥唇干,舌红脉数,以及脾热弄舌

【表析】

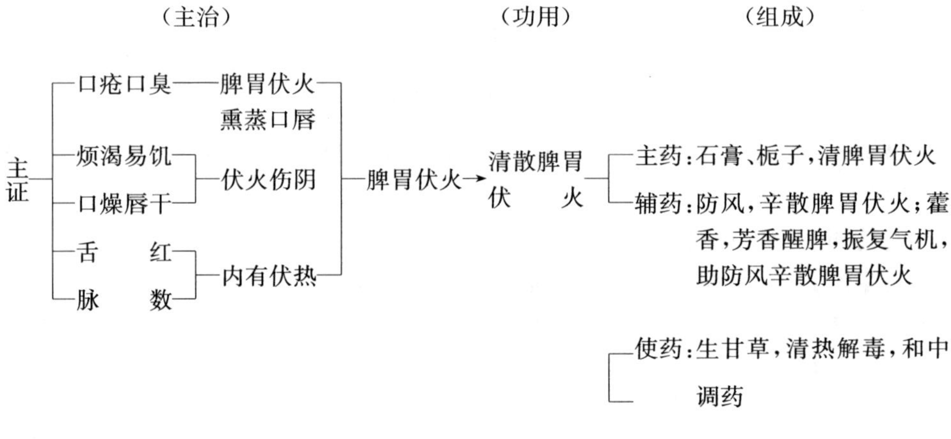

同证异病——脾热弄舌——脾胃伏火

**玉女煎

《景岳全书》

【组成】 生石膏三～五钱(15～30g)　熟地三～五钱或一两(9～30g)　麦冬二钱(6g)　知母　牛膝各半钱(各5g)

【功用】 清胃滋阴

【主治】 胃热阴虚,烦热干渴,头痛,牙痛,牙龈出血,牙齿动摇,大便时干,舌红苔黄而干,脉洪或滑,按之有虚象

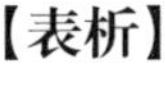

【表析】

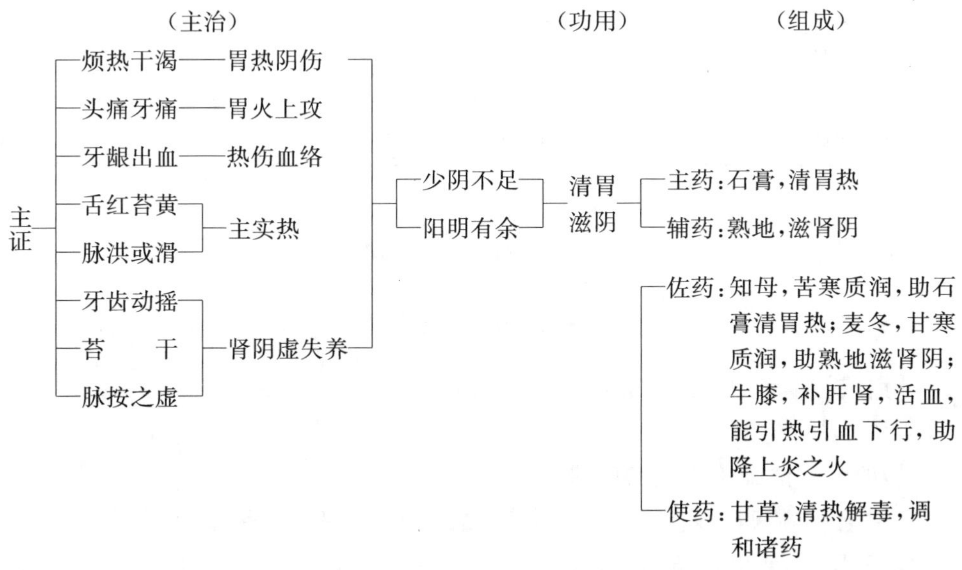

✻✻泻 白 散

《小儿药证直诀》

【组成】 地骨皮 桑白皮各一两(各15g) 生甘草一钱(5g) 粳米一撮

【功用】 泻肺清热,平喘止咳

【主治】 肺热气壅。症见咳嗽或喘,皮肤蒸热,日晡尤盛,舌红苔黄,脉细数

【表析】

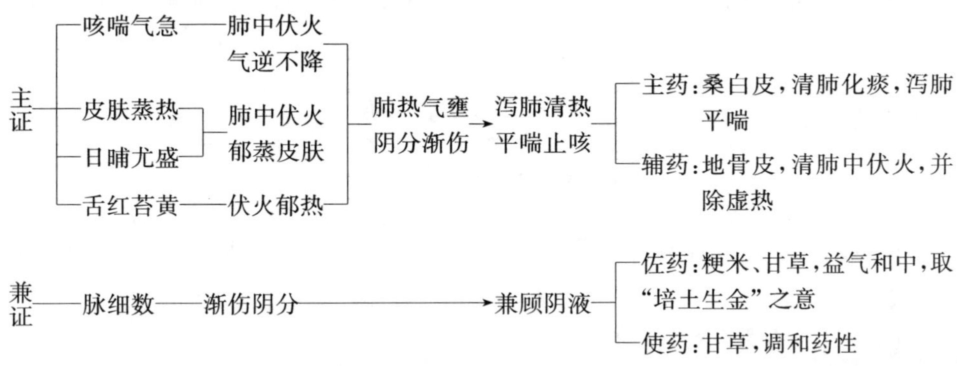

【附方】

方　名	组　成	功　效	主　治
葶苈大枣泻肺汤《金匮要略》	葶苈子　大枣	泻肺行水下气平喘	主治痰涎壅盛，咳喘胸满；全方用药以泻肺中痰水为主

＊＊＊苇　茎　汤

《备急千金要方》

【组成】　苇茎切，二升(60g)，以水一斗，煮取五升，去滓　薏苡仁半升(30g)　瓜瓣半升(30g)　桃仁三十枚(9g)

【功用】　清肺化痰，逐瘀排脓

【主治】　肺痈。症见咳嗽，有微热，甚则咳吐腥臭痰、脓血，胸中隐隐作痛，胸胁肌肤甲错，舌红苔黄腻，脉滑数

【表析】

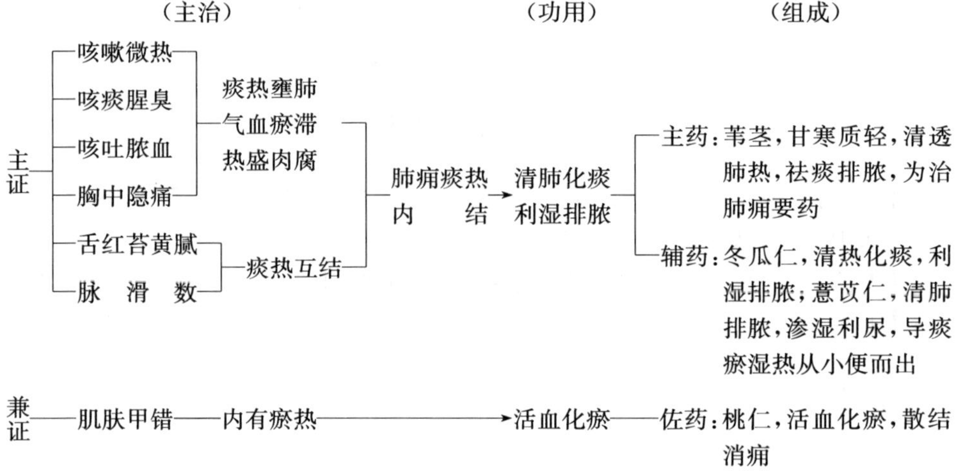

＊＊＊芍　药　汤

《素问病机气宜保命集》

【组成】　芍药一两(30g)　当归　黄连各半两(各15g)　槟榔　木香　甘草炒，各二钱(各6g)　大黄三钱(9g)　黄芩半两(15g)　官桂二钱半(5g)

【功用】　清热燥湿，调气和血

【主治】 湿热痢疾。症见腹痛便脓血,赤白相兼,里急后重,肛门灼热,小便短赤,舌苔黄腻

【表析】

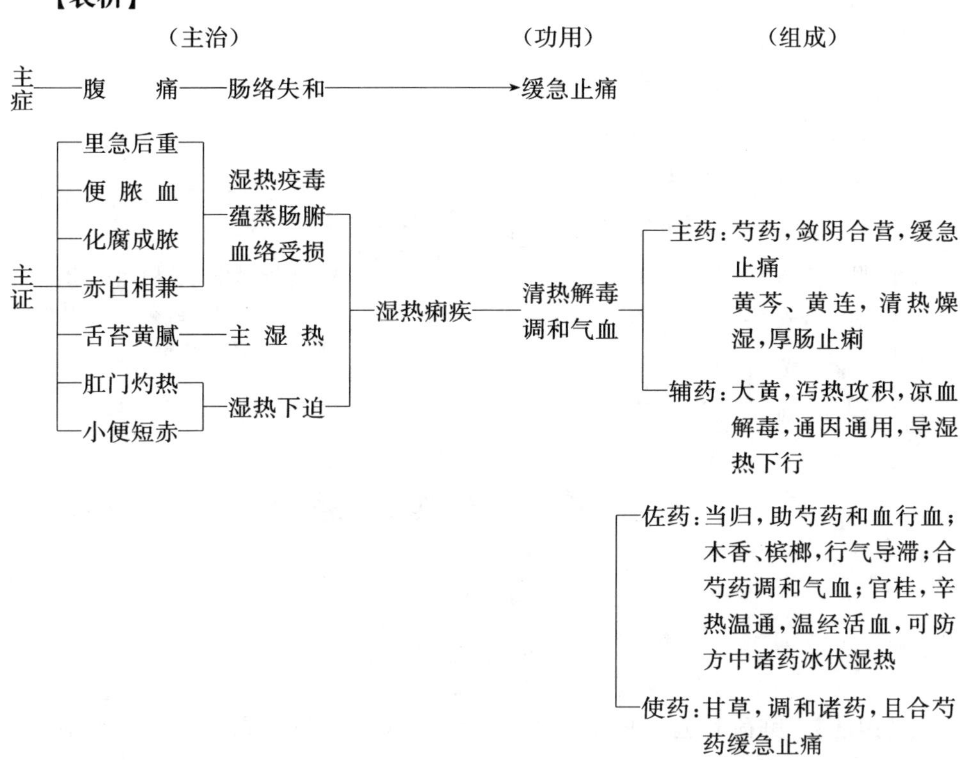

【附方】

方 名	组 成	功 用	主 治
黄芩汤 《伤寒论》	黄芩 芍药 甘草 大枣	清热止痢 和中止痛	本方与芍药汤均可用治热痢腹痛,芍药汤清热燥湿,调和气血之力均较强,多用于湿热痢疾,泻下脓血,里急后重者;本方清热燥湿与调和气血之功较逊,多用治湿热泄泻,大便不畅之证

***白头翁汤

《伤寒论》

【组成】 白头翁二两(12g) 黄柏三两(15g) 黄连三两(6g) 秦皮三两(12g)

【功用】 清热解毒,凉血止痢

【主治】 湿热痢疾。症见热痢腹痛，里急后重，肛门灼热，泻下脓血，赤多白少，渴欲饮水，舌红苔黄，脉弦数

【表析】

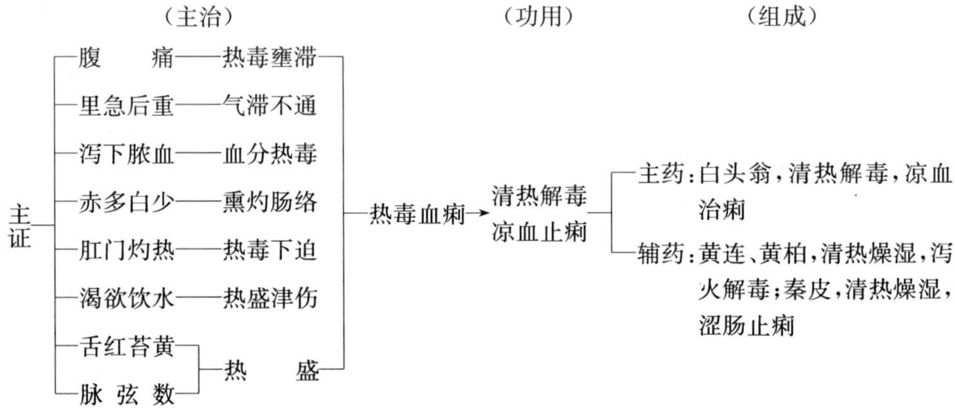

第五节　清热祛暑剂

*清　络　饮

《温病条辨》

【组成】 鲜荷叶边二钱(6g)　鲜银花二两(9g)　西瓜翠衣二两(6g)　鲜扁豆花一枝(6g)　丝瓜络二钱(6g)　鲜竹叶心二钱(6g)

【功用】 祛暑清热

【主治】 暑热伤肺，邪在气分。症见身热口渴不甚，但头目不清，昏眩微胀，舌淡红，苔薄白

【表析】

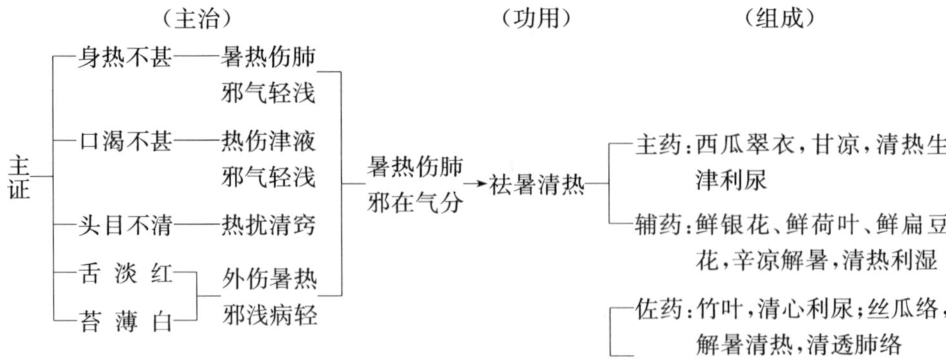

**六一散

《伤寒直格》

【组成】 滑石六两(18g) 甘草一两(3g)

【功用】 清暑利湿

【主治】 暑湿证。身热，心烦，口渴，小便不利，或呕吐泄泻，或癃闭淋痛

【表析】

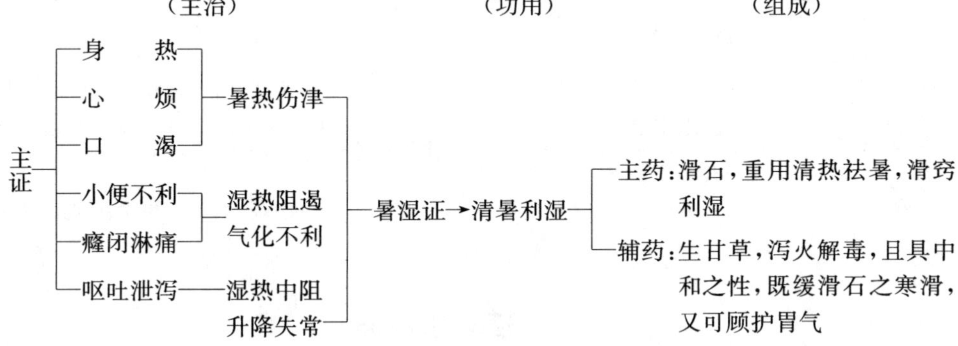

【附方】

方 名	组 成	功 用	主 治
益元散《伤寒直格》	滑石 甘草 辰砂	清心祛暑安神	暑湿证兼心经火热，心悸失眠；清利暑湿，兼以安神
碧玉散《伤寒直格》	滑石 甘草 青黛	祛暑清肝	暑湿证兼肝胆郁热；长于清泻肝火
鸡鸣散《伤寒直格》	滑石 甘草 薄荷叶	疏风祛暑	暑湿证兼风热表证；兼以疏散风邪

*桂苓甘露饮

《宣明论方》

【组成】 茯苓一两(15g) 甘草二两(6g) 白术炙，半两(9g) 泽泻一两(15g) 官桂去皮，二两(3g) 石膏二两(30g) 寒水石二两(30g) 滑石四两(30g) 猪苓半两(15g)

【功用】 祛暑清热,化气利湿

【主治】 中暑受湿。发热头痛,烦渴引饮,小便不利,以及霍乱吐泻,苔腻,脉滑数

【表析】

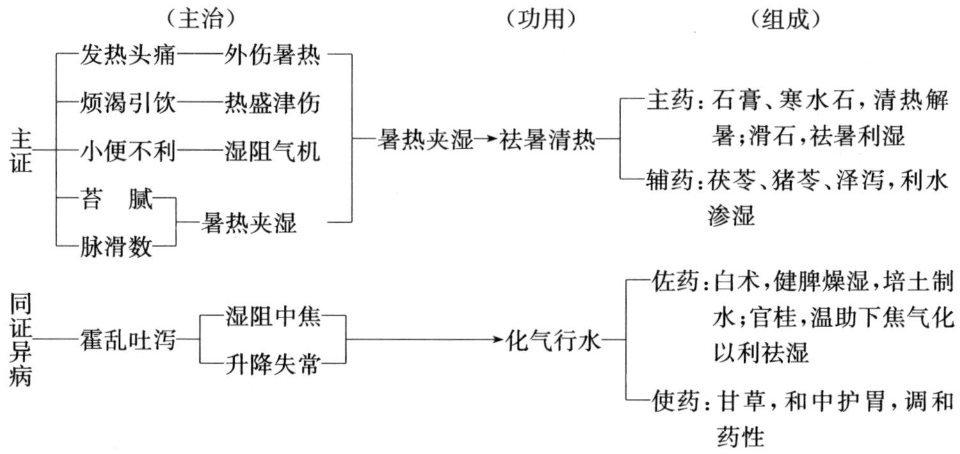

＊＊＊清暑益气汤

《温热经纬》

【组成】 西洋参(5g) 石斛(15g) 麦冬(9g) 黄连(3g) 竹叶(6g) 荷梗(15g) 知母(6g) 甘草(3g) 粳米(15g) 西瓜翠衣(30g) (原书未著分量)

【功用】 清暑益气,养阴生津

【主治】 暑热气津两伤证。身热自汗,心烦口渴,体倦少气,神疲乏力,小便短赤,脉虚数

【表析】

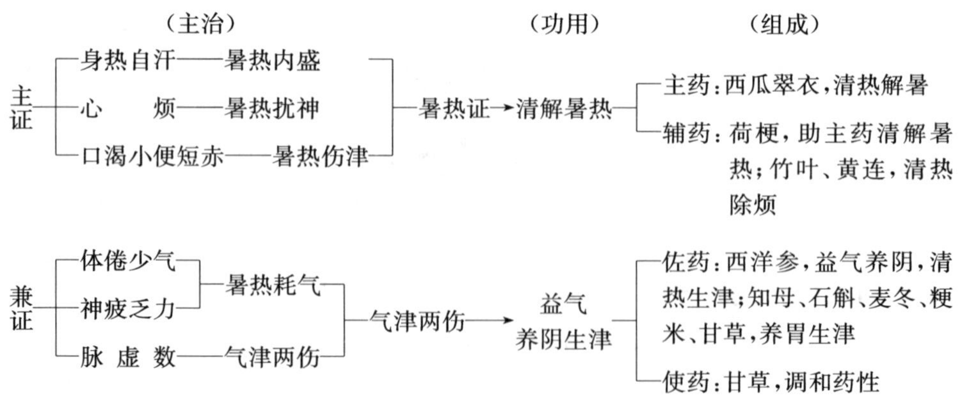

【附方】

方　名	组　成	功　效	主　治
清暑益气汤《脾胃论》	黄芪　苍术　升麻　人参　泽泻　神曲　橘皮　白术　青皮　黄柏　麦门冬　当归身　葛根　五味子　炙甘草	清暑益气　除湿健脾	本方清暑生津之力较逊，重在健脾燥湿，适用于元气本虚，伤于暑湿者

第六节　清虚热剂

＊＊＊青蒿鳖甲汤

《温病条辨》

【组成】 青蒿二钱(6g)　鳖甲五钱(15g)　细生地四钱(12g)　知母二钱(6g)　丹皮三钱(9g)

【功用】 养阴透热

【主治】 温病后期，阴液耗伤，邪伏阴分，夜热早凉，热退无汗，舌红少苔，脉细数

【表析】

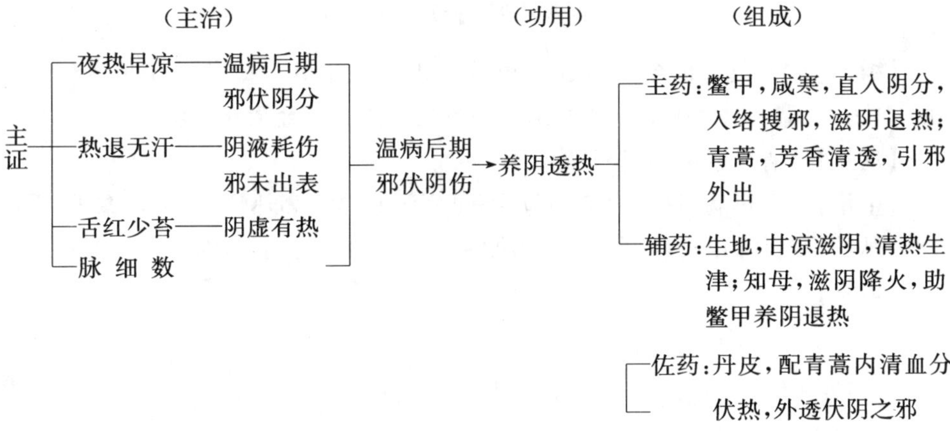

＊清　骨　散

《证治准绳》

【组成】 银柴胡一钱五分(5g)　胡黄连　秦艽　鳖甲醋炙　地骨皮　青蒿　知母各一钱(各 3g)　甘草五分(2g)

【功用】 清虚热，退骨蒸

【主治】 阴虚内热，虚劳骨蒸。症见午后或夜间潮热，肢蒸心烦，嗌干盗汗，舌红少苔，脉细数

【表析】

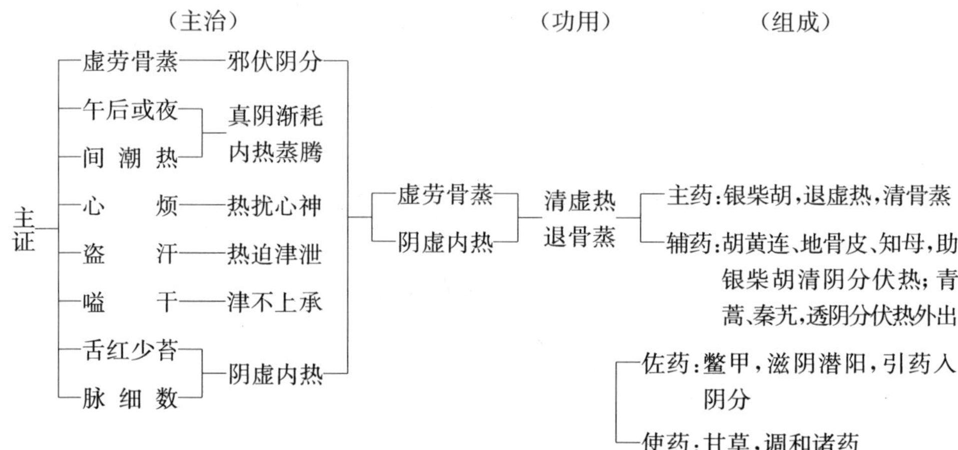

第七节　清热开窍剂

***安宫牛黄丸

《温病条辨》

【组成】 牛黄　郁金　黄连　黄芩　山栀　朱砂　雄黄　犀角各一两(各30g)　梅片　麝香各二钱五分(各7.5g)　珍珠五钱(15g)　金箔衣　炼蜜

【功用】 清热解毒，豁痰开窍

【主治】 温热病，热邪内陷心包，痰热壅闭心窍。高热烦躁，神昏谵语，舌红或绛，脉数；或舌强语謇肢厥，以及中风昏迷，小儿惊厥属邪热内闭者

【表析】

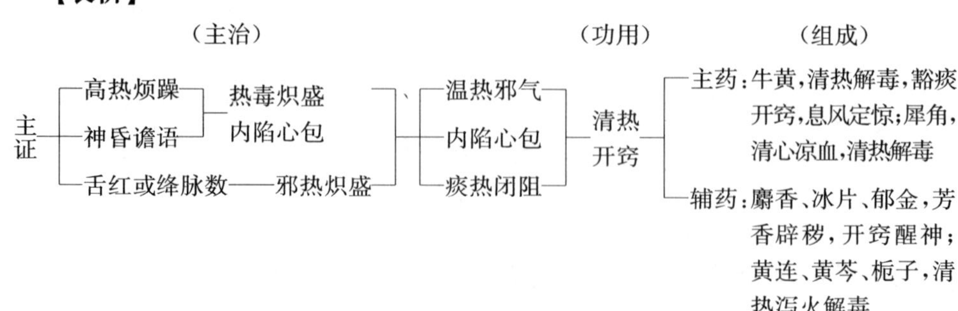

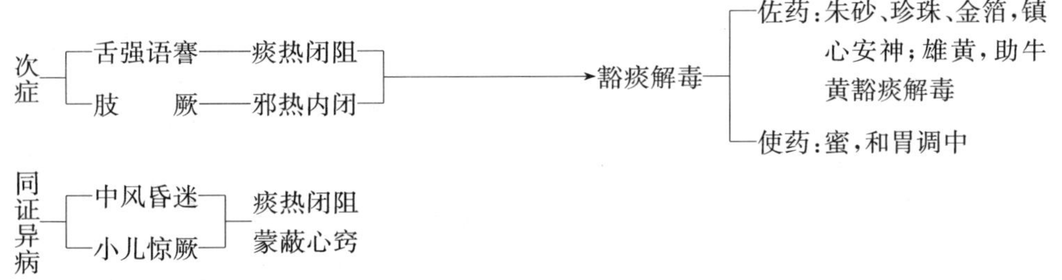

【附方】

方　名	组　成	功　用	主　治
牛黄清心丸《痘疹世医心法》	牛黄　朱砂　黄芩　山栀　郁金　蜂蜜　生黄连	清热解毒　开窍安神	本方功用、主治同安宫牛黄丸，但清热开窍之力较弱，适于温邪内陷，热入心包轻证

***紫　雪

《太平惠民和剂局方》

【组成】石膏　寒水石　滑石　磁石各三斤（各1500g）　犀角屑　羚羊角屑各一斤（各150g）　青木香　沉香各一斤（各150g）　玄参　升麻各一斤（各500g）　甘草剉炒，八两（240g）　丁香一两（30g）　朴硝精者，十斤（5000g）　硝石四升（1000g），精者，若缺芒硝亦得　麝香研，一两二钱半（1.5g）　朱砂飞研，三两（90g）　黄金一百两（3000g）

【功用】清热开窍，镇痉安神

【主治】温热病，热邪内陷心包。高热烦躁，神昏谵语，痉厥，口渴唇焦，尿赤便闭，以及小儿热盛惊厥

【表析】

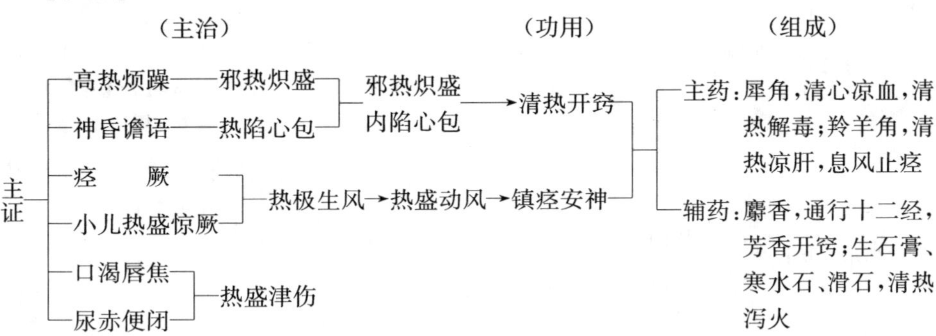

—佐药：青木香、丁香、沉香，行气开窍；玄参，清热解毒，养阴润燥；升麻，清热解毒，散风透热；磁石、朱砂、黄金，重镇安神；芒硝、硝石，泻热通便

—使药：甘草，调和药性

***至　宝　丹

《太平惠民和剂局方》

【组成】 生乌犀角研　生玳瑁屑研　琥珀研　朱砂研　飞雄黄研、飞各一两(各30g)　龙脑研　麝香研各一分(各0.3g)　牛黄研半两(0.3g)　安息香一两半(30g)　金箔半入药半为衣　银箔研各五十片

【功用】 清热开窍，化浊解毒

【主治】 中暑、中风及温病痰热内闭。神昏谵语，身热烦躁，痰盛气粗，舌红苔黄垢腻，脉滑数。以及小儿惊厥属痰热内闭者

【表析】

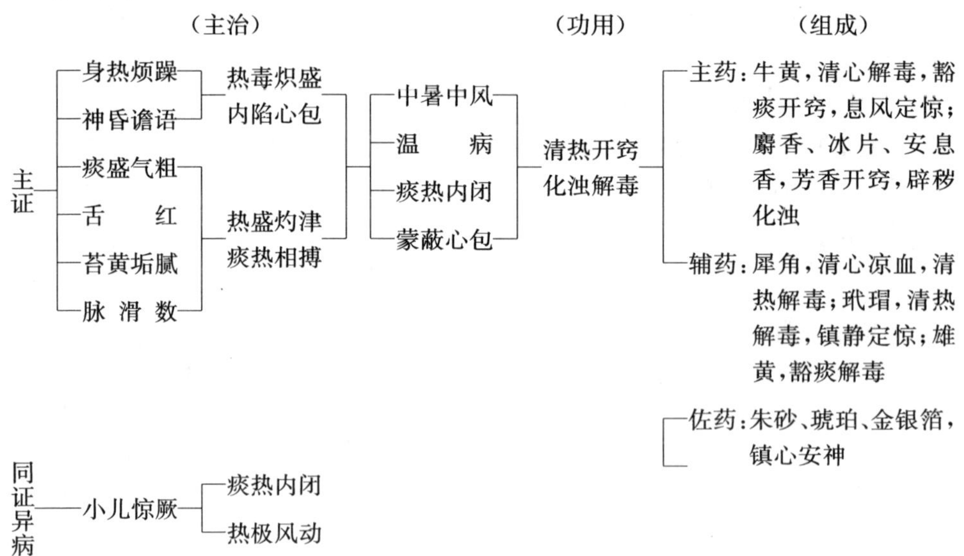

小儿回春丹

《敬修堂药说》

【组成】 川贝母 陈皮 木香 白豆蔻 枳壳 法半夏 沉香 天竹黄 僵蚕 全蝎 檀香各一两二钱半(各40g) 牛黄 麝香各四钱(各12g) 胆南星二两(60g) 钩藤八两(240g) 大黄二两(60g) 天麻一两二钱半(40g) 甘草八钱七分半(25g) 朱砂适量

【功用】 开窍定惊,清热化痰

【主治】 小儿急惊,痰热蒙蔽。发热烦躁,神昏惊厥,或反胃呕吐,夜啼吐乳,痰嗽哮喘,腹痛泄泻

【表析】

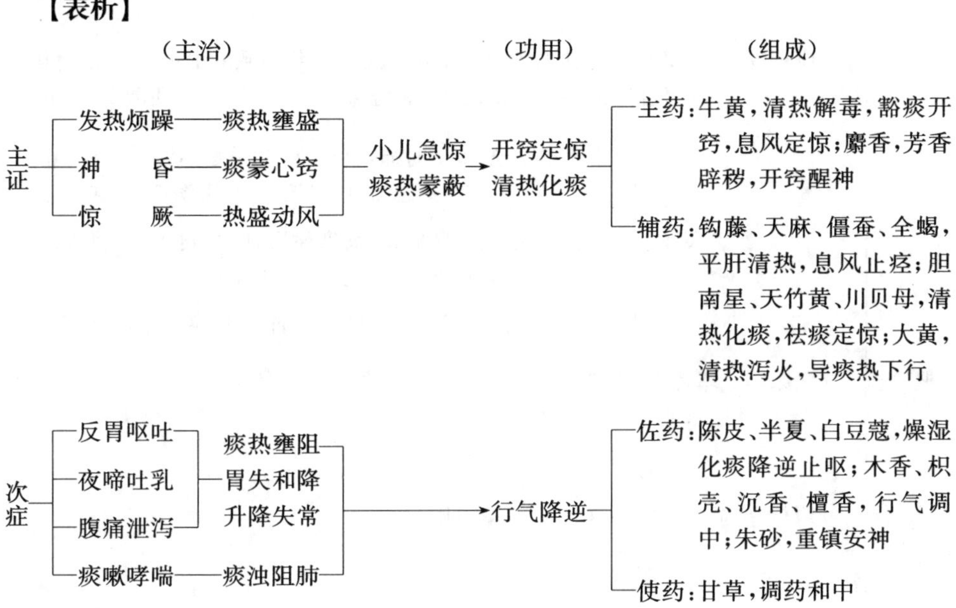

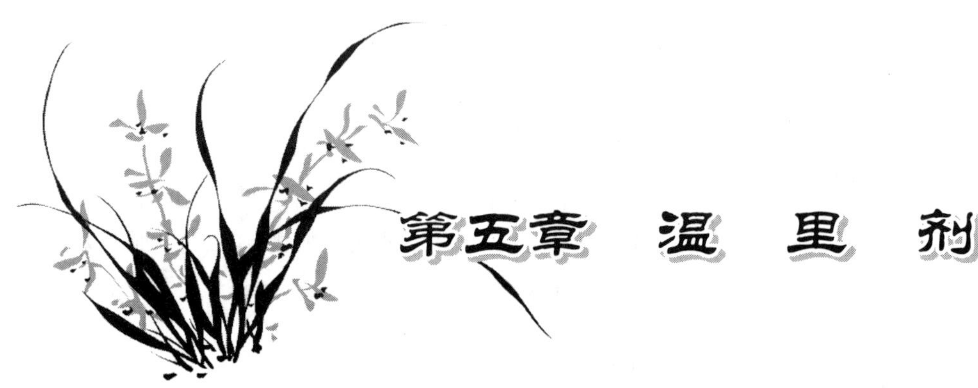

第五章 温里剂

凡以温里药为主组成，具有温里助阳、散寒通脉等作用，用于治疗里寒证的方剂，统称温里剂。属"八法"中的"温法"。

- 概说
  - 适应范围：主治里寒证，包括寒邪入里，伤及脏腑、经络所致的中焦虚寒、心肾阳衰、寒凝经脉等证。症见但寒不热，喜温蜷卧，口淡不渴，小便清长，脉沉迟
    - 里寒证
      - 中焦虚寒证：腹中时痛，喜温喜按，手足不温，恶心呕吐，自利，不思饮食，口淡不渴，舌淡苔白，脉沉迟
      - 心肾阳衰证：四肢厥逆，恶寒蜷卧，呕吐腹痛，下利清谷，精神委靡，面色苍白，脉微欲绝
      - 寒凝经脉证：手足厥冷，肢体痹痛，肌肤麻木不仁，脉沉细
  - 立法原则："寒者热之"，"治寒以热"（《素问·至真要大论》）
    - 里寒证 → 温里法
  - 分类：温里剂
    - 温中祛寒 —— 中焦虚寒证
    - 回阳救逆 —— 心肾阳衰证
    - 温经散寒 —— 寒凝经脉证
  - 注意事项
    1. 温里剂用药多为辛温燥热之品，中病即止，避免过服伤阴
    2. 注意辨别寒热真假，避免真热假寒，误用热药，火上加油；真寒假热，误用寒药，更伤阳气
    3. 素体火旺，或阴虚失血者，不宜使用本类方剂，以防劫阴动血
    4. 真寒假热，服药即吐者，可少佐苦寒或咸寒之品，或采取热药冷服的反佐服法

第一节　温中祛寒剂

***理　中　丸

《伤寒论》

【组成】 人参　干姜　甘草炙　白术各三两(各9g)

【功用】 温中祛寒,补气健脾

【主治】 1. 中焦虚寒。症见自利不渴,呕吐腹痛,腹满不食,舌淡苔白,脉沉迟或沉细以及霍乱等

2. 阳虚失血

3. 小儿慢惊,病后喜唾涎沫及胸痹等由中焦虚寒所致者

【表析】

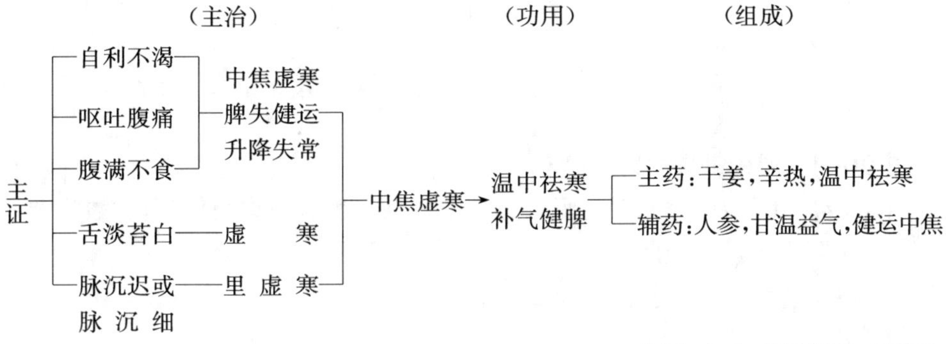

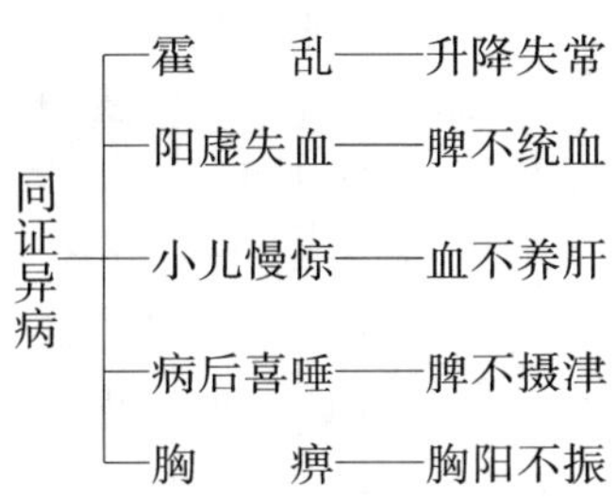

【附方】

方　名	组　成	功　用	主　治
附子理中丸 《阎氏小儿方论》	人参　干姜　白术 甘草　黑附子	温阳祛寒 益气健脾	温中散寒力大于理中丸，主治脾胃虚寒，风冷相乘所致心痛，霍乱吐利转筋
理中化痰丸 《明医杂著》	人参　干姜　白术 甘草　半夏　茯苓	益气健脾 温化痰涎	主治脾胃虚寒，痰涎内停所致呕吐食少，或大便不实，饮食难化，咳唾痰涎
桂枝人参汤 《伤寒论》	人参　干姜　白术 甘草　桂枝	温里解表 益气消痞	主治太阳病表证未除，误下，脾胃阳气受损所致利下不止，心下痞硬；本方主在表里双解，兼散表邪

***吴茱萸汤

《伤寒论》

【组成】 吴茱萸一升(9g)，汤洗　人参三两(9g)　大枣十二枚(4枚)，擘　生姜切，六两(18g)

【功用】 温中补虚，降逆止呕

【主治】 1. 胃中虚寒。症见食谷欲呕，胸膈满闷，或胃脘作痛，吞酸嘈杂

2. 厥阴头痛，干呕吐涎沫

3. 少阴吐利，手足逆冷，烦躁欲死者

【表析】

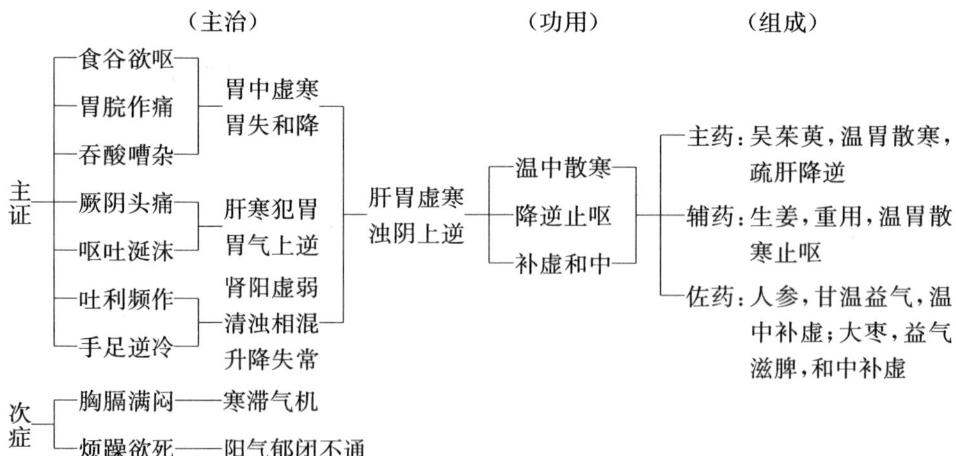

***小建中汤

《伤寒论》

【组成】 芍药六两(18g),酒炒 桂枝三两(9g),去皮 炙甘草二两(6g) 生姜切,三两(9g) 大枣十二枚(6枚),擘 饴糖一升

【功用】 温中补虚,和里缓急

【主治】 虚劳里急。症见腹中时痛,温按则痛减,舌淡苔白,脉细弦而缓;或心中悸动,虚烦不宁,面色无华或虚劳阳虚发热,腹痛食减

【表析】

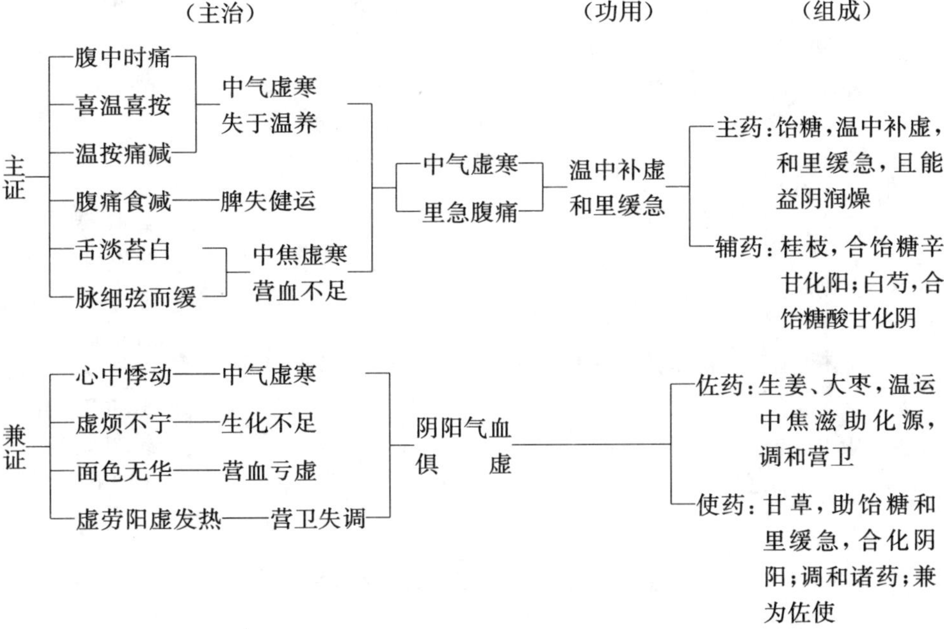

【附方】

方名	组成	功用	主治
黄芪建中汤《金匮要略》	小建中汤加黄芪	温中补气 和里缓急	虚劳里急诸不足,中虚程度较小建中汤为重,故加入黄芪,以增强益气补虚作用
当归建中汤《千金翼方》	小建中汤加当归	温补气血 缓急止痛	产后腹痛,营气内虚,较小建中汤养血和营力强,重在温补气血

*大建中汤

《金匮要略》

【组成】 蜀椒二合(6g),炒去汗　干姜四两(12g)　人参二两(6g)　胶饴一升(30g)

【功用】 温中补虚,降逆止痛

【主治】 中阳衰弱,阴寒内盛。症见心胸中大寒痛,呕不能食,腹中寒,上冲皮起,出见有头足,上下痛而不可触近,肢厥,舌苔白滑,脉细紧

【表析】

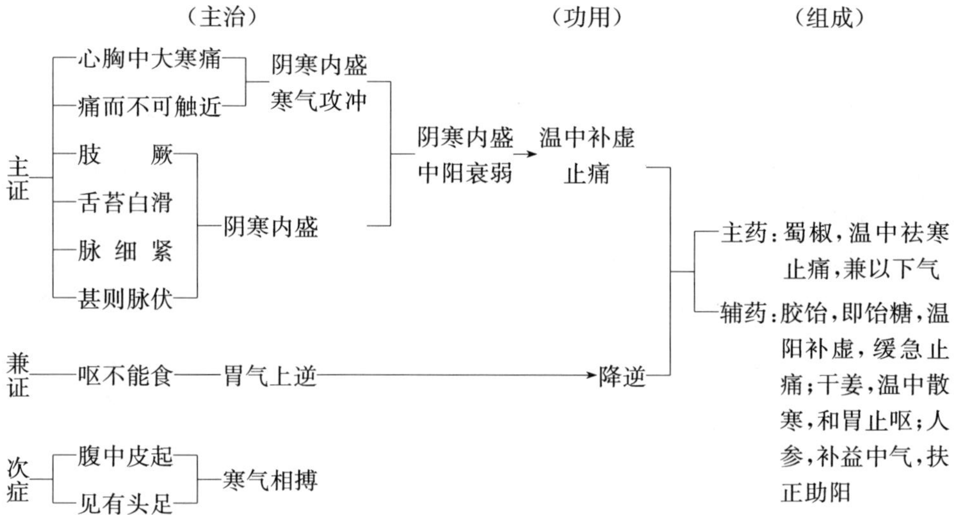

第二节　回阳救逆剂

***四逆汤

《伤寒论》

【组成】 附子一枚(15g),生用去皮破八片　干姜一两半(9g)　甘草炙,二两(6g)

【功用】 回阳救逆

【主治】 1. 少阴病。症见四肢厥逆,恶寒蜷卧,呕吐不渴,腹痛下利,神衰欲寐,舌苔白滑,脉象微细

2. 太阳病误汗亡阳

【表析】

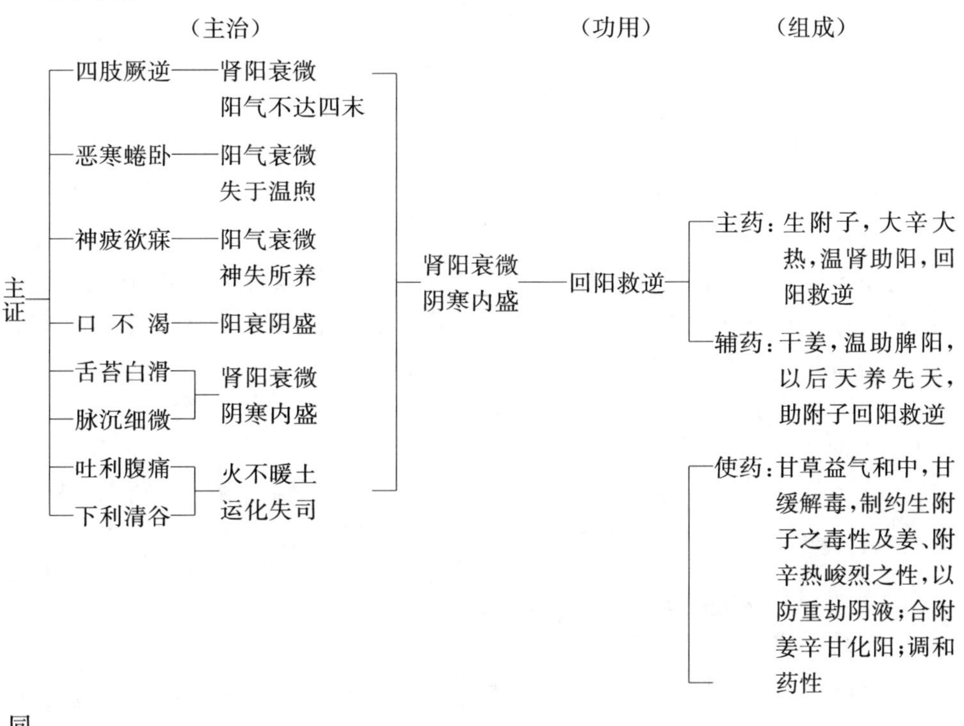

【附方】

方　名	组　成	功　用	主　治
四逆加人参汤《伤寒论》	四逆汤加人参	回阳益气 救逆固脱	四肢厥逆，恶寒蜷卧，脉微而复自下利，利虽止而余症仍在；长于救逆固脱
白通汤《伤寒论》	葱白　干姜　生附子	通阳破阴	少阴病，下利，脉微者；全方通阳破阴力较强
通脉四逆汤《伤寒论》	附子　干姜　甘草	回阳通脉	少阴病，阴盛格阳，真阳欲脱；药力峻猛，为回阳峻剂
参附汤《正体类要》	人参　附子	回阳固脱	阳气暴脱；长于益气固脱

*** 回阳救急汤

《伤寒六书》

【组成】 熟附子(9g)　干姜(6g)　肉桂(3g)　人参(6g)　白术(9g)　茯苓(9g)　陈皮(6g)　甘草(6g)　五味子(3g)　半夏(9g)(原书无药量)　生姜三片　麝香三厘冲服

【功用】 回阳救急，益气生脉

【主治】 寒邪直中三阴，真阳衰微。症见恶寒蜷卧，四肢厥冷，吐泻腹痛，口不渴，神衰欲寐，或身寒战栗，或指甲口唇青紫，或吐涎沫，舌淡苔白，脉沉微，甚或无脉

【表析】

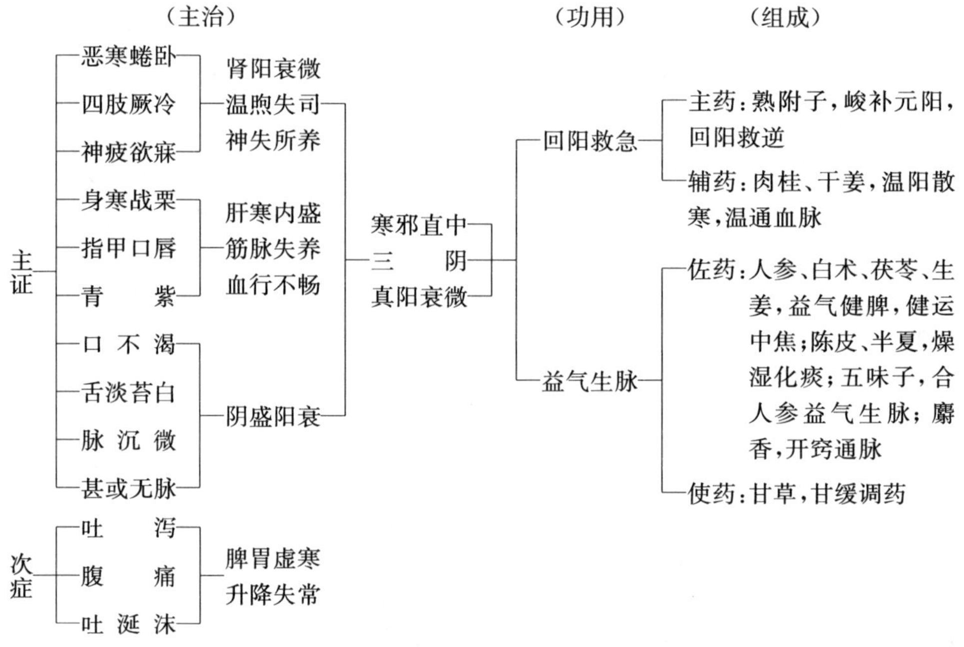

黑　锡　丹

《太平惠民和剂局方》

【组成】 金铃子蒸去皮核　胡芦巴酒浸　炒木香不见火　附子炮，去皮脐　肉豆蔻面裹煨　破故纸酒浸　炒沉香不见火　茴香舶上者，炒　阳起石酒煮一日，焙干，研，各一两(各30g)　肉桂不见火者，半两(15g)　黑锡去滓净称　硫黄透明者，结砂子，各二两(各60g)

【功用】 温壮下元，镇纳浮阳

【主治】 1. 真阳不足，肾不纳气。症见浊阴上泛，上盛下虚，痰壅胸中，上气喘促，四肢厥逆，冷汗不止，舌淡苔白，脉沉微

2. 奔豚。气从小腹上冲胸，胸胁脘腹胀痛。或寒疝腹痛，肠鸣滑泄，或男子阳痿精冷，女子血海虚寒，月经不调，带下清稀，不孕等症

【表析】

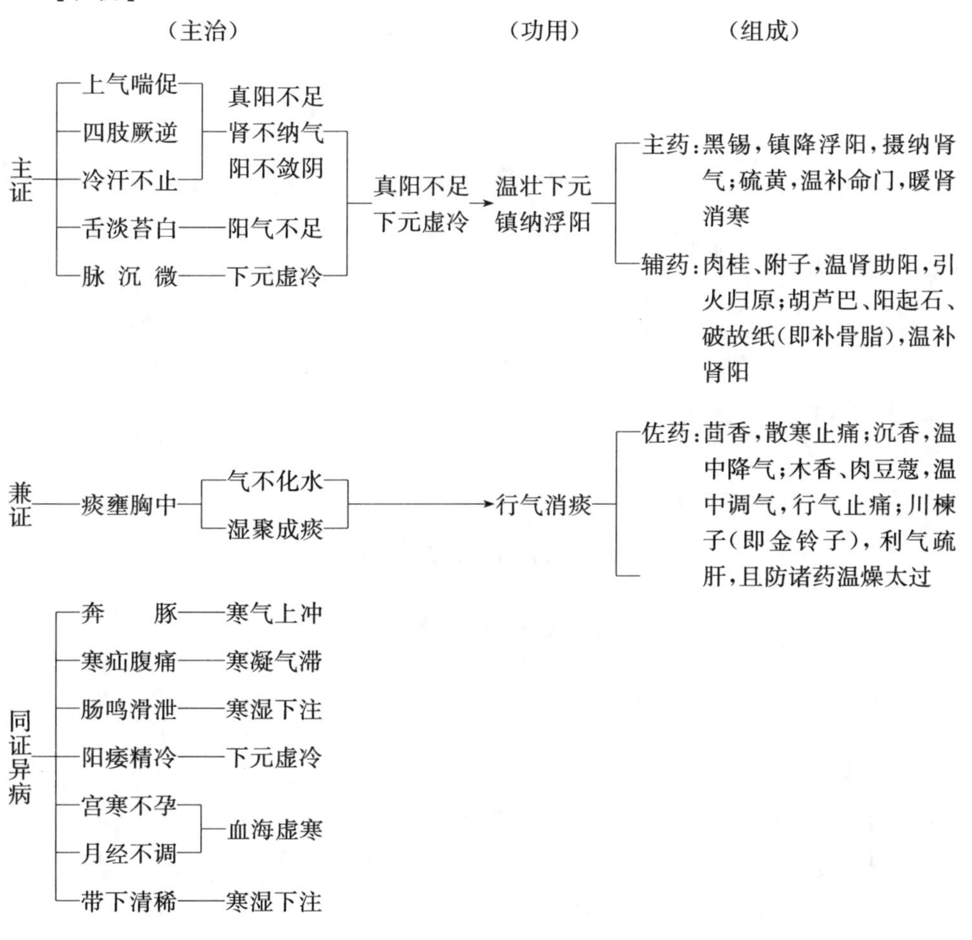

第三节 温经散寒剂

*** 当归四逆汤

《伤寒论》

【组成】 当归三两(9g) 桂枝三两(9g)，去皮 芍药三两(9g) 细辛三两(3g) 甘草二两(6g)，炙 通草二两(6g) 大枣二十五枚(8枚)，擘

【功用】 温经散寒，养血通脉

【主治】 1. 阳气不足而又血虚，外受寒邪。症见手足厥寒，舌淡苔白，脉细欲绝或沉细

2. 寒入经络，腰、股、腿、足疼痛者

【表析】

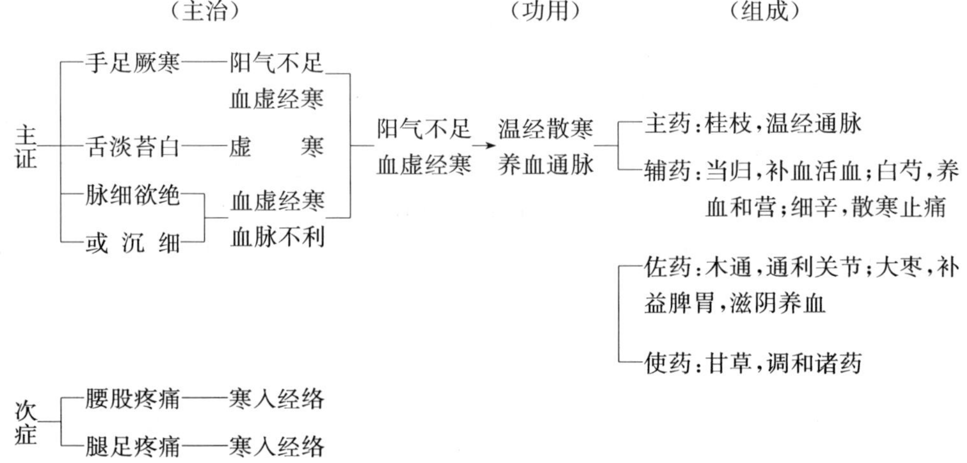

*黄芪桂枝五物汤

《金匮要略》

【组成】 黄芪三两（9g） 芍药三两（9g） 桂枝三两（9g） 生姜六两（18g） 大枣十二枚（4枚）

【功用】 益气温经，和营通痹

【主治】 血痹证，肌肤麻木不仁，脉微涩而紧

【表析】

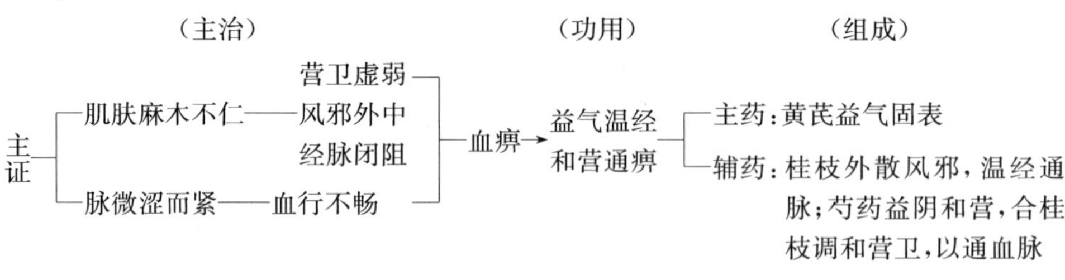

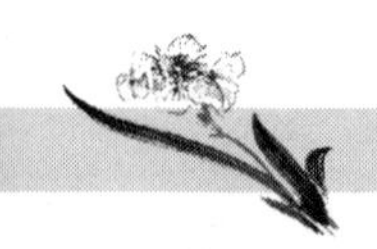

* 小活络丹(原名活络丹)

《太平惠民和剂局方》

【组成】 川乌炮,去皮脐 草乌炮,去皮脐 地龙去土 天南星炮,各六两(各180g) 乳香研 没药研,各二两二钱(各66g) 陈酒调服

【功用】 祛风除湿,化痰通络,活血止痛

【主治】 风寒湿邪留滞经络。症见肢体筋脉挛痛,关节屈伸不利疼痛游走不定,以及中风手足不仁,日久不愈,经络中有湿痰死血,而见腰腿沉重,或腿臂间作痛

【表析】

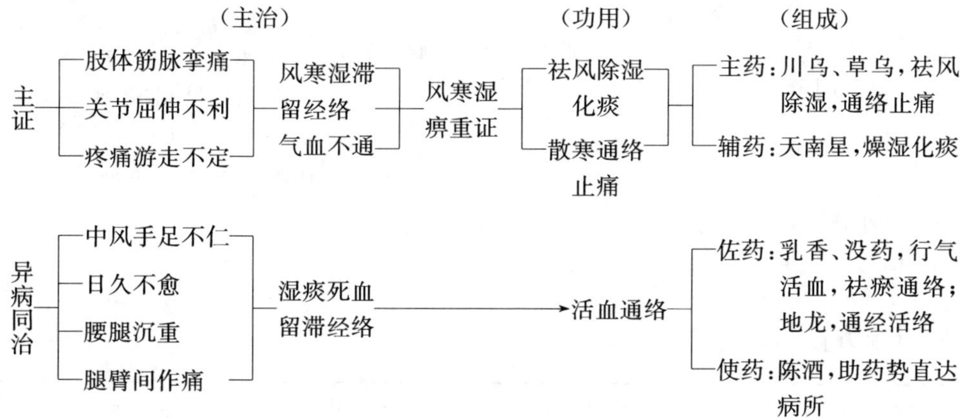

*** 温 经 汤

《金匮要略》

【组成】 吴茱萸三两(9g) 当归二两(6g) 芍药二两(6g) 川芎二两(6g) 人参二两(6g) 桂枝二两(6g) 阿胶二两(6g) 牡丹皮二两(6g),去心 生姜二两(6g) 甘草二两(6g) 半夏半升(6g) 麦门冬去心、洗,一升(9g)

【功用】 温经散寒,养血祛瘀

【主治】 冲任虚寒,瘀血阻滞。症见漏下不止,或月经不调,经期或前或后;或逾期不止,或一月再行,薄暮发热,手心烦热,唇口干燥,小腹里急,腹满;亦可治妇人久不受孕

【表析】

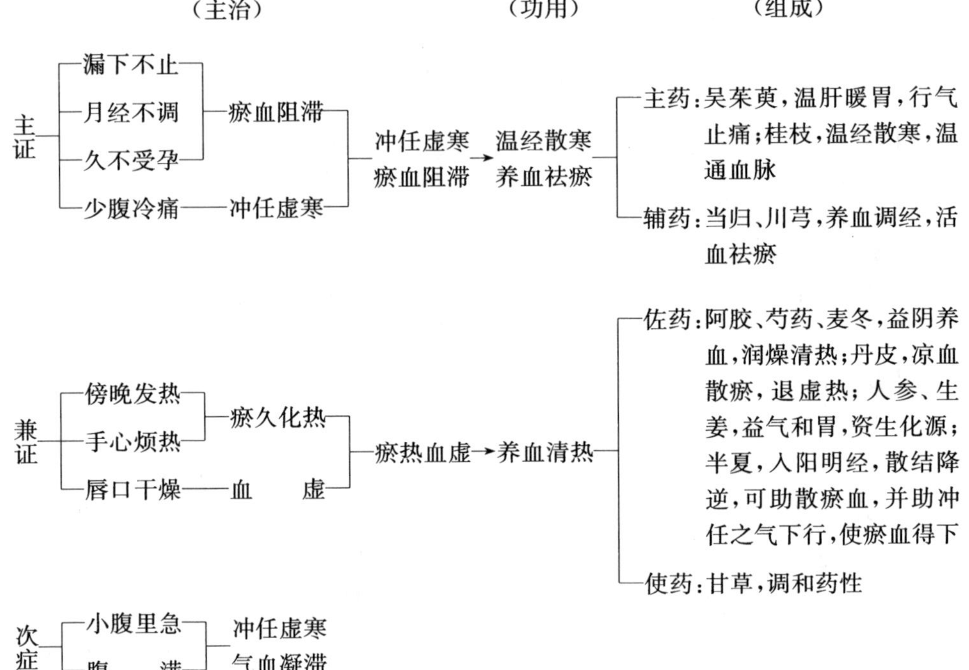

【附方】

方　名	组　成	功　用	主　治
艾附暖宫丸《仁斋直指》	艾叶　香附子　吴茱萸　大川芎　白芍　黄芪　川归　续断　生地黄　官桂　米醋	暖宫温经　养血活血	主治子宫虚冷而兼血虚，温经养血之力胜于温经汤，但祛瘀之力稍逊

***阳　和　汤

《外科全生集》

【组成】 熟地一两(30g)　肉桂一钱(3g)，去皮研粉　麻黄五分(2g)　鹿角胶三钱(9g)　白芥子二钱(6g)　姜炭三分(2g)　生甘草一钱(3g)

【功用】 温阳补血，散寒通滞

【主治】 阴疽由阳虚寒凝所致。如贴骨疽、脱疽、流注、痰核、鹤膝风等属于阴寒证之类。症见患处漫肿无头，酸痛无热，皮色不变，口中不渴，舌苔淡白，脉沉细等

【表析】

（主治）
（功用）
（组成）
主证
患处漫肿无头
皮色不变
酸痛无热
口中不渴
舌淡苔白
脉 沉 细
寒凝肌肤
血滞痰凝
阳 虚
血 弱
阴 疽
阳虚寒凝
温阳补血
散寒通滞
主药：熟地，温补肝肾，滋阴养血；鹿角胶，补肾填精，强壮筋骨
辅药：姜炭、肉桂，温通血脉，散寒通滞
佐药：麻黄，辛温宣散，宣通毛窍，开腠理，散寒凝；白芥子，善去皮里膜外之痰，通络散结
使药：生甘草，清热解毒，调和药性

同证异病
贴骨疽
脱疽
流注
痰核
鹤膝风

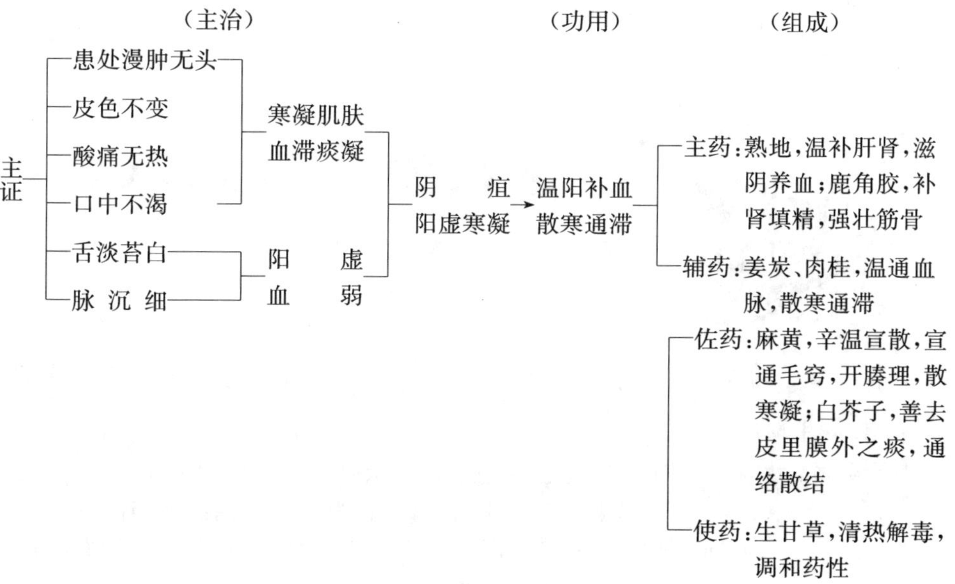

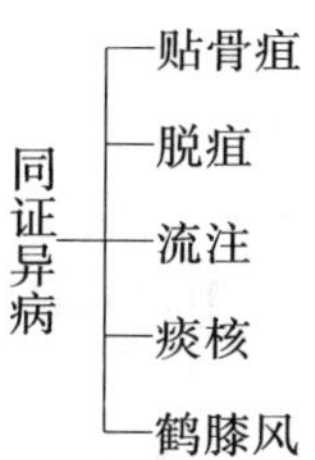

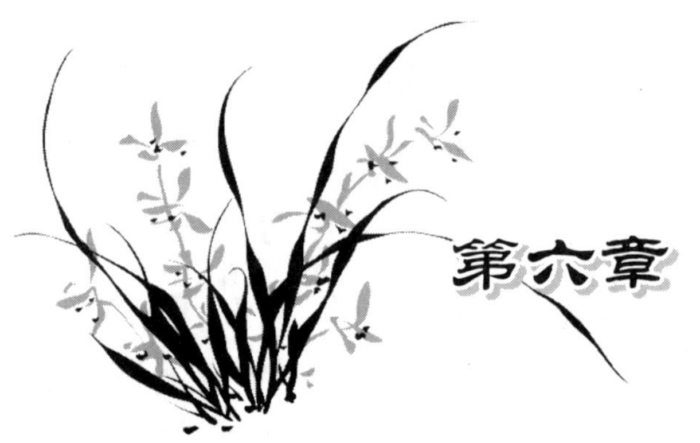

第六章　表里双解剂

凡以解表药和治里药配合为主组成，具有表里同治作用，治疗表里同病的方剂，统称表里双解剂。

- 概说
  - 适应范围：表里同病是指表证（包括表寒证、表热证、表实证、表虚证）和里证（包括里寒证、里热证、里实证、里虚证）同为主证的复杂病证，若表证为主证，而里证只属于兼证或次症时，则不属于表里同病，只需要在解表剂的佐助药中加减药味即可解决
    - 表里同病
      - 表寒里热：表寒证＋里热证
      - 表热里寒：表热证＋里寒证
      - 表实里虚：风寒表实证＋里虚证（气虚、血虚、阳虚、阴虚）
      - 表虚里实：风寒表虚证＋里实证
      - 表里俱寒：表寒证＋里寒证
      - 表里俱热：表热证＋里热证
      - 表里俱虚：风寒表虚证＋里虚证
      - 表里俱实：风寒表实证＋里实证
  - 立法原则：对于表证未除里证又急者，如仅用发散，则在里之邪不得去；仅治其里，则在外之邪不得解，此时只宜表里同治，使病邪得以消解
    表里同病——→表里双解法
  - 分　　类：表里双解剂
    - 解表清里
    - 解表攻里
    - 解表温里
    - 解表扶正
  - 注意事项：1. 必须具备表里同病，并同为主证者，方可使用本类方剂
    2. 必须辨别表证与里证的寒、热、虚、实复杂关系，然后有针对性地选择成方或自组方剂

第一节　解表清里剂

***小柴胡汤

《伤寒论》

【组成】 柴胡半斤(24g)　黄芩三两(9g)　人参三两(9g)　半夏洗,半升(9g)　甘草炙　生姜切,各三两(各9g)　大枣擘,十二枚(4枚)

【功用】 解表清里(和解少阳)

【主治】 1. 伤寒少阳证。症见往来寒热,胸胁苦满,嘿嘿不欲饮食,心烦喜呕,口苦,咽干,目眩,舌苔薄白,脉弦者

2. 妇人伤寒,热入血室,以及疟疾、黄疸与内伤杂病而见少阳证者

【表析】

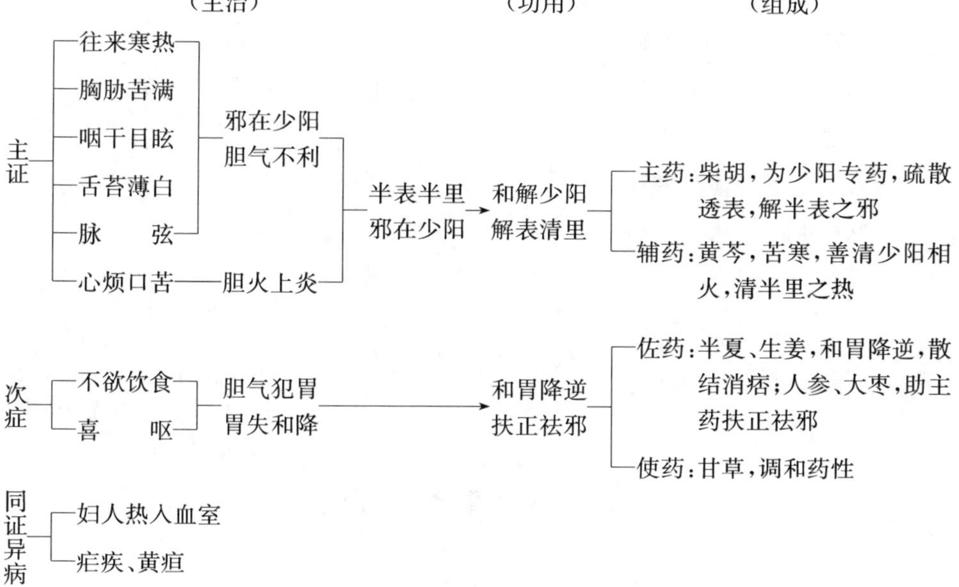

【附方】

方　名	组　成	功　用	主　治
柴胡枳桔汤《重订通俗伤寒论》	川柴胡　青子芩　枳壳　姜半夏　鲜生姜　桔梗　新会皮　雨前茶	和解透表　畅利胸膈	少阳证,邪偏于半表,以胸膈满痛为重,舌苔白滑,脉右弦滑,左弦而浮大。全方以透表为主,长于疏利胸膈之气

*** 蒿芩清胆汤

《重订通俗伤寒论》

【组成】 青蒿钱半至二钱(4.5～6g)　淡竹茹三钱(9g)　仙半夏钱半(4.5g)　赤茯苓三钱(9g)　黄芩钱半至三钱(4.5～9g)　生枳壳钱半(4.5g)　陈广皮钱半(4.5g)　碧玉散(滑石　甘草　青黛)包三钱(9g)

【功用】 清胆利湿，和胃化痰

【主治】 症见寒热如疟，寒轻热重，口苦胸闷，吐酸苦水，或呕黄涎而黏，甚则干呕呃逆，胸胁胀疼，舌红苔白，兼现杂色，脉数而右滑左弦

【表析】

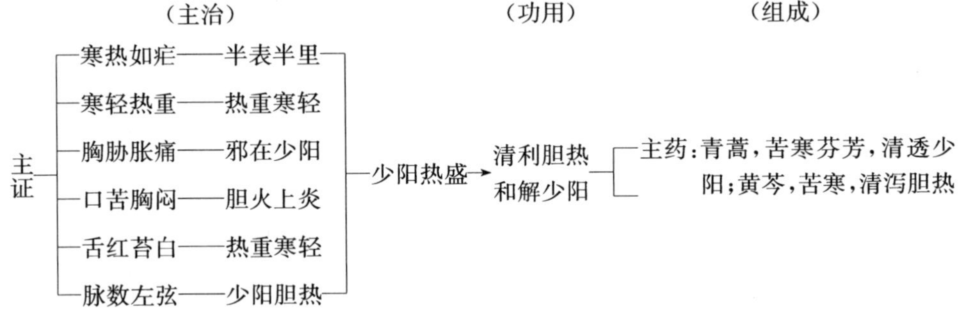

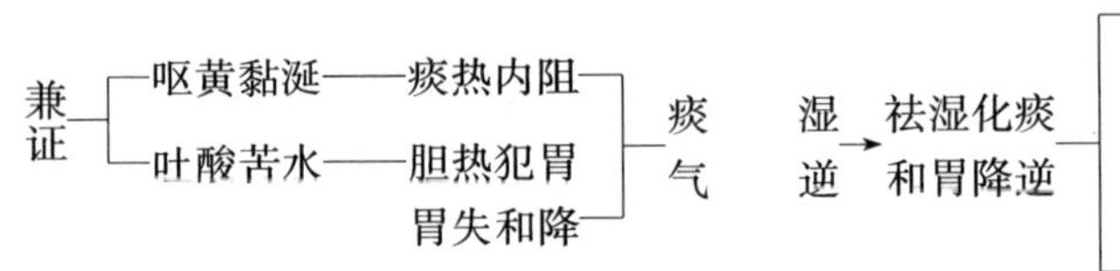

*** 葛根黄芩黄连汤

《伤寒论》

【组成】 葛根半斤(15g)　甘草炙，二两(6g)　黄芩三两(9g)　黄连三两(9g)

【功用】 解表清里

【主治】 外感表邪未解，热邪入里。症见身热，下利臭秽，肛门有灼热感，胸脘烦热，口干作渴，喘而汗出，苔黄脉数

【表析】

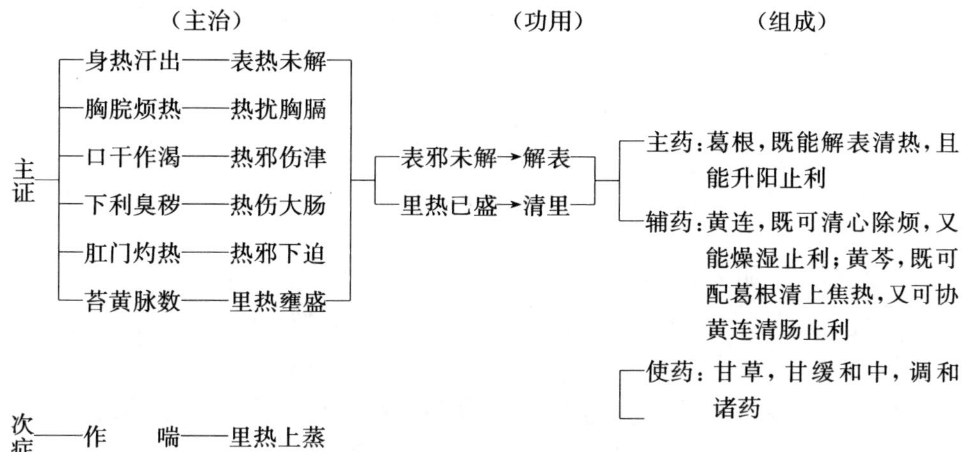

石膏汤

《深师方》（录自《外台秘要》）

【组成】 石膏（30g）　黄连　黄芩　黄柏各二钱（各6g）　香豉一升（9g）　栀子十枚（9g），擘　麻黄三两（9g），去节

【功用】 清热解毒，发汗解表

【主治】 伤寒里热已炽，表证未解。症见壮热无汗，身体沉重拘急，鼻干口渴，烦躁不眠，神昏谵语，或发斑，脉滑数

【表析】

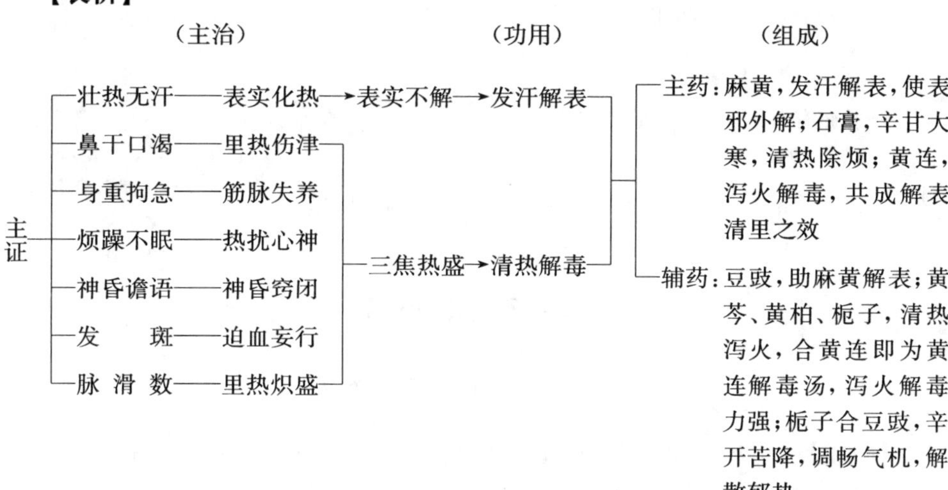

第二节　解表攻里剂

***大柴胡汤

《金匮要略》

【组成】 柴胡半斤(24g)　黄芩三两(9g)　芍药三两(9g)　半夏半斤(9g)，洗　枳实四枚(9g)，炙　大黄二两(6g)　生姜五两(15g)　大枣十二枚(4枚)

【功用】 和解少阳，内泻结热

【主治】 少阳阳明合病。症见往来寒热，胸胁苦满，呕不止，郁郁微烦，心下满痛或心下痞硬，大便不解或协热下利，舌苔黄，脉弦有力

【表析】

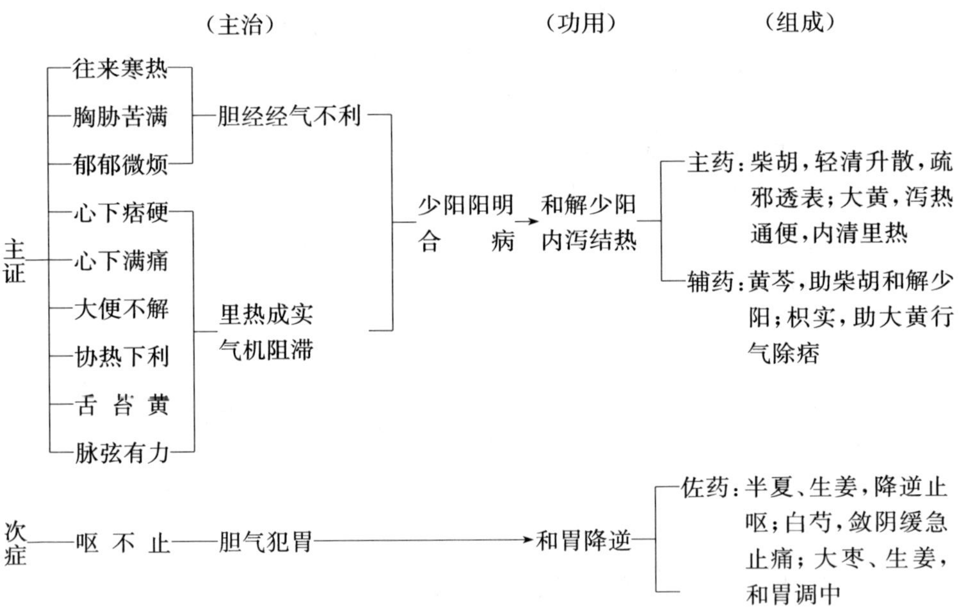

**防风通圣散

《黄帝素问宣明论方》

【组成】 防风　荆芥　连翘　麻黄　薄荷　川芎　当归　白芍炒　白术　黑山栀　大黄酒蒸　芒硝后下，各五钱(各3g)　石膏　黄芩　桔梗各一两(各6g)　甘草二两(12g)　滑石三两(18g)　(煎加生姜三片)

【功用】 疏风解表，泻热通便

【主治】 风热壅盛，表里俱实。症见憎寒壮热，头目昏眩，目赤睛痛，口苦口干，咽喉不利，胸膈痞满，咳呕喘满，涕唾黏稠，大便秘结，小便赤涩，舌红苔黄腻，脉数实有力。并治疮疡肿痛，肠风痔漏，丹斑瘾疹等

【表析】

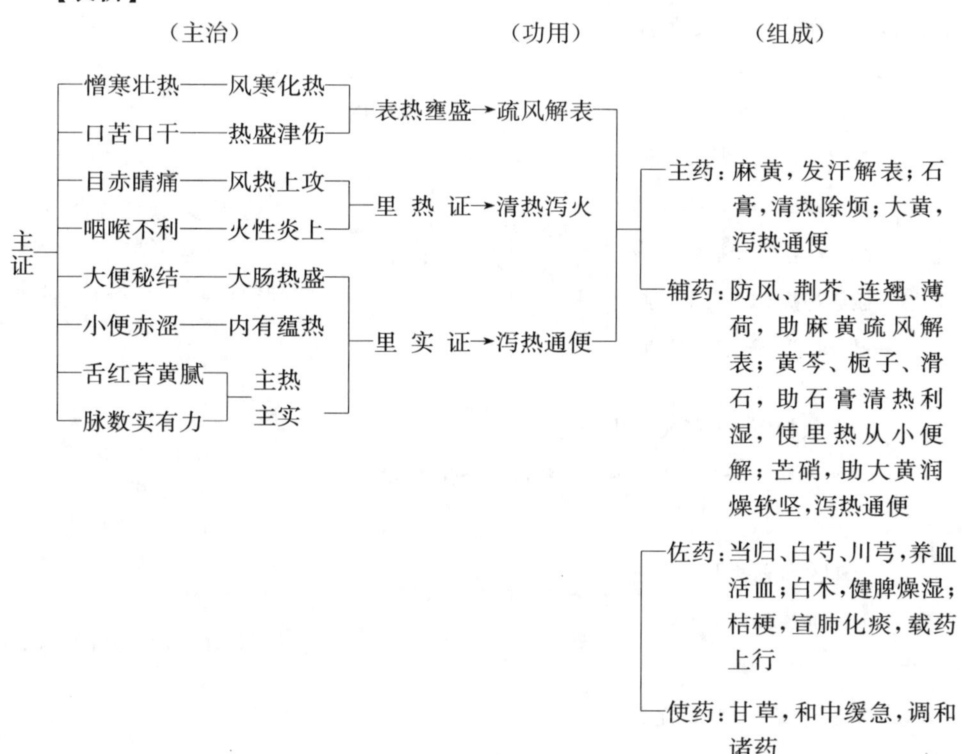

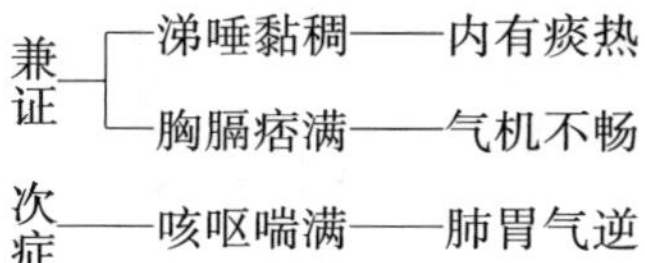

第三节　解表温里剂

*五 积 散

《太平惠民和剂局方》

【组成】 白芷　川芎　炙甘草　茯苓去皮　当归去芦　肉桂去粗皮　芍药　半夏汤洗七次　陈皮去白　枳壳去瓤，炒　麻黄去根节，各六两(各 180g)　苍术米泔浸，

去皮，二十四两(600g)　干姜爁，四两(120g)　桔梗去芦头，十二两(360g)　厚朴去粗皮，四两(120g)

【功用】 发表温里，顺气化痰，活血消积

【主治】 外感风寒，内伤生冷。症见身热无汗，头疼身痛，项背拘急，恶食呕吐，脘腹冷痛，咳痰胸满，舌苔薄白而腻，脉浮或沉迟，以及妇女血气不和，心腹疼痛，月经不调等属于寒性者

【表析】

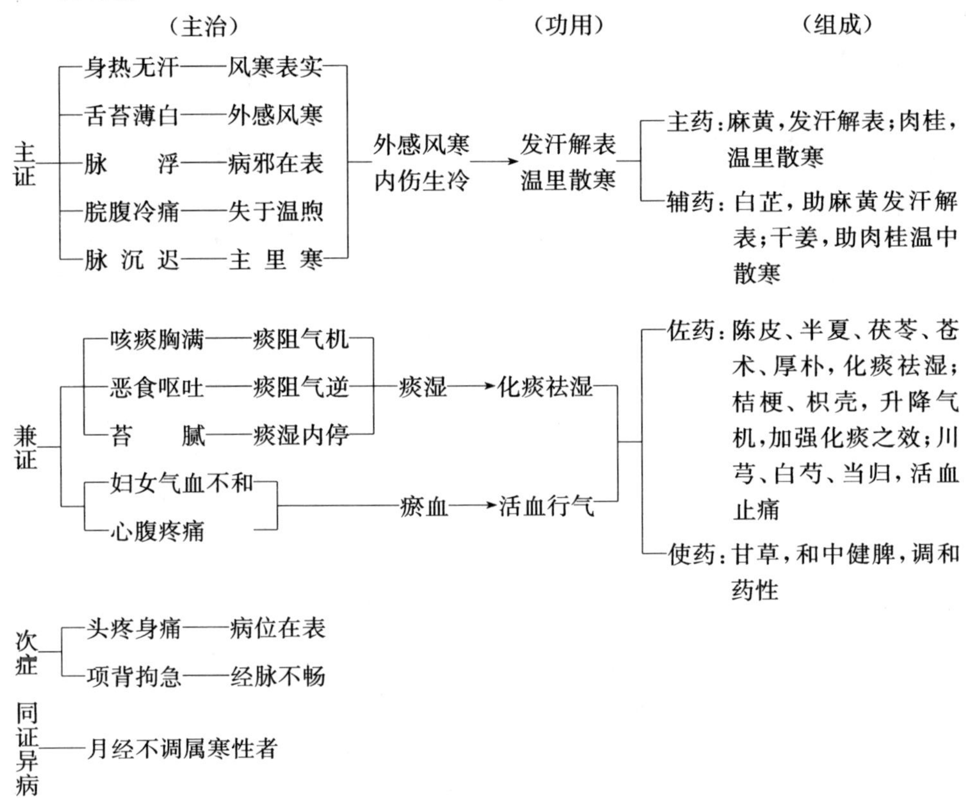

【附方】

方　名	组　成	功　用	主　治
柴胡桂枝干姜汤《伤寒论》	柴胡　桂枝　干姜　瓜蒌根　黄芩　牡蛎熬　甘草炙	和解散结　温里祛寒	伤寒胸胁微满。少阳证不解，脾胃阳虚，水气停结，症见小便不利，但头汗出者。本方与五积散均属表里并治，但五积散以太阳表邪为主，兼有化痰活血之力；而本方以和解少阳为主，兼能清热散结

第四节　解表扶正剂

** 麻黄附子细辛汤

《伤寒论》

【组成】 麻黄二两(5g)　附子一枚(3g),炮去皮,破八片　细辛三两(3g)

【功用】 解表助阳

【主治】 少阴病始得之,反发热,脉沉者

【表析】

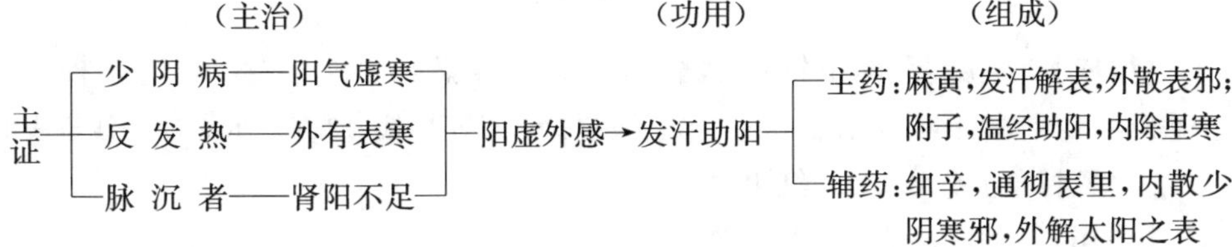

** 再造散

《伤寒六书》

【组成】 黄芪(6g)　人参(3g)　桂枝(3g)　甘草(1.5g)　熟附(3g)　细辛(2g)　羌活(3g)　防风(3g)　川芎(3g)　煨生姜(3g)　煎时加大枣二枚(原书无用量)

【功用】 发汗解表,助阳益气

【主治】 阳气虚弱,感冒风寒。症见头痛身热恶寒,热轻寒重,无汗肢冷,倦怠嗜卧,面色苍白,语言低微,舌苔淡白,脉沉无力,或浮大无力等

【表析】

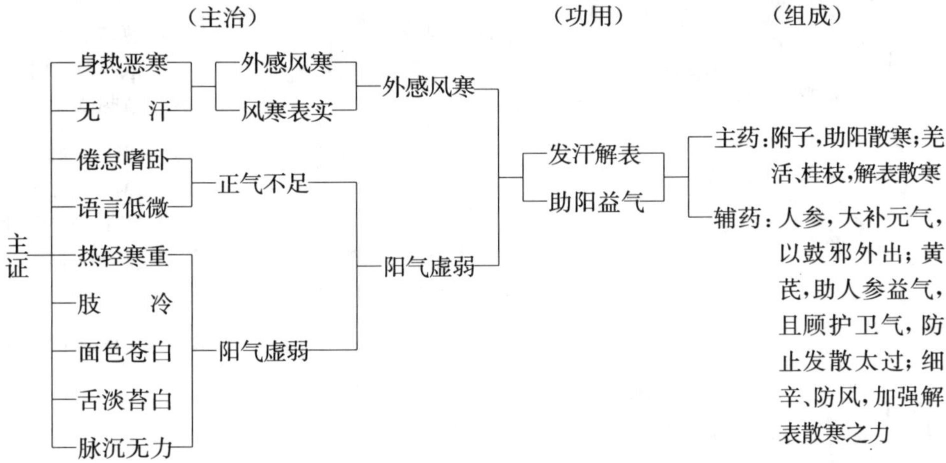

佐药：川芎，温经散寒，活血止痛；炒白芍，敛阴和营，并防他药辛燥太过；煨生姜、大枣，温胃滋脾；甘草，和中调药

次症——头 痛——经脉不畅

＊加减葳蕤汤

《通俗伤寒论》

【组成】 生葳蕤(即玉竹)二钱至三钱(9g) 生葱白二枚至三枚(6g) 桔梗一钱至钱半(4.5g) 东白薇五分至一钱(3g) 淡豆豉三钱至四钱(12g) 苏薄荷一钱至钱半(4.5g) 炙甘草五分(1.5g) 红枣二枚

【功用】 发汗解表，滋阴清热

【主治】 素体阴虚，感受外邪。症见头痛发热，微恶风寒，无汗或有汗不多，舌红脉数，咳嗽，心烦，口渴，咽干等症

【表析】

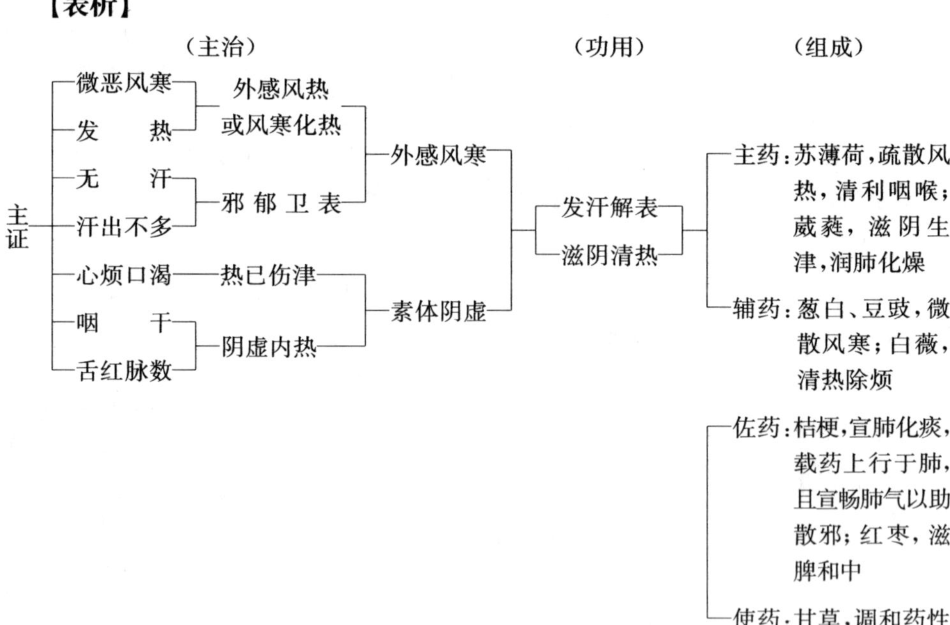

次症——头 痛——经脉不畅
次症——咳 嗽——肺失宣降

【附方】

方　名	组　成	功　用	主　治
葳蕤汤《备急千金要方》	葳蕤　白薇　麻黄　独活　杏仁　川芎　甘草　青木香　石膏	疏风解表 清热养阴	本方主治素体阴虚，外感风温，麻黄与石膏并用，辛凉宣泄，而解散风热，葳蕤、白薇养阴清热，兼顾阴液之虚

＊＊＊独活寄生汤

《备急千金要方》

【组成】 独活三两(9g)　寄生　杜仲　牛膝　细辛　秦艽　茯苓　肉桂心　防风　川芎　人参　甘草　当归　芍药　干地黄各二两(各6g)

【功用】 祛风湿，止痹痛，益肝肾，补气血

【主治】 痹证日久，肝肾两虚，气血不足。症见外恶风寒，腰膝疼痛，肢节屈伸不利，或麻木不仁，畏寒喜温，心悸气短，舌淡苔白，脉象细弱

【表析】

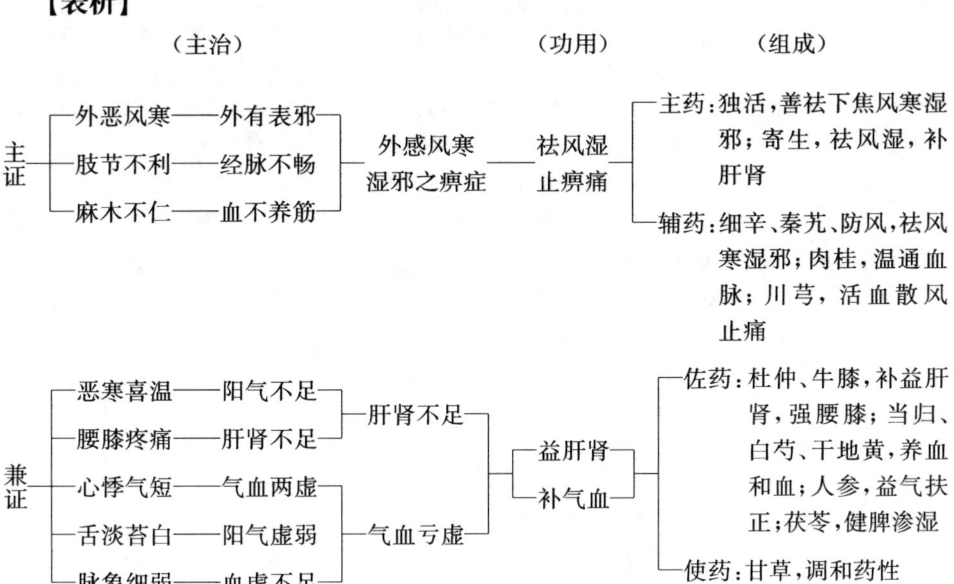

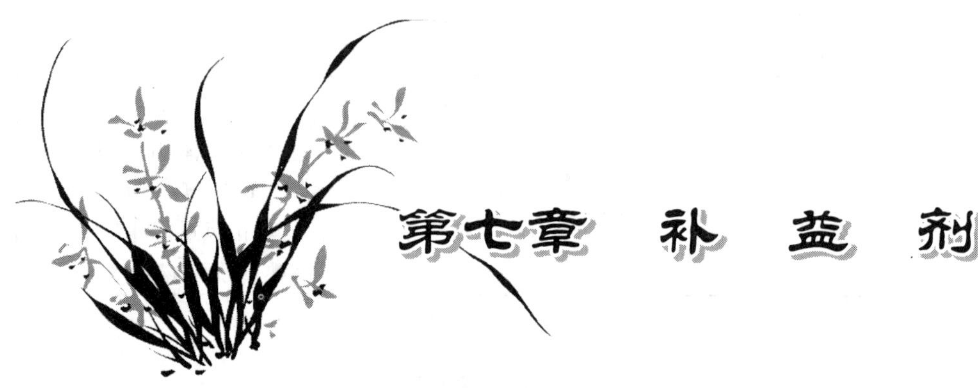

第七章 补 益 剂

定义：凡以补益药为主组成，具有滋养、补益人体气血阴阳不足，用以治疗各种虚证的方剂，统称补益剂。属“八法”中的“补法”。

- 概说
  - 适应范围：人体虚损不足诸证，类别很多，归纳起来则有气虚、血虚、阴虚、阳虚四类，因此运用补益剂也分为补气、补血、补阴、补阳四种。脏腑虚损诸证，可以根据脏腑虚损的不同特点，分别使用上述不同补法
  - 虚证
    - 气虚证：肢体倦怠乏力，呼吸短气，动则气促，声低懒言，面色萎白，食欲不振，舌淡苔白，脉弱或虚大，甚或虚热自汗，或脱肛、子宫脱垂等
    - 血虚证：头晕眼花，面色无华，唇甲色淡，心悸失眠，大便干燥，妇女经水愆期，量少色淡，舌质淡，脉细数或细涩等
    - 阴虚证：肢体羸瘦，面容憔悴，口燥咽干，虚烦不眠，大便干燥，小便短黄，甚则骨蒸盗汗，呛咳无痰，颧部发红，梦遗滑精，腰酸背痛，脉沉细数，舌红少苔或少津等
    - 阳虚证：腰膝酸痛，四肢不温，少腹拘急冷痛，小便不利，或小便频数，阳痿早泄，肢体羸瘦，消渴，脉沉细或尺脉沉伏等
  - 立法原则：“虚者补之”《素问·三部九候论》；“形不足者，温之以气，精不足者，补之以味”《素问·阴阳应象大论》
    - 虚证——→补虚法
  - 分类：补益剂
    - 补气剂——气虚证
    - 补血剂——血虚证
    - 补阴剂——阴虚证
    - 补阳剂——阳虚证
  - 注意事项
    1. 辨治虚证，必须辨别真假。前人有谓：“大实之病，反有羸状，至虚之病，反有盛势。”前者是指真实假虚，若误补则实者愈实；后者是指真虚假实，若误攻则虚者愈虚
    2. 常服、久服补益之剂，必须因证制宜，并适当配伍健脾、和胃、理气等药品，兼顾脾胃运化

第一节 补 气 剂

***四君子汤

《太平惠民和剂局方》

【组成】 人参去芦 白术 茯苓去皮(各9g) 甘草炙(6g),各等分

【功用】 益气健脾

【主治】 脾胃气虚证。面色㿠白或萎黄,语音低微,气短乏力,食少便溏,舌淡苔白,脉细缓

【表析】

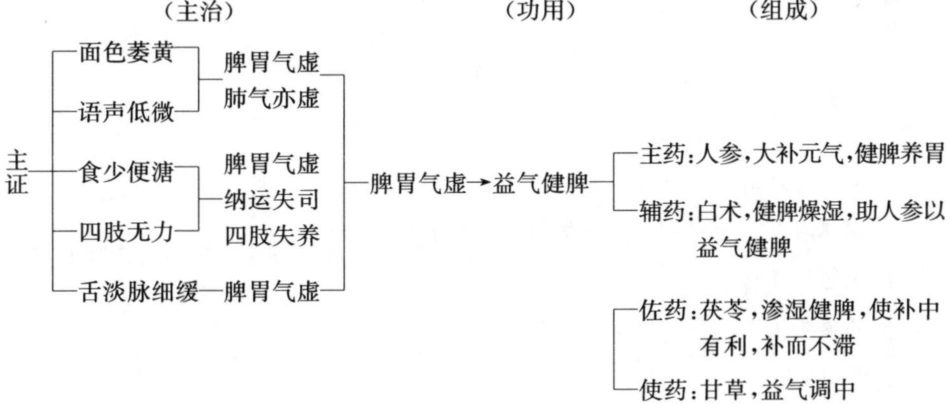

【附方】

方 名	组 成	功 用	主 治
异功散《小儿药证直诀》	四君子汤加陈皮	益气健脾 行气化滞	脾胃气虚兼气滞证。饮食减少,大便溏薄,胸脘痞闷不舒,或呕吐泄泻等;长于行气和胃
六君子汤《医学正传》	四君子汤加陈皮、半夏	益气健脾 燥湿化痰	脾胃气虚兼痰湿证。食少便溏,胸脘痞闷,呕逆;长于燥湿化痰
香砂六君子汤《古今名医方论》	人参 白术 茯苓 甘草 陈皮 半夏 砂仁 木香	益气化痰 行气温中	脾胃气虚,痰阻气滞证。呕吐痞闷,不思饮食,脘腹胀痛,消瘦倦怠,或气虚肿满;长于行气消痞、祛湿化痰

参苓白术散

《太平惠民和剂局方》

【组成】 莲子肉,去皮,一斤(500g)　薏苡仁一斤(500g)　缩砂仁一斤(500g)　桔梗炒令深黄色,一斤(500g)　白扁豆姜汁浸,去皮,微炒,一斤半(750g)　白茯苓二斤(1000g)　人参二斤(1000g)　甘草炒,二斤(1000g)　白术二斤(1000g)　山药二斤(1000g)　大枣煎汤调下

【功用】 益气健脾,渗湿止泻

【主治】 脾虚夹湿证。食少,便溏,或泻或吐,四肢乏力,形体消瘦,胸脘痞闷,面色萎黄,舌淡红苔白腻,脉细缓或虚缓

【表析】

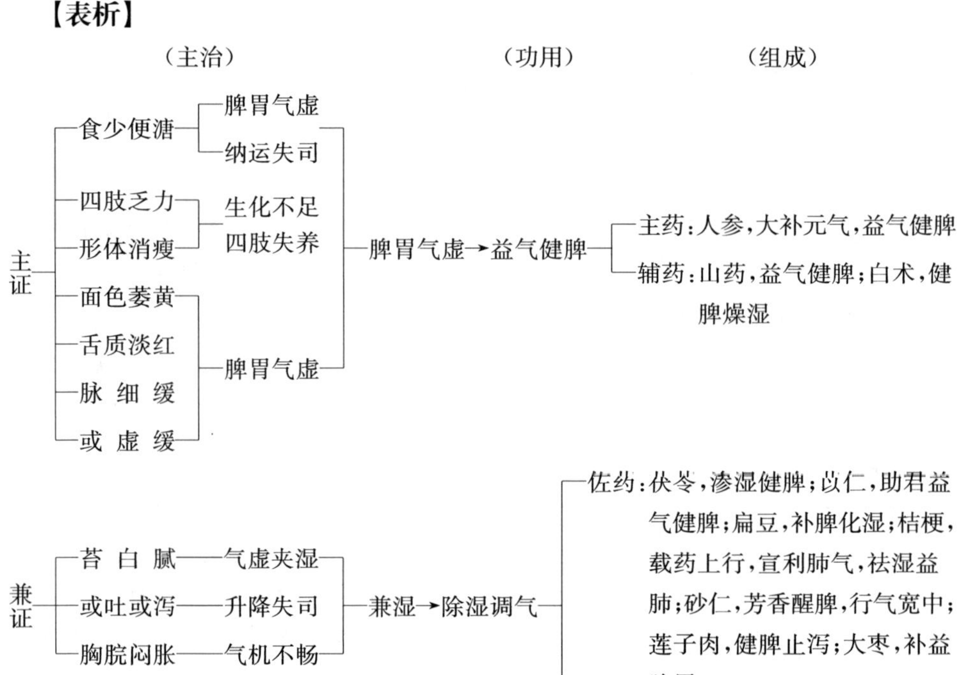

【附方】

方名	组成	功用	主治
资生丸《先醒斋医学广笔记》	人参 白术 白茯苓 广陈皮 山楂肉 甘草 怀山药 川黄连 薏苡仁 白扁豆 白豆蔻仁 藿香叶 莲肉 泽泻 桔梗 芡实粉 麦芽	益气健脾和胃渗湿消食理气	妊娠三月，阳明脉衰，胎气不固。亦治脾胃虚弱，食少便溏，脘腹作胀，恶心呕吐，消瘦乏力等症。本方补气兼以祛湿，且能消食行气

***归 脾 汤

《济生方》

【组成】 白术 茯神去木 黄芪去芦 龙眼肉 酸枣仁炒，去壳，各一两(18g) 人参 木香不见火，各半两(9g) 甘草炙，二钱半(6g) 当归 远志各一钱(3g) 生姜五片 大枣一枚

【功用】 益气补血，健脾养心

【主治】 1. 心脾气血两虚证。心悸怔忡，健忘失眠，盗汗虚热，体倦食少，面色萎黄，舌淡，苔薄白，脉细弱

2. 脾不统血证。便血，皮下紫癜，妇女崩漏，月经超前，量多色淡，或淋漓不止，或带下，舌淡，脉细者

【表析】

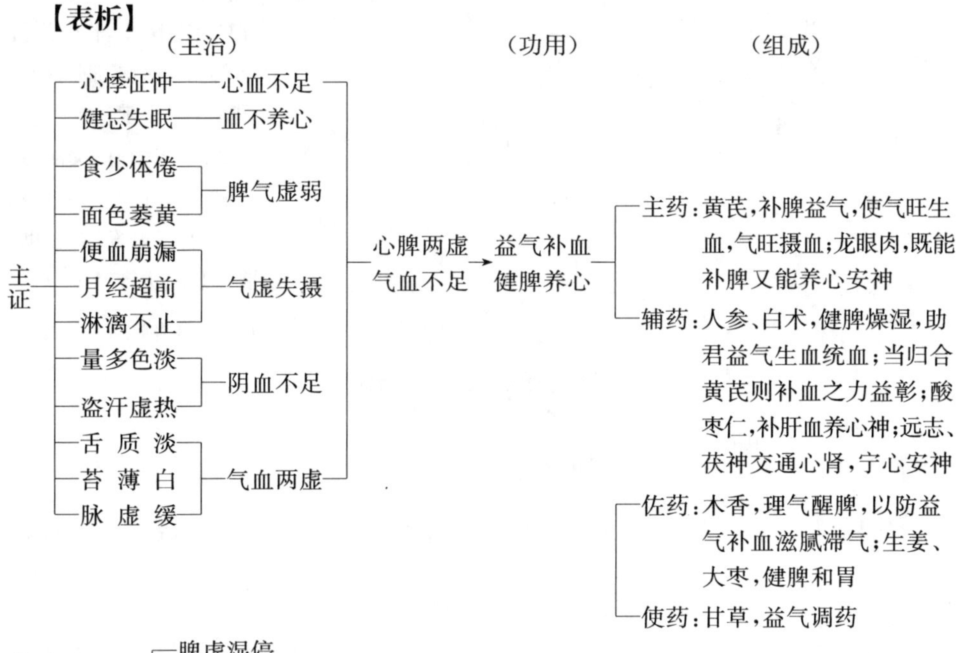

***完 带 汤

《傅青主女科》

【组成】 白术一两(30g)　山药一两(30g)　人参二钱(6g)　白芍五钱(15g)　车前子三钱(9g)酒炒　苍术三钱(9g)制　甘草一钱(3g)　陈皮五分(2g)　黑芥穗五分(2g)　柴胡六分(2g)

【功用】 补脾疏肝,化湿止带

【主治】 脾虚肝郁,湿浊带下。带下色白或淡黄,清稀如涕,面色㿠白,倦怠便溏,舌淡苔白,脉缓或濡弱

【表析】

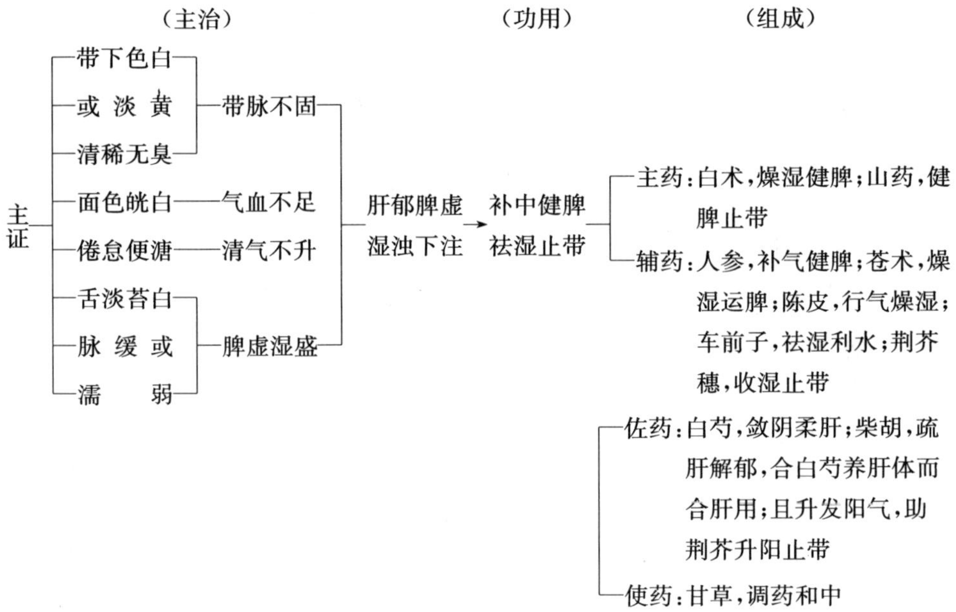

**痛 泻 要 方

刘草窗方,录自《医学正传》

【组成】 白术炒,三两(9g)　白芍炒,二两(6g)　陈皮炒,一两五钱(4.5g)　防风一两(3g)

【功用】 补脾柔肝,祛湿止泻

【主治】 痛泻。肠鸣腹痛,大便泄泻,泻必腹痛,舌苔薄白,脉两关不调,弦而缓者

【表析】

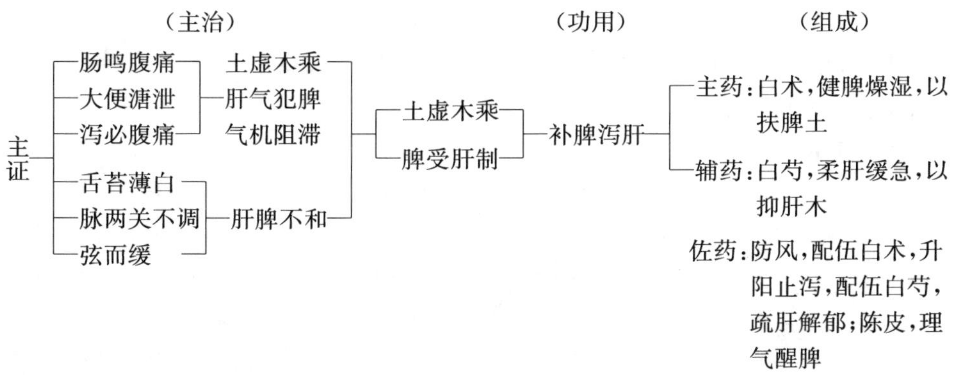

***健　脾　丸

《证治准绳》

【组成】　白术炒，二两半(75g)　木香另研　黄连酒炒　甘草各七钱半(22g)　白茯苓去皮，二两(60g)　人参一两五钱(45g)　神曲炒　陈皮　砂仁　麦芽炒　山楂取肉　山药　肉豆蔻面裹，纸包槌去油，以上各一两(各30g)

【功用】　健脾和胃，消食止泻

【主治】　脾虚湿停证。食少难消，脘腹痞闷，大便溏薄，苔腻微黄，脉象虚弱

【表析】

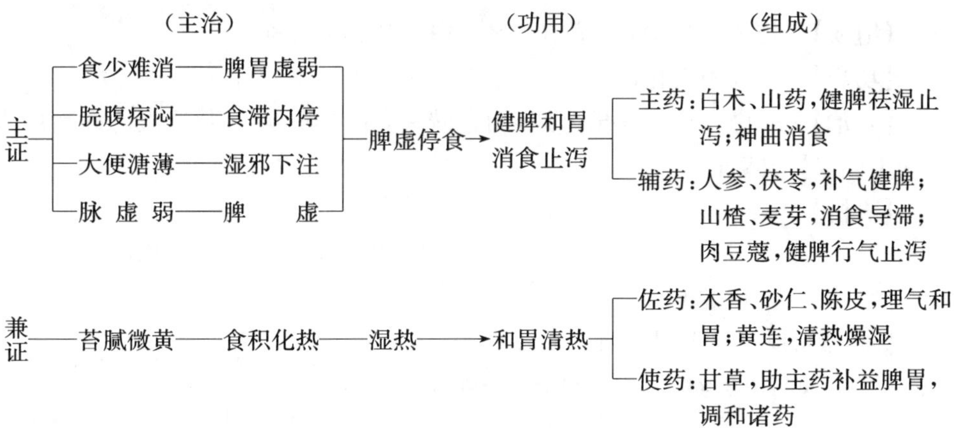

保　元　汤

《博爱心鉴》

【组成】　黄芪三钱(9g)　人参一钱(3g)　炙甘草一钱(3g)　肉桂原书无分量，

《景岳全书》作五、七分(1.5～2g)

【功用】 补气温阳

【主治】 凡虚损劳怯，元气不足。倦怠乏力，少气畏寒，以及小儿痘疮，阳虚顶陷，不能发起灌浆者

【表析】

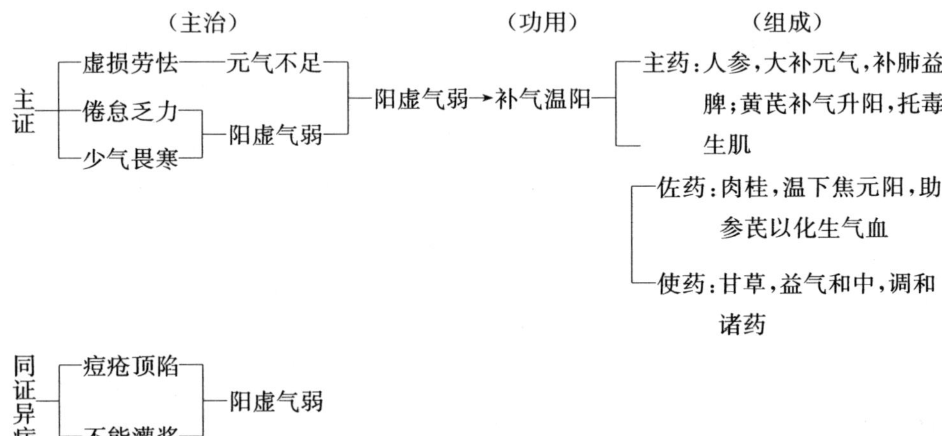

***玉屏风散

《丹溪心法》

【组成】 防风一两(30g)　黄芪蜜炙　白术各二两(各60g)

【功用】 益气固表止汗

【主治】 表虚自汗。汗出恶风，面色㿠白，舌淡苔薄白，脉浮虚。亦治虚人腠理不固，易于感冒

【表析】

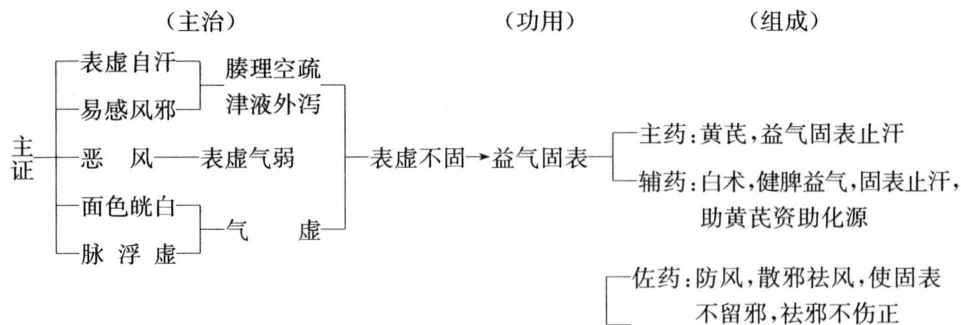

※※※补中益气汤

《脾胃论》

【组成】 黄芪病甚劳役热甚则一钱(18g)　甘草炙,各五分(9g)　人参去芦,三分(6g)　当归酒焙干或晒干,二分(3g)　橘皮不去白,二分或三分(6g)　升麻二分或三分(6g)　柴胡二分或三分(6g)　白术三分(9g)

【功用】 补中益气,升阳举陷

【主治】 1. 脾胃气虚证。饮食减少,体倦肢软,少气懒言,面色皖白,大便稀溏,脉大而虚软

2. 气虚下陷证。脱肛,子宫脱垂,久泻,久痢,崩漏等,气短乏力,舌淡,脉虚者

3. 气虚发热证。身热,自汗,渴喜热饮,气短乏力,舌淡,脉虚大无力

【表析】

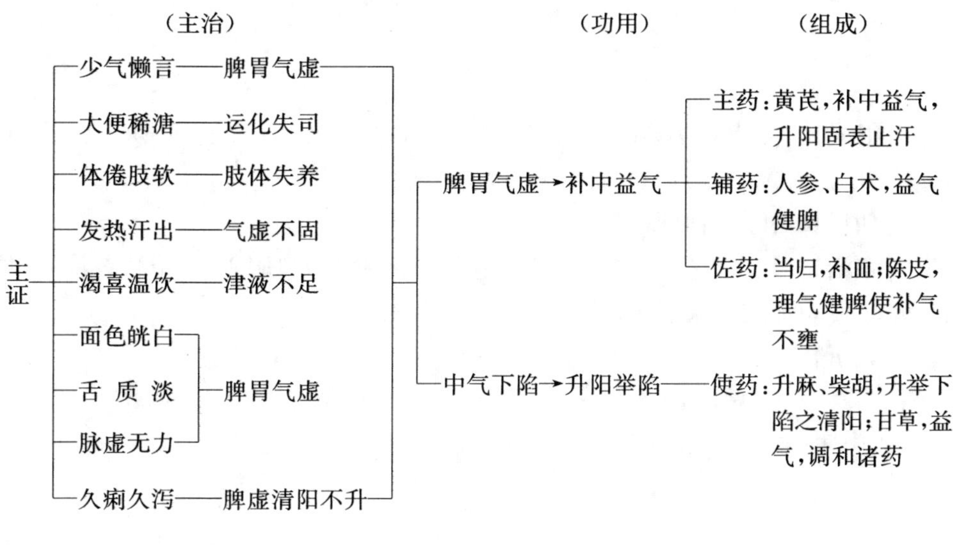

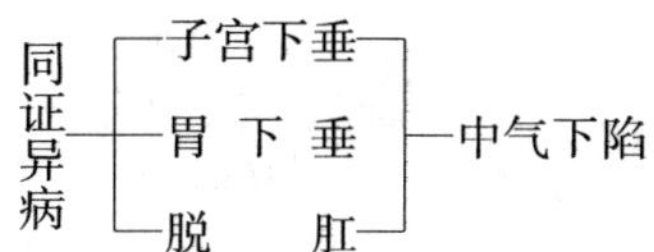

【附方】

方 名	组 成	功 用	主 治
升陷汤 《医学衷中参西录》	生黄芪 知母 柴胡 桔梗 升麻	益气升陷	大气下陷证。气短不足以息,或努力呼吸,有似乎喘,或气息将停,危在顷刻,脉沉迟微弱,或参伍不调;本方药简量较大,重在升提,药力较强
升阳益胃汤 《内外伤辨惑论》	黄芪 半夏 人参 甘草 独活 防风 白芍药 羌活 橘皮 茯苓 柴胡 泽泻 白术 黄连	益气升阳 清热除湿	脾胃虚弱,湿热滞留中焦。怠惰嗜卧,四肢不收,体重节肿,口苦舌干,饮食无味,食不消化,大便不调;本方主在健脾祛湿,兼以清热,升提之力较上方弱

*** 补阳还五汤

《医林改错》

【组成】 黄芪生,四两(120g) 当归尾二钱(6g) 赤芍一钱半(5g) 地龙一钱(3g) 川芎一钱(3g) 红花一钱(3g) 桃仁一钱(3g)

【功用】 补气活血通络

【主治】 气虚血瘀之中风。半身不遂,下肢痿废,口眼歪斜,语言謇涩,口角流涎,小便频数或遗尿不止,舌黯淡,苔白,脉缓

【表析】

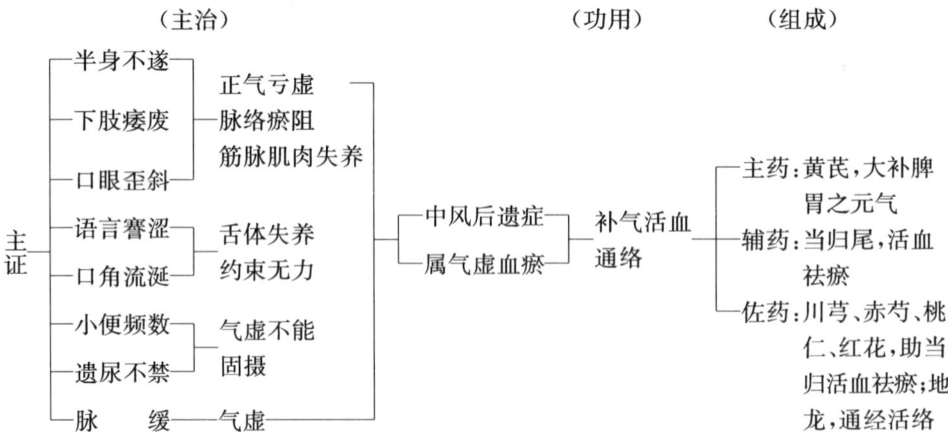

***当归补血汤

《内外伤辨惑论》

【组成】 黄芪一两(30g) 当归酒洗,二钱(6g)

【功用】 补气生血

【主治】 血虚发热证。肌热面红,烦渴欲饮,脉洪大而虚,重按无力。亦治妇人经期、产后血虚发热头痛,或疮疡溃后,久不愈合

【表析】

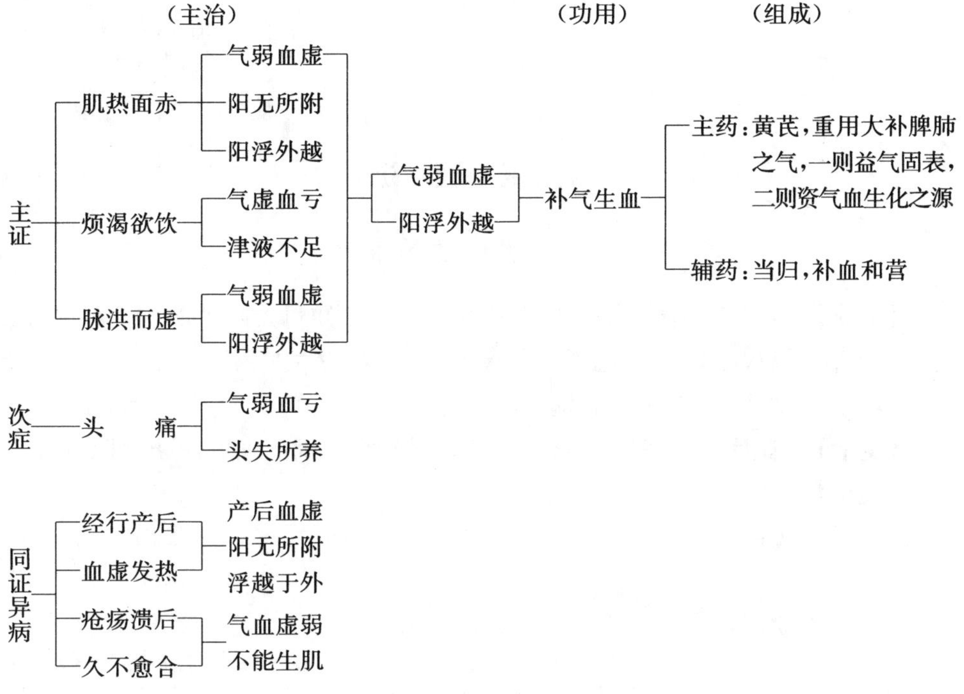

益气聪明汤

《脾胃论》

【组成】 黄芪 人参各一钱二分半(15g) 炙甘草五分(3g) 葛根三钱(9g) 蔓荆子一钱半(9g) 芍药 黄柏酒炒各一钱(6g) 升麻七分(4.5g)

【功用】 益气升清,聪耳明目

【主治】 中气不足,清阳不升,风热上扰,头痛目眩,或耳鸣耳聋,或目生障翳,视物不清,舌淡苔薄脉濡细

【表析】

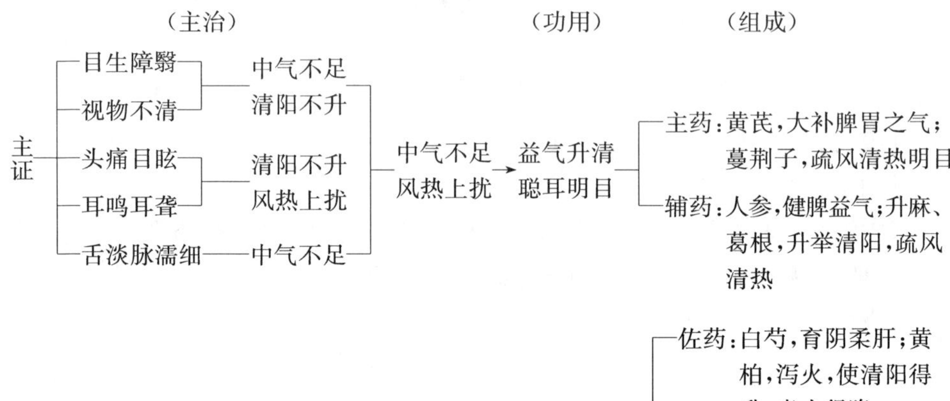

**玉　液　汤

《医学衷中参西录》

【组成】 生山药一两（30g）　生黄芪五钱（15g）　知母六钱（18g）　生鸡内金二钱（6g），捣细　葛根钱半（5g）　五味子三钱（9g）　天花粉三钱（9g）

【功用】 益气生津，润燥止渴

【主治】 消渴。口常干渴，饮水不解，小便数多，困倦气短，脉虚细无力

【表析】

（主治）　（功用）　（组成）

主证
- 口渴引饮——气虚胃燥；气不化津
- 小便频数量多——脾肾不固；水津下流
- 困倦气短、脉虚细无力——脾胃气虚；胃燥津伤

→ 中气不足，气不布津 → 益气生津，润燥止渴
- 主药：生山药，补脾固肾，润肺生津；黄芪，升阳益气
- 辅药：知母、天花粉，滋阴润燥而止渴；葛根，升脾阳，布津液；五味子，敛阴生津，固肾涩精；鸡内金，助脾运化，且能固肾缩尿

***生 脉 散

《医学启源》

【组成】 人参五分(9g) 麦门冬五分(9g) 五味子七粒(6g)

【功用】 益气生津,敛阴止汗

【主治】 1. 温热、暑热,耗气伤阴证。汗多神疲,体倦乏力,气短懒言,咽干口渴,舌干红少苔,脉虚数

2. 久咳肺虚,气阴两虚证。干咳少痰,短气自汗,口干舌燥,脉虚细

【表析】

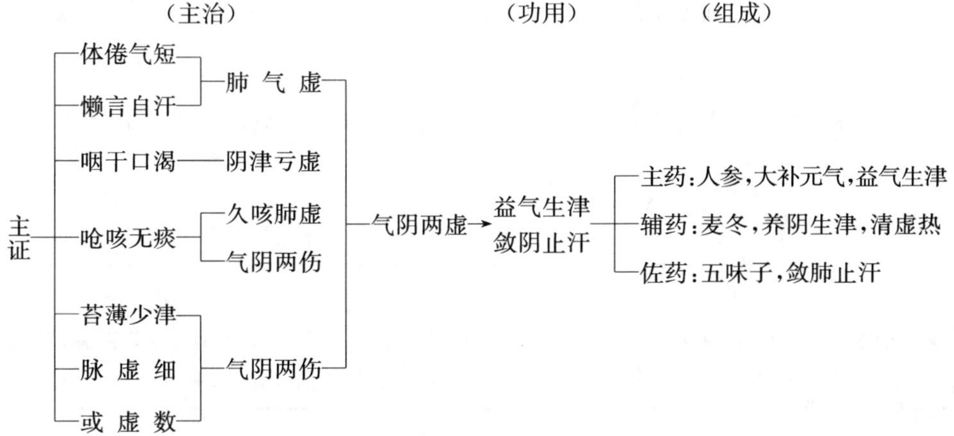

第二节 补 血 剂

***四 物 汤

《太平惠民和剂局方》

【组成】 熟地黄(12g) 当归(9g) 白芍药(9g) 川芎各等分(6g)

【功用】 补血和血

【主治】 营血虚滞证。心悸失眠,头晕目眩,面色无华,妇人月经不调,量少或经闭不行,或崩中漏下,脐腹作痛;妊娠胎动不安,血下不止,或产后恶露不下,结生瘕聚,舌淡,脉细弦或细涩

【表析】

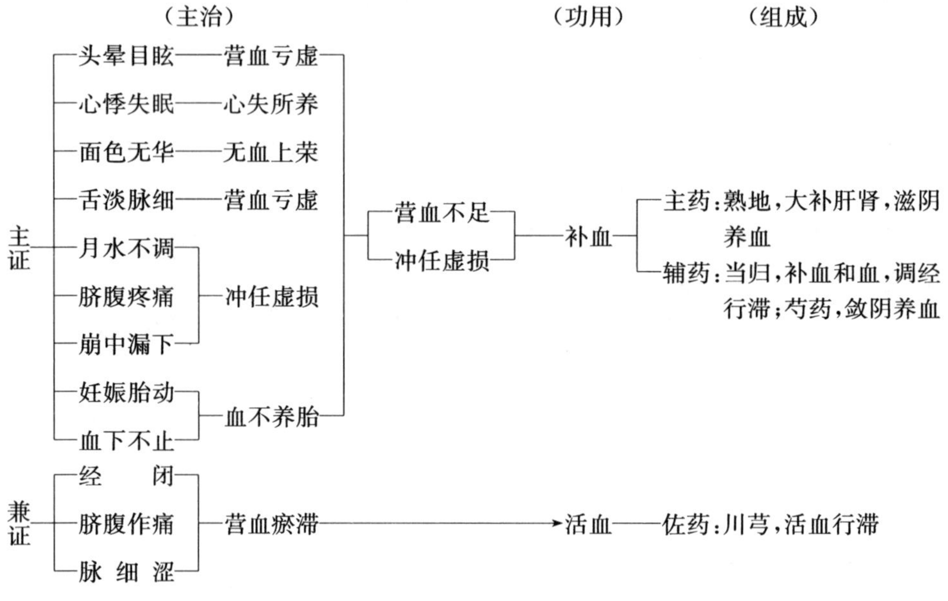

【附方】

方　名	组　成	功　用	主　治
桃红四物汤《医宗金鉴》	四物汤加桃仁红花	养血活血	妇女经期超前，血多有块，色紫稠黏，腹痛等；本方长于活血化瘀，兼以养血

* 七宝美髯丹

《医方集解》

【组成】 赤、白何首乌各一斤，米泔水浸三四日，瓷片刮去皮，用淘净黑豆二升，以沙锅木甑，铺豆及首乌，重重覆盖，蒸之。豆熟取出，去豆晒干，换豆再蒸，如此九次，晒干，为末 赤、白茯苓各一斤（各500g），去皮，研末，以水淘去筋膜及浮者，以人乳十碗浸匀，晒干，研末 牛膝八两（250g），去苗，酒浸一日，同何首乌第七次蒸之，至第九次止，晒干，八两（250g） 当归八两（250g），酒浸，晒　枸杞子八两（250g），酒浸，晒　菟丝子八两（250g），酒浸生芽，研烂，晒　补骨脂四两（120g），以黑芝麻炒香

【功用】 补益肝肾，乌发壮骨

【主治】 肝肾不足证。须发早白，脱发，齿牙动摇，腰膝酸软，梦遗滑精，肾虚不育等

【表析】

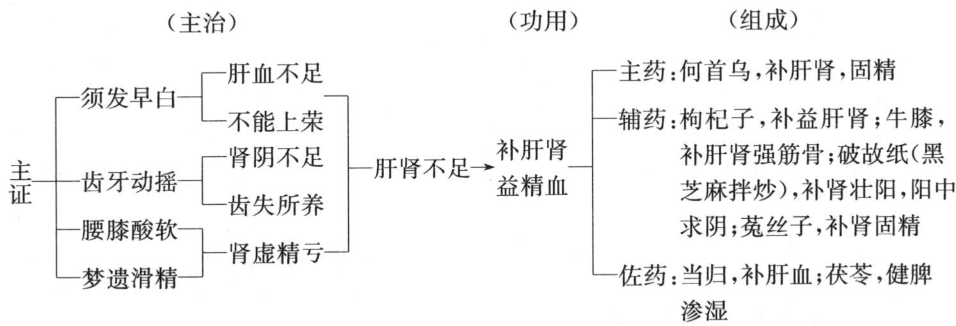

第三节 气血双补剂

*八珍汤

《正体类要》

【组成】 人参 白术 白茯苓 当归 川芎 白芍药 熟地黄各一钱（各10g） 甘草炙，五分（5g） 生姜三片 大枣二枚

【功用】 益气补血

【主治】 气血两虚证。面色苍白或萎黄，头晕目眩，四肢倦怠，气短懒言，心悸怔忡，饮食减少，舌淡苔薄白，脉细弱或虚大无力

【表析】

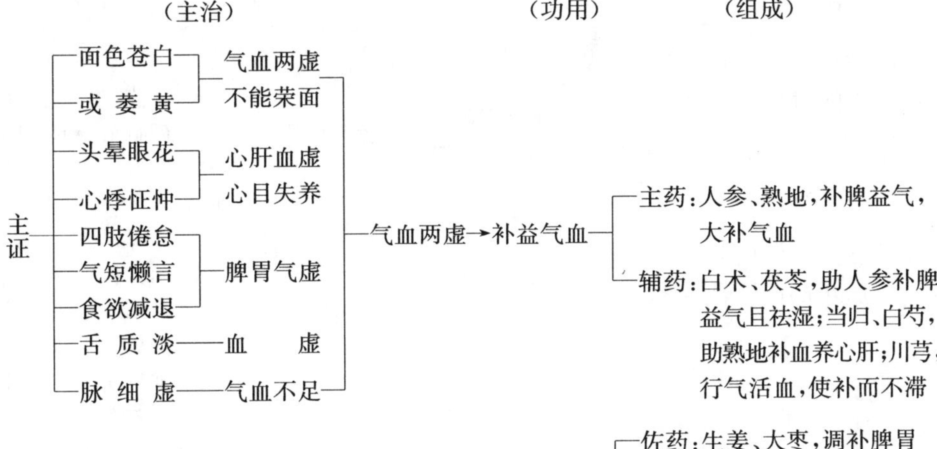

【附方】

方 名	组 成	功 用	主 治
十全大补汤《太平惠民和剂局方》	人参 肉桂 川芎 地黄 茯苓 白术 甘草 黄芪 川当归 白芍药	温补气血	气血不足,饮食减少,久病体虚,脚膝无力,面色萎黄,精神倦怠,以及疮疡不敛,妇女崩漏等;全方用药偏于温补
人参养荣汤《三因极一病证方论》	黄芪 当归 桂心 甘草 橘皮 白术 人参 白芍药 熟地黄 五味子 茯苓 远志	益气补血 养心安神	积劳虚损,气血不足,四肢沉滞,骨肉酸疼,行动喘咳,小便拘急,腰背强痛,心虚惊悸,咽干唇燥,饮食无味,形体瘦削等;方中兼用五味子、远志等,兼具宁心安神之力

＊泰山磐石散

《古今医统大全》

【组成】 人参一钱(3g) 黄芪一钱(6g) 白术二钱(6g) 炙甘草五分(2g) 当归一钱(3g) 川芎八分(2g) 白芍药八分(3g) 熟地黄八分(3g) 川续断一钱(3g) 糯米一撮(6g) 黄芩一钱(3g) 砂仁五分(1.5g)

【功用】 益气健脾,养血安胎

【主治】 堕胎、滑胎。胎动不安,或屡有堕胎宿疾,面色淡白,倦怠乏力,不思饮食,舌淡苔薄白,脉滑无力

【表析】

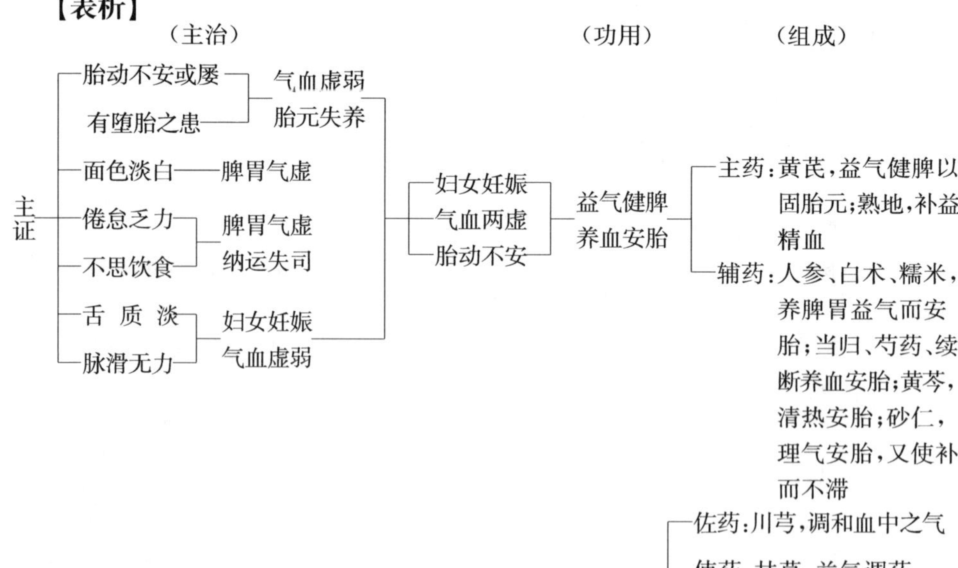

【附方】

方 名	组 成	功 用	主 治
保产无忧散《傅青主女科》	当归 川芎 炒黑芥穗 艾叶 麸炒枳壳 炙黄芪 菟丝子 羌活 厚朴 川贝母 白芍 甘草 生姜	益气养血 理气安胎 顺产	妊娠胎动,腰疼腹痛,势欲小产,或临产时,交骨不开,横生逆下,或子死腹中;本方益气养血之中兼有理气下气之品,除安胎外,尚可助产

第四节 补 阳 剂

***肾 气 丸

《金匮要略》

【组成】 干地黄八两(24g) 薯蓣四两(12g) 山茱萸四两(12g) 泽泻三两(9g) 茯苓三两(9g) 牡丹皮三两(9g) 桂枝一两(3g) 附子一两(3g),炮

【功用】 温补肾阳

【主治】 肾阳不足。症见腰痛脚软,下半身常有冷感,少腹拘急,小便不利,或小便反多。尺脉沉细,舌质淡而胖,苔薄白不燥。以及脚气、痰饮、消渴、转胞等证

【表析】

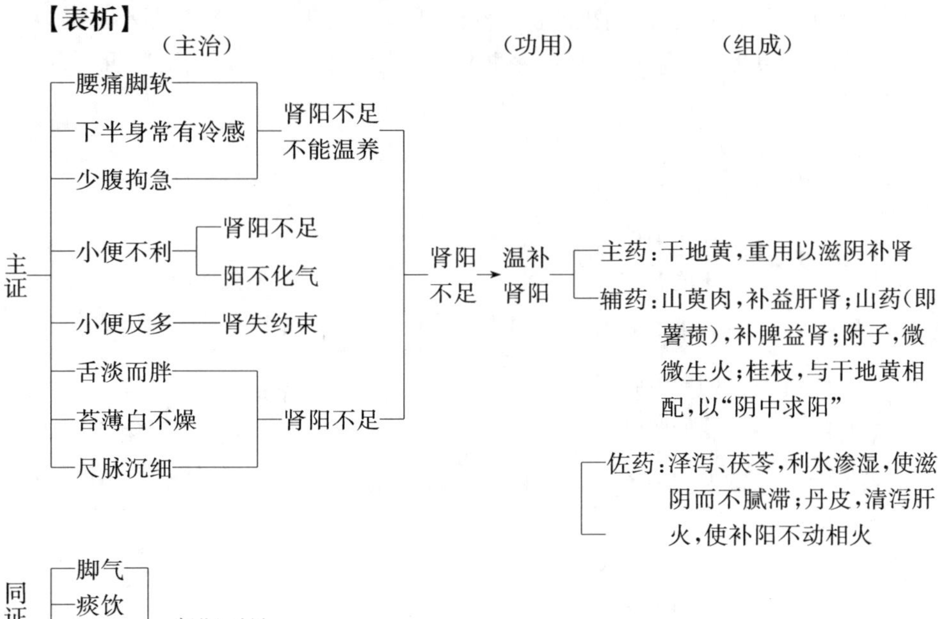

【附方】

方 名	组 成	功 用	主 治
济生肾气丸《济生方》	熟地黄 炒山药 山茱萸 泽泻 茯苓 牡丹皮 官桂 炮附子 川牛膝 车前子	温补肾阳 利水消肿	肾阳不足。腰重脚肿,小便不利;长于利水消肿
十补丸《济生方》	附子 五味子 山茱萸 山药 牡丹皮 鹿茸 熟地黄 肉桂 白茯苓 泽泻	补肾阳 益精血	肾阳虚损,精血不足证。面色黧黑,足冷足肿,耳鸣耳聋,肢体羸瘦,足膝软弱,小便不利,腰脊疼痛;长于补肾填精

** 右 归 丸

《景岳全书》

【组成】 熟地黄八两(24g) 山药炒,四两(12g) 山茱萸微炒,三两(9g) 枸杞子微炒,三两(9g) 菟丝子制,四两(12g) 鹿角胶炒珠,四两(12g) 杜仲姜汁炒,四两(12g) 肉桂二两(6g) 当归三两(9g) 制附子二两(6g)

【功用】 温补肾阳,填精益髓

【主治】 肾阳不足,命门火衰证。年老或久病气衰神疲,畏寒肢冷,腰膝软弱,阳痿遗精,或阳衰无子,或饮食减少,大便不实,或小便自遗,舌淡苔白,脉沉而迟

【表析】

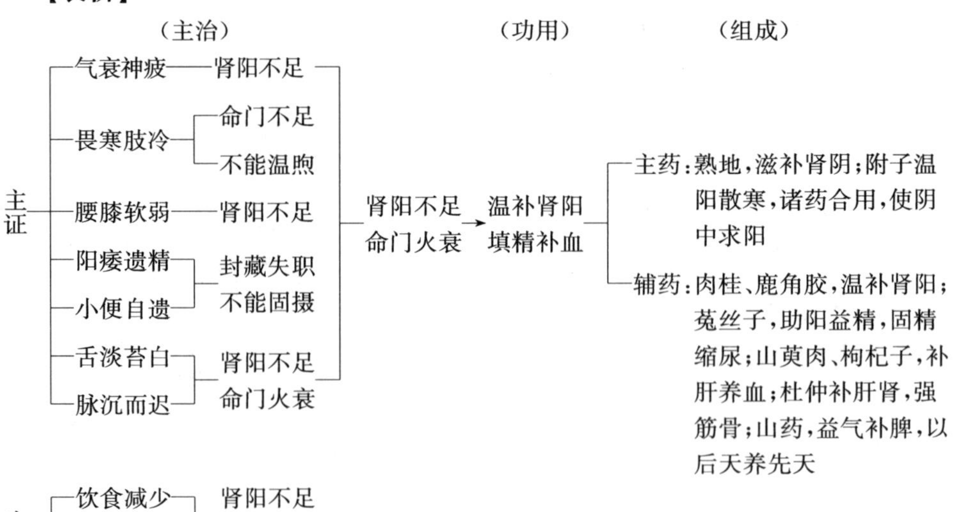

【附方】

方名	组成	功用	主治
右归饮《景岳全书》	熟地 山药 山茱萸 枸杞 甘草 杜仲 肉桂 制附子	温肾填精	肾阳不足。症见气怯神疲，腹痛腰酸，肢冷，舌淡苔白，脉沉细，或阴盛格阳，真寒假热之证

第五节 补 阴 剂

*** 六味地黄丸（原名地黄圆）

《小儿药证直诀》

【组成】 熟地黄八两（24g） 山萸肉四两（12g） 干山药四两（12g） 泽泻三两（9g） 茯苓去皮，三两（9g） 丹皮三两（9g）

【功用】 滋阴补肾

【主治】 肾阴不足。症见腰膝酸软，头目眩晕，耳鸣耳聋，盗汗遗精，以及小儿囟开不合之证；或虚火上炎而致骨蒸潮热，手足心热，或消渴，或虚火牙痛，口燥咽干，舌红少苔，脉细数

【表析】

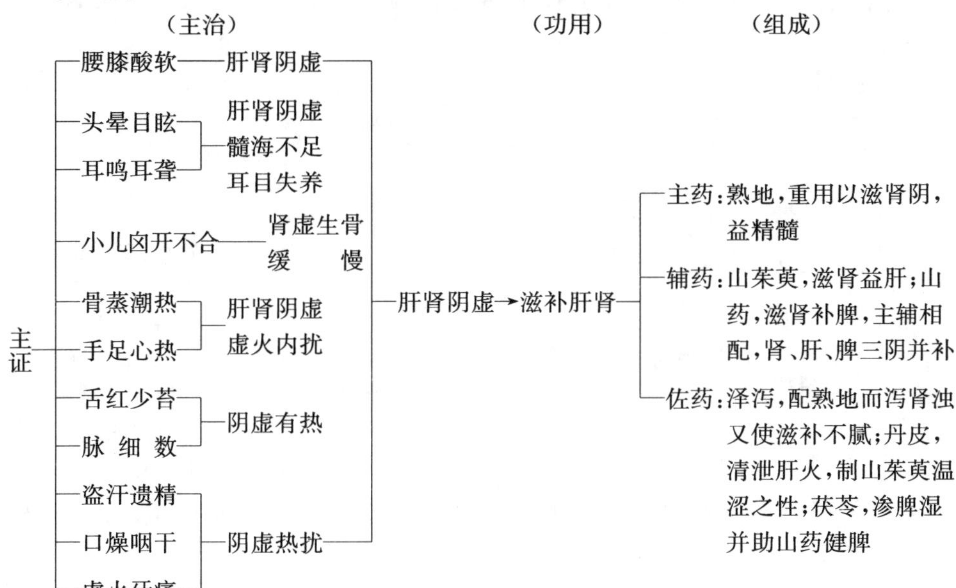

【附方】

方　名	组　成	功　用	主　治
杞菊地黄丸《医级》	六味地黄丸加枸杞子　菊花	滋肾养肝	肝肾阴虚，两眼昏花，视物不明，或眼睛干涩，迎风流泪；全方重在养肝明目
知柏地黄丸《医宗金鉴》	六味地黄丸加知母　黄柏	滋阴降火	阴虚火旺，见骨蒸潮热，虚烦盗汗，腰脊酸疼，遗精等症；长于清虚热
麦味地黄丸《医级》	六味地黄丸加麦冬　五味子	敛肺纳肾	肺肾阴虚，见咳嗽喘逆，潮热盗汗等症；全方肺肾同调，长于敛肺纳气
都气丸《医宗已任编》	六味地黄丸加五味子	滋肾纳气	肾阴虚，见气喘，呃逆等症；长于补肾纳气平喘

**左归丸

《景岳全书》

【组成】 大熟地八两(24g)　山药炒四两(12g)　枸杞四两(12g)　山茱萸四两(12g)　川牛膝酒洗蒸热，三两(9g)　菟丝子制，四两(12g)　鹿角敲碎，炒珠，四两(12g)　龟板切碎、炒珠四两(12g)无火者，不必用

【功用】 滋阴补肾

【主治】 真阴不足，头目眩晕，腰膝腿软，遗精滑泄，自汗盗汗，口燥咽干，渴欲饮水，舌光少苔，脉细或数

【表析】

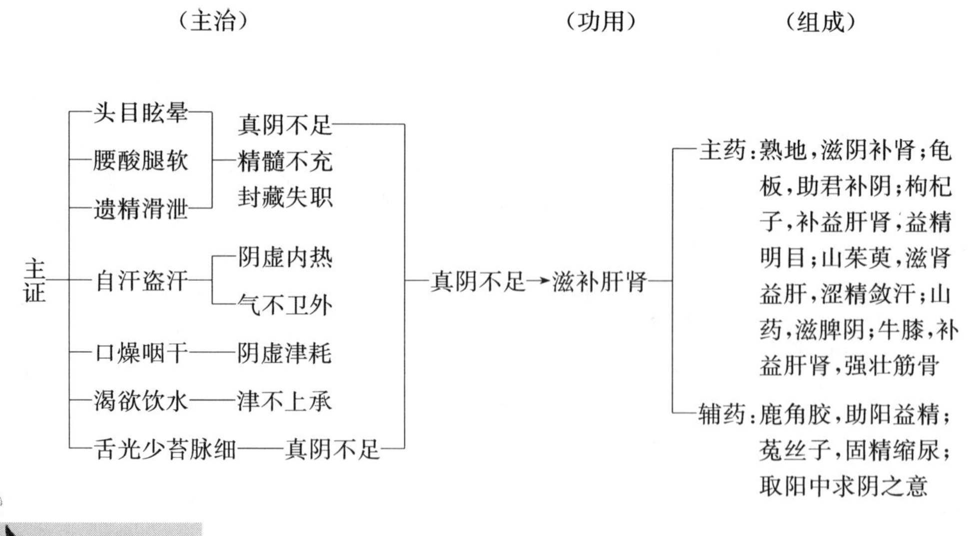

（主治）　　（功用）　　（组成）

主证：
- 头目眩晕、腰酸腿软、遗精滑泄——真阴不足，精髓不充，封藏失职
- 自汗盗汗——阴虚内热；气不卫外
- 口燥咽干——阴虚津耗
- 渴欲饮水——津不上承
- 舌光少苔脉细——真阴不足

→ 真阴不足→滋补肝肾

- 主药：熟地，滋阴补肾；龟板，助君补阴；枸杞子，补益肝肾，益精明目；山茱萸，滋肾益肝，涩精敛汗；山药，滋脾阴；牛膝，补益肝肾，强壮筋骨
- 辅药：鹿角胶，助阳益精；菟丝子，固精缩尿；取阳中求阴之意

【附方】

方名	组成	功用	主治
左归饮《景岳全书》	熟地 山药 枸杞子 炙甘草 茯苓 山茱萸	滋阴补肾	真阴不足。症见腰酸遗泄，盗汗，口燥咽干，口渴欲饮，舌光红，脉细数

※※※大补阴丸

《丹溪心法》

【组成】 黄柏炒褐色，四两(12g) 知母酒浸炒，四两(12g) 熟地黄酒蒸，六两(18g) 龟板酥炙，六两(18g) 猪脊髓 蜂蜜

【功用】 滋阴降火

【主治】 肝肾阴虚，虚火上炎。症见骨蒸潮热，盗汗遗精，咳嗽咯血，心烦易怒，足膝疼热痿软，舌红少苔，尺脉数而有力

【表析】

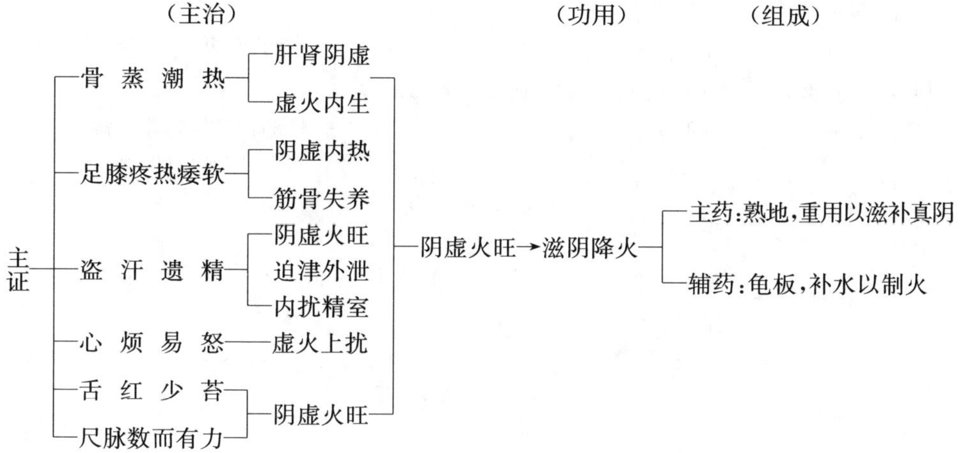

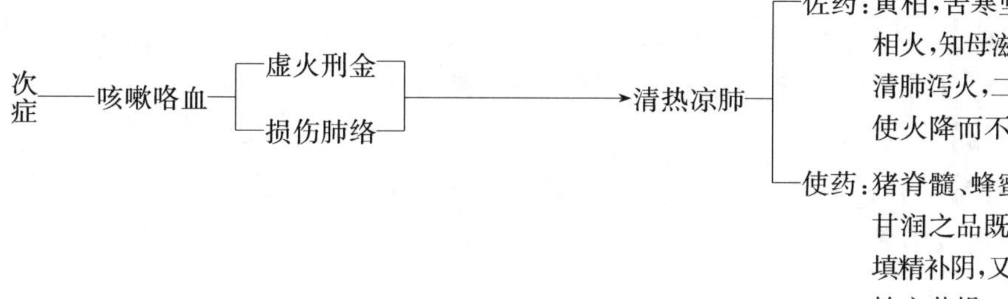

*二　至　丸

《医方集解》

【组成】 冬青子(即女贞子)冬至后采,不拘多少,阴干,蜜酒拌蒸,过一夜,粗袋擦去皮,晒干为末,瓦瓶收贮,或先熬干,旱莲膏旋配用。旱莲草夏至日采,不拘多少,捣汁熬膏,和前药为丸。一方加桑椹干为丸,或桑椹熬膏和入。

【功用】 补肾养肝

【主治】 肝肾阴虚。症见口苦咽干,头昏眼花,失眠多梦,腰膝酸软,下肢痿软,遗精,早年发白等

【表析】

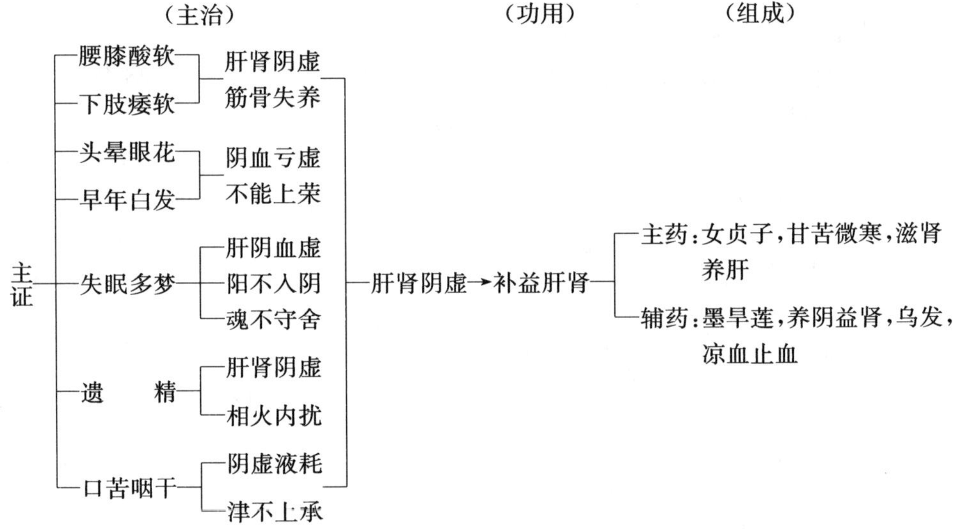

***一　贯　煎

《柳州医话》

【组成】 北沙参三钱(9g)　麦冬三钱(9g)　当归三钱(9g)　生地黄六钱至一两五钱(18g)　甘杞子三钱至六钱(9g)　川楝子一钱半(4.5g)

【功用】 滋阴疏肝

【主治】 肝肾阴虚,血燥气郁。症见胸脘胁痛,吞酸吐苦,咽干口燥,舌红少津,脉细弱或虚弦及疝气瘕聚

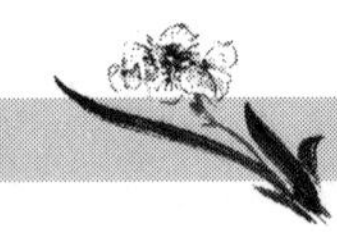

【表析】

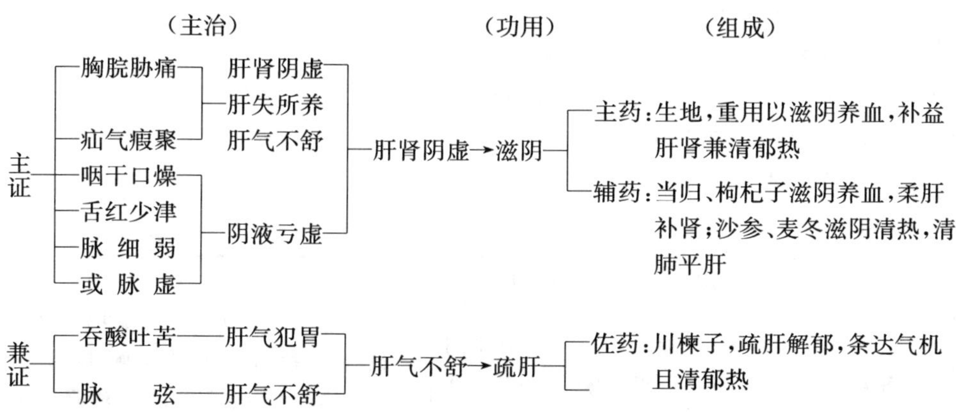

***炙甘草汤

《伤寒论》

【组成】 甘草炙，四两(12g) 生姜切，三两(9g) 人参二两(6g) 生地黄一斤(20g) 桂枝三两(9g)，去皮 阿胶二两(6g) 麦门冬去心，半升(10g) 麻仁半升(10g) 大枣三十枚(10枚)，擘 清酒

【功用】 滋阴益气，补血复脉

【主治】 1. 阴虚气弱。症见脉结或代，心动悸，体羸气短，舌光色淡，无苔少津

2. 虚劳肺痿。症见虚热时发，干咳无痰，或咳痰不多，痰中带有血丝，形瘦气短，虚烦眠差，自汗或盗汗，咽干舌燥，大便难，小便量少色黄，脉虚数

【表析】

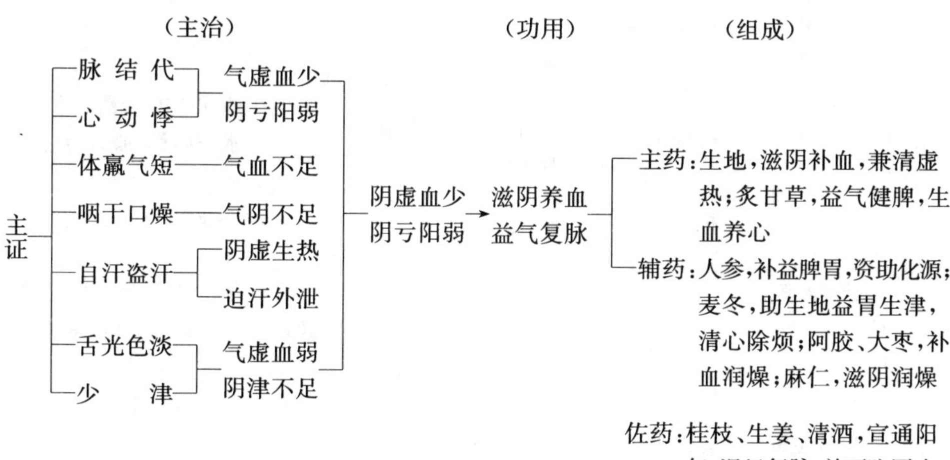

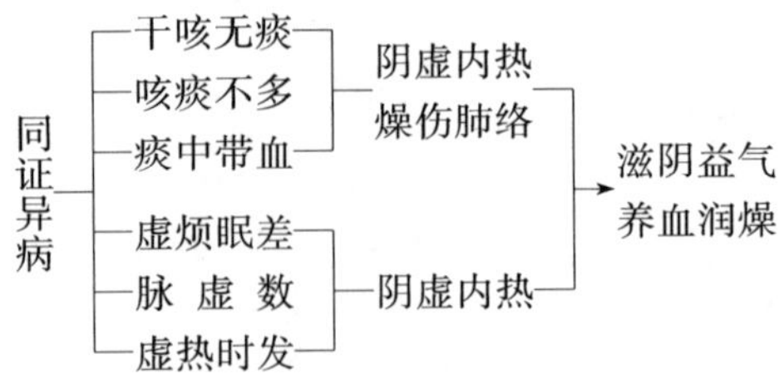

【附方】

方　名	组　成	功　用	主　治
加减复脉汤《温病条辨》	炙甘草　干地黄　生白芍　麦冬　阿胶　麻仁	养血敛阴生津润燥	阳明腑实证经下法后，实热已除，惟阴液犹亏，身热面赤，口干舌燥，脉虚大，手足心热甚于手足背者；长于滋阴养血

＊＊＊天王补心丹

《摄生秘剖》

【组成】 人参去芦　丹参微炒　玄参微炒　白茯苓去皮　五味子煨　远志去心炒　桔梗各五钱(各 5g)　当归身酒洗　天门冬去心　麦门冬去心　柏子仁炒　酸枣仁炒，各二钱(各 9g)　生地酒洗，四两(12g)　辰砂五钱(9—15g)，为衣

【功用】 滋阴养血，补心安神

【主治】 阴亏血少。症见虚烦少寐，心悸神疲，梦遗健忘，大便干结，口舌生疮，舌红少苔，脉细而数

【表析】

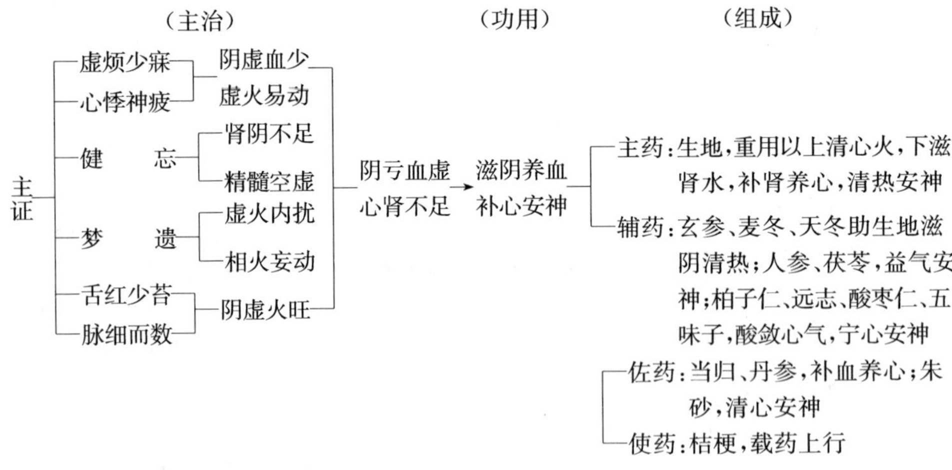

次症
- 口舌生疮——虚火上炎
- 大 便 干——热盛津伤

**当归六黄汤

《兰室秘藏》

【组成】 当归 生地黄 熟地黄 黄连 黄芩 黄柏各等分(各6g) 黄芪加一倍(12g)

【功用】 滋阴清热,固表止汗

【主治】 阴虚火旺。症见发热盗汗,面赤心烦,口干唇燥,便结溲黄,舌红,脉数

【表析】

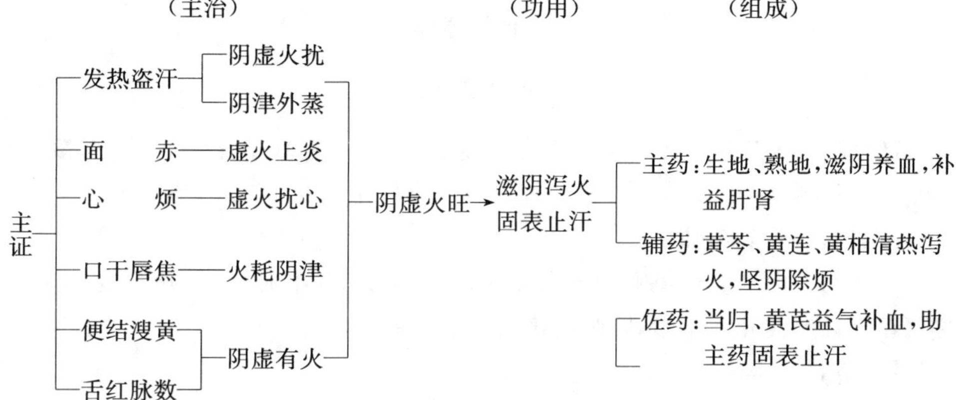

*补肺阿胶汤

《小儿药证直诀》

【组成】 阿胶麸炒一两五钱(9g) 黍粘子(牛蒡子)炒香,二钱五分(3g) 甘草炙,二钱五分(1.5g) 马兜铃焙,五钱(6g) 杏仁去皮尖,七个(6g) 糯米炒,一两(6g)

【功用】 养阴补肺,清热止血

【主治】 小儿肺虚有热证。咳嗽气喘,咽喉干燥,咳痰不多,或痰中带血,舌红少苔,脉细数

【表析】

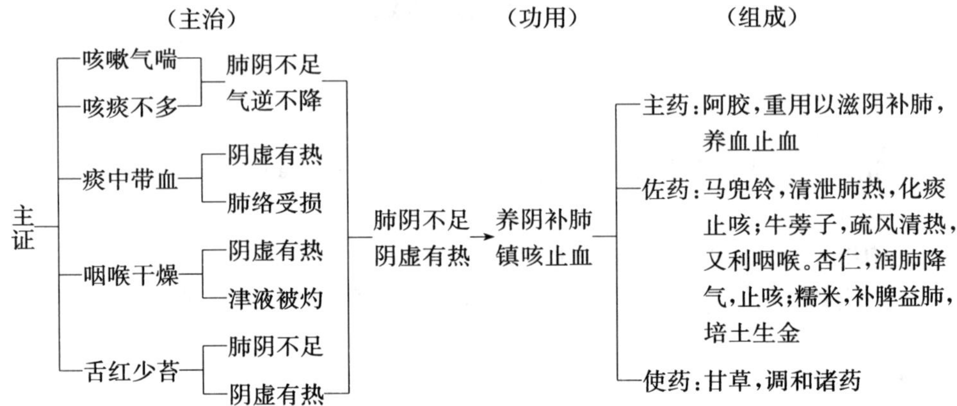

＊＊＊养阴清肺汤

《重楼玉钥》

【组成】 大生地二钱(12g)　麦冬一钱二分(9g)　生甘草三分(3g)　玄参一钱半(9g)　贝母八分(5g),去心　丹皮八分(5g)　薄荷五分(3g)　炒白芍八分(5g)

【功用】 养阴清肺

【主治】 白喉。症见喉间起白如腐,不易拔去,咽喉肿痛,初起发热,或不发热,鼻干唇燥,或咳或不咳,呼吸有声,似喘非喘

【表析】

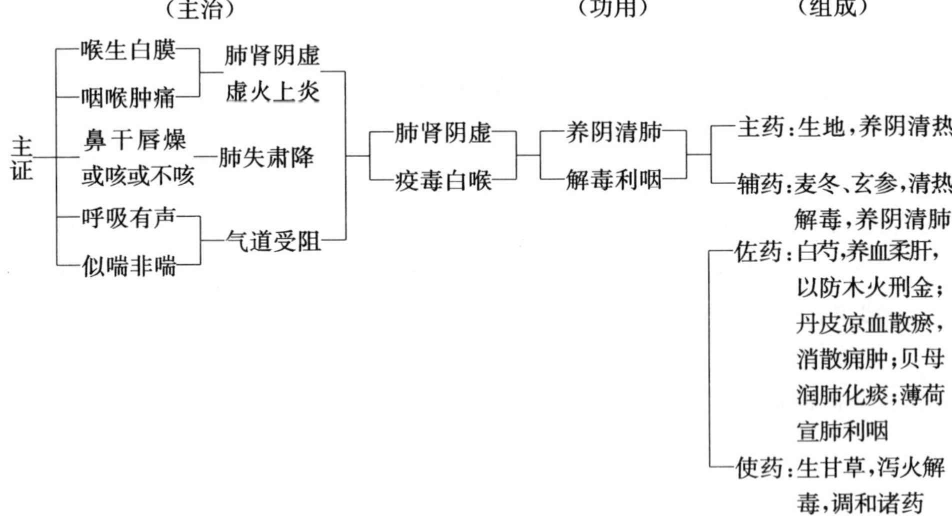

***百合固金汤

《医方集解》引赵蕺庵方

【组成】 生地黄一钱(3g) 熟地黄三钱(12g) 麦冬钱半(9g) 百合 白芍炒 当归 贝母 生甘草各一钱(3g) 玄参 桔梗各八分(3g)

【功用】 养阴清热,润肺化痰

【主治】 肺肾阴虚。症见咳嗽带血咽喉燥痛,手足心热,骨蒸盗汗,舌红少苔,脉细数

【表析】

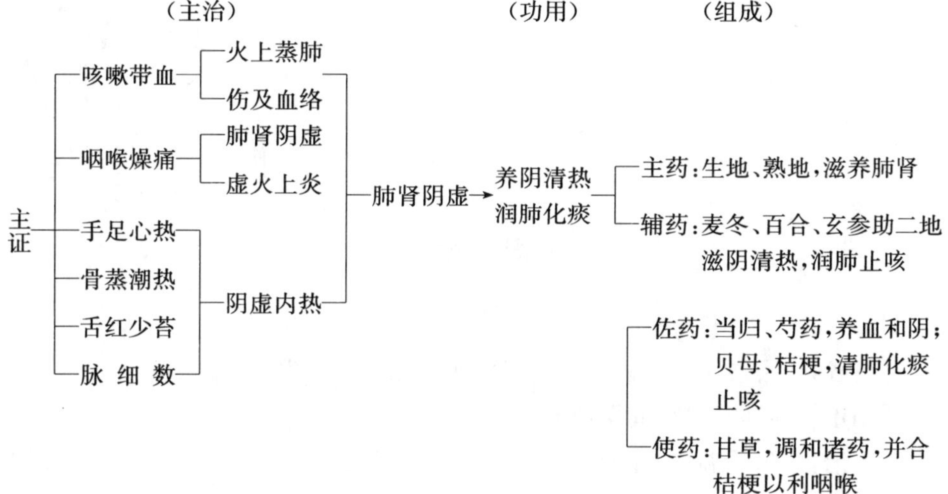

***麦门冬汤

《金匮要略》

【组成】 麦门冬七升(42g) 半夏一升(6g) 人参三两(9g) 甘草二两(6g) 粳米三合(3g) 大枣十二枚(4枚)

【功用】 滋养肺肾,降逆和中

【主治】 1. 肺胃阴虚。症见咳逆上气,咳痰不爽或咳吐涎沫,口干咽燥,手足心热,舌红少苔,脉虚数

2. 胃阴不足。症见气逆呕吐,口渴咽干,舌红少苔,脉虚数

【表析】

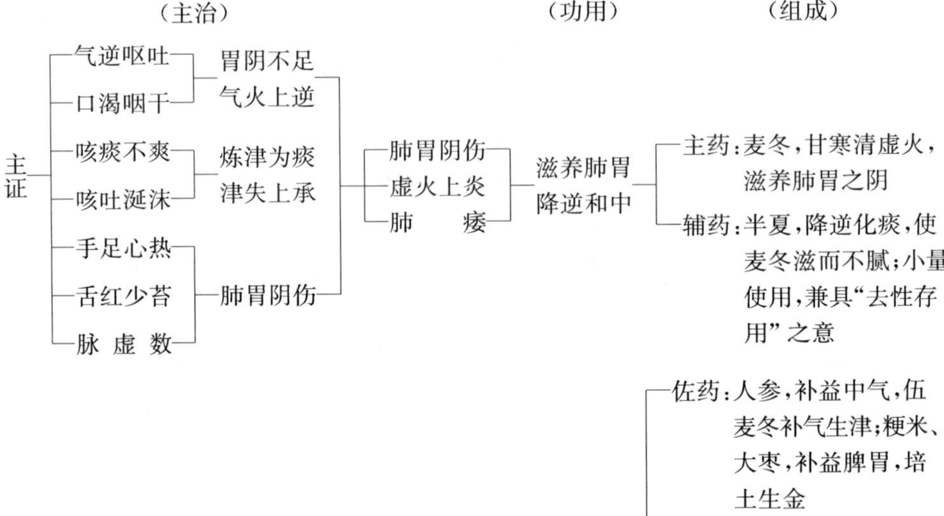

*增 液 汤

《温病条辨》

【组成】 玄参一两(30g) 麦冬连心,八钱(24g) 细生地八钱(24g)

【功用】 滋阴清热,润燥通便

【主治】 阳明温病,津液不足。症见大便秘结,或下后二三日,下证复现,脉沉无力者

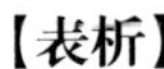
【表析】

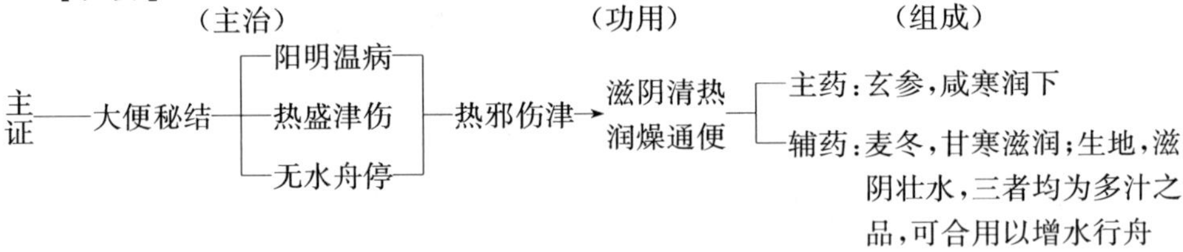

【附方】

方 名	组 成	功 用	主 治
增液承气汤《温病条辨》	玄参 麦冬 生地 大黄 芒硝	滋阴增液 泄热通便	热结阴亏证。燥屎不行,下之不通,脘腹胀满,口干唇燥,舌红苔黄,脉细数

第六节 阴阳双补剂

*龟鹿二仙胶

《医方考》

【组成】 鹿角十斤(5000g) 龟板五斤(2500g) 人参十五两(450g) 枸杞子三十两(900g)

【功用】 填阴补精,益气壮阳

【主治】 肾中阴阳两虚,任、督精血不足。全身瘦削,遗精阳痿,两目昏花,腰膝酸软

【表析】

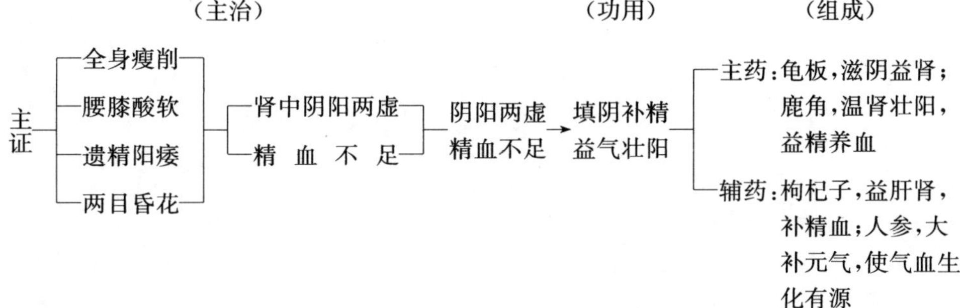

***地黄饮子

《黄帝素问宣明论方》

【组成】 熟地黄(18g) 巴戟天去心 山茱萸 石斛 肉苁蓉浸酒,焙 附子炮 五味子 官桂 白茯苓 麦门冬去心 石菖蒲 远志去心,各等分(各6g) 生姜五片 大枣一枚 薄荷五、七叶(2g)

【功用】 滋肾阴,补肾阳,开窍化痰

【主治】 喑痱。舌强不能言,足废不能用,口干不欲饮,足冷面赤,脉沉细弱

【表析】

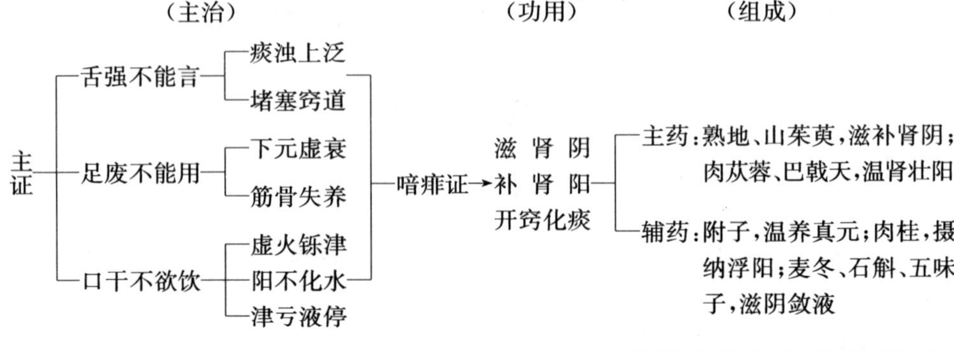

佐药：菖蒲、远志、茯苓，交通心肾，开窍化痰

使药：生姜、大枣、薄荷，调和营卫

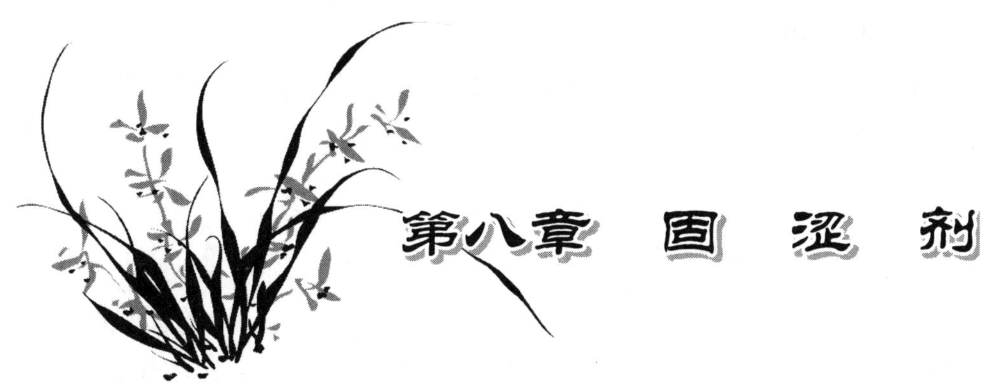

第八章 固涩剂

凡以固涩药为主组成，具有收敛固涩的作用，以治疗气血津液滑脱耗散证的方剂，统称为固涩剂。

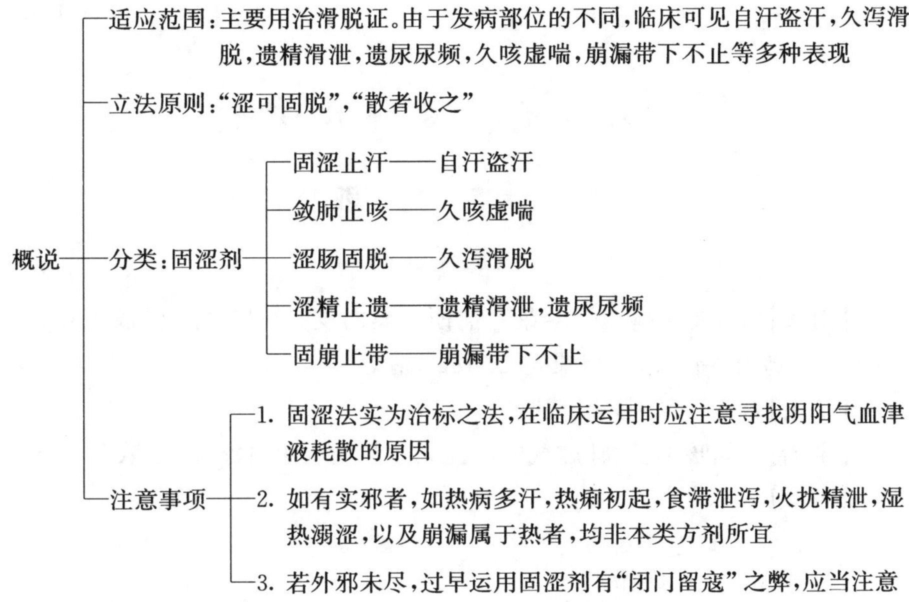

第一节 固涩止汗剂

**牡蛎散

《太平惠民和剂局方》

【组成】 黄芪去苗土 麻黄根洗净 牡蛎米泔刷去土，火烧通赤，各一两(各 12g) 浮小麦百余粒

【功用】 固表止汗

【主治】 诸虚不足。症见体常自汗，夜卧尤甚，久而不止，心悸惊惕，短气烦倦，舌质淡红，脉细弱

【表析】

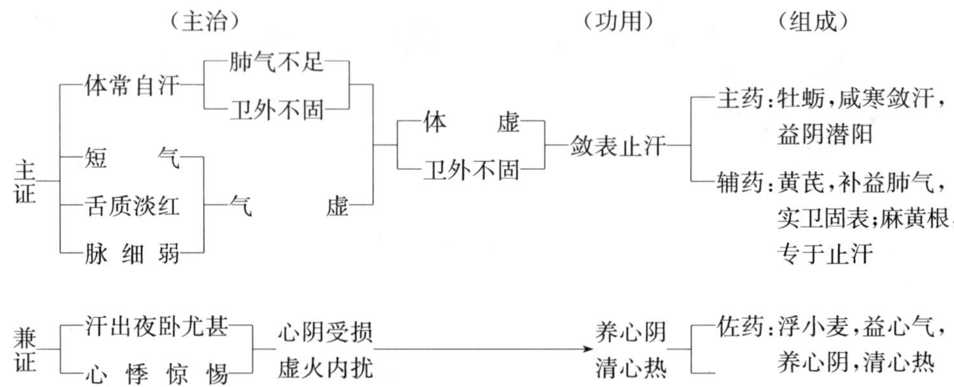

第二节　敛肺止咳剂

*九　仙　散

《医学正传》

【组成】 人参另炖　款冬花　桔梗　桑白皮　五味子　阿胶　贝母各五分（各12g）　乌梅一个（6g）　罂粟壳二钱（9g），蜜炙

【功用】 益气养阴，敛肺止咳

【主治】 久咳不已，肺虚气弱。症见咳甚则气喘自汗，脉虚数者

【表析】

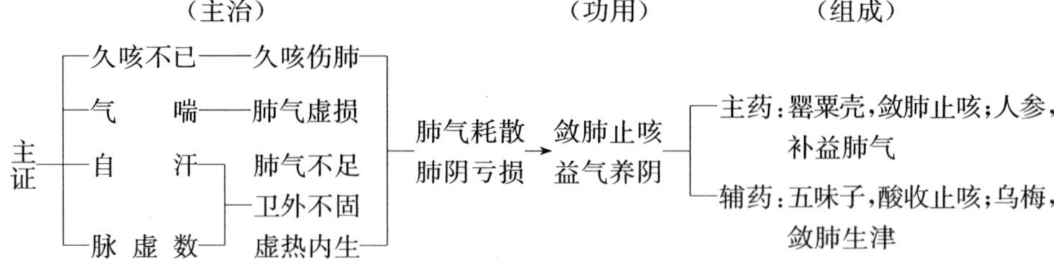

第三节 涩肠固脱剂

＊＊＊真人养脏汤

《太平惠民和剂局方》

【组成】 人参去芦，六钱(9g) 当归去芦，六钱(6g) 白术焙，六钱(9g) 肉豆蔻面裹煨，半两(6g) 肉桂去粗皮，八钱(3g) 甘草炙，八钱(6g) 白芍药一两六钱(15g) 木香不见火，一两四钱(4.5g) 诃子去核，一两二钱(12g) 罂粟壳去蒂萼、蜜炙，三两六钱(15g)

【功用】 涩肠固脱，温补脾肾

【主治】 脾肾虚寒。症见久泻久痢，滑脱不禁，腹痛喜温喜按，或下痢赤白，或便脓血，日夜无度，里急后重，脐腹疼痛，倦怠食少

【表析】

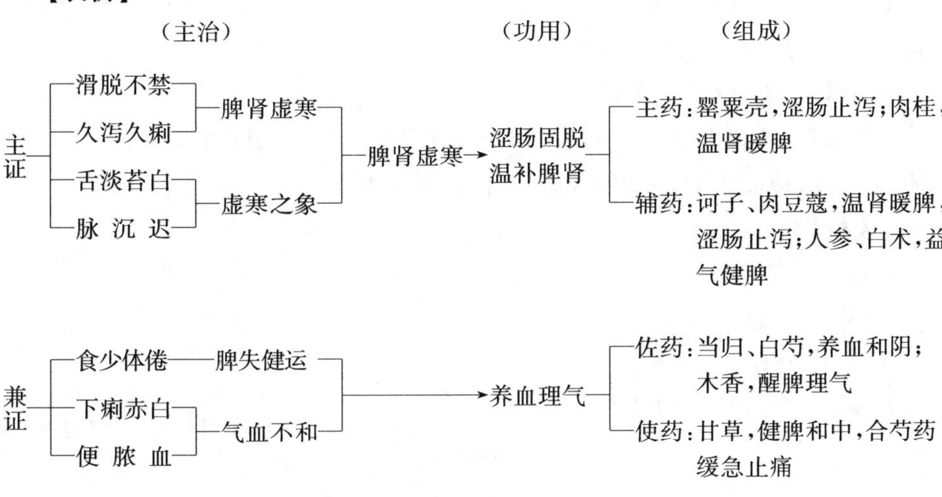

＊桃 花 汤

《伤寒论》

【组成】 赤石脂一斤(25g)，一半全用，一半筛末 干姜一两(6g) 粳米一斤(25g)

【功用】 温中涩肠止痢

【主治】 虚寒痢。下痢不止，便脓血，色黯不鲜，日久不愈，腹痛喜温喜按，舌淡苔白，脉迟弱或微细

【表析】

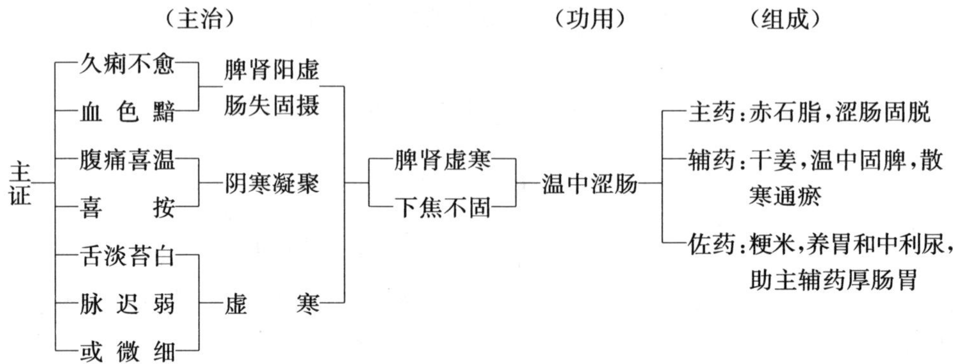

＊＊＊四　神　丸

《证治准绳》

【组成】　肉豆蔻二两(6g)　补骨脂四两(12g)　五味子二两(6g)　吴茱萸浸、炒一两(6g)　生姜四两　红枣五十枚

【功用】　温补脾肾，涩肠止泻

【主治】　脾肾虚寒。症见久泻不愈，或五更泄泻，不思饮食，食不消化，或腹痛腰酸肢冷，神疲乏力，舌质淡，苔薄白，脉沉迟无力者

【表析】

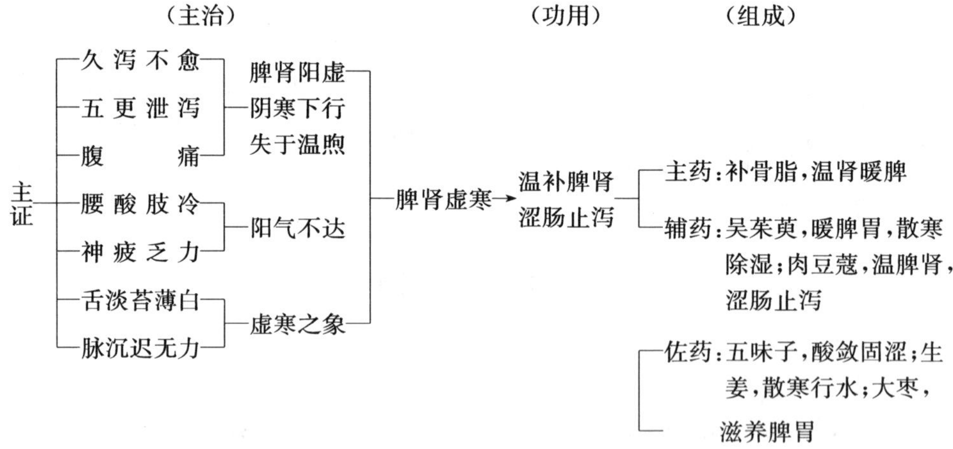

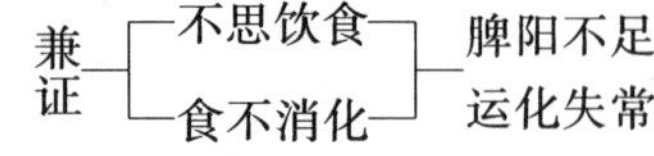

第四节 涩精止遗剂

＊＊金锁固精丸

《医方集解》

【组成】 沙苑蒺藜炒 芡实蒸 莲须各二两(各12g) 龙骨酥炙 牡蛎盐水煮一日一夜,煅粉,各一两(各15g) 莲子粉糊丸

【功用】 补肾涩精

【主治】 肾虚精亏,精关不固。症见遗精滑泄,神疲乏力,四肢酸软,腰酸耳鸣等

【表析】

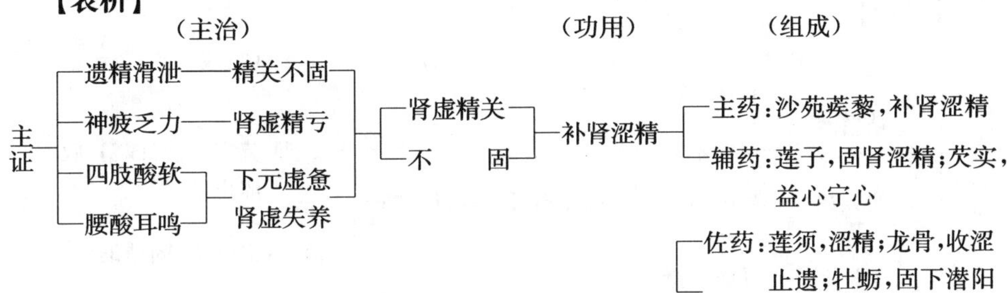

＊＊＊桑螵蛸散

《本草衍义》

【组成】 桑螵蛸(9g) 远志(6g) 菖蒲(6g) 龙骨(15g) 人参(9g) 茯神(12g) 当归(9g) 龟甲醋炙(15g),各一两

【功用】 调补心肾,涩精止遗

【主治】 小便频数,或尿如米泔色,心神恍惚,健忘,或遗尿遗精,舌淡苔白脉细弱

【表析】

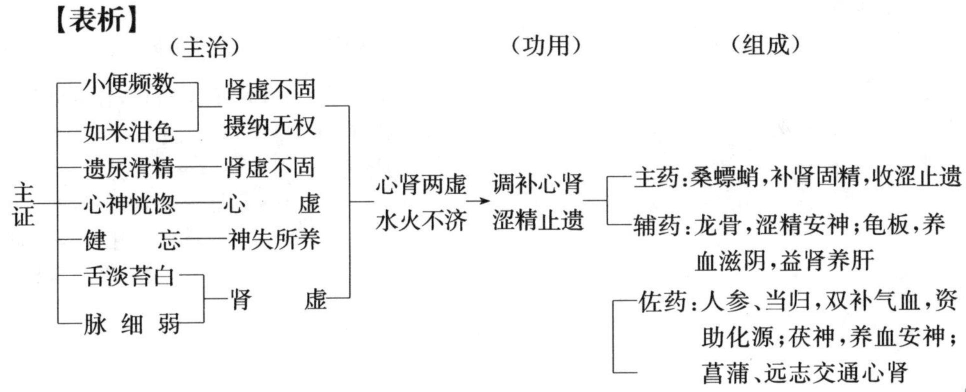

水陆二仙丹

《洪氏集验方》

【组成】 芡实　金樱子各等分(各 12g)　取鸡头(即芡实),去外皮,取实,连壳杂捣令碎,晒干为末。复取糖樱子去外刺、并其中子,洗净,捣碎,入甑中蒸令熟,却用所蒸汤淋三两过,取所淋糖樱汁入银铫,慢火熬成稀膏,用以和鸡头末,丸如梧桐子大,每服盐汤下五十丸(6g)

【功用】 补肾涩精

【主治】 男子遗精白浊,小便频数,女子带下,纯属肾虚不摄者

【表析】

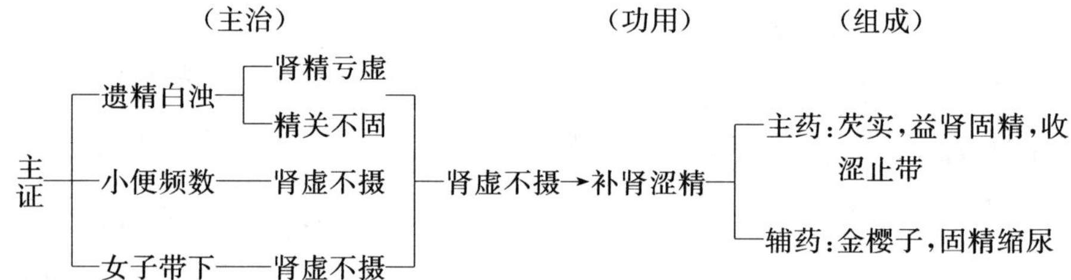

*缩 泉 丸

《妇人良方》

【组成】 乌药　益智仁各等分(各 9g)

【功用】 温肾祛寒,缩尿止遗

【主治】 下元虚冷。症见小便频数,及小儿遗尿

【表析】

(主治)　(功用)　(组成)

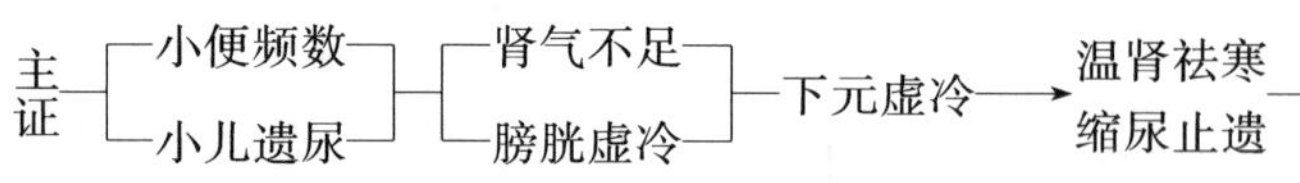

主药:益智仁,补肾助阳,固精缩尿

辅药:乌药,温肾散寒,助膀胱气化;山药,益肾涩精,补益脾胃

第五节 固崩止带剂

**固 经 丸

《医学入门》

【组成】 黄芩 白芍 龟板各一两(各15g) 椿根皮七钱(12g) 黄柏三钱(6g) 香附二钱半(9g)

【功用】 滋阴清热,止血固经

【主治】 阴虚内热。经行不止,及崩中漏下,血色深红,或夹紫黑瘀块,心胸烦热,腹痛溲赤,舌红,脉弦数者

【表析】

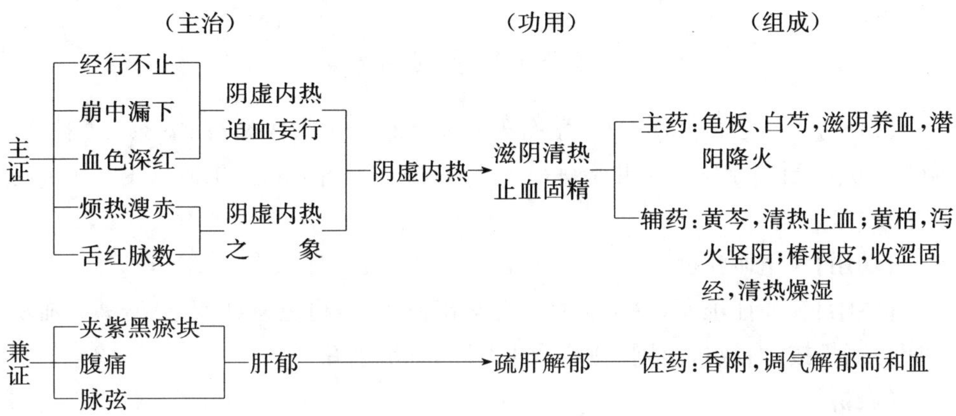

***固 冲 汤

《医学衷中参西录》

【组成】 白术一两(30g),炒 生黄芪六钱(18g) 龙骨八钱(24g),煅,捣细 牡蛎八钱(24g),煅,捣细 山萸肉八钱(24g),去净核 生杭芍四钱(12g) 海螵蛸四钱(12g),捣细 茜草三钱(9g) 棕边炭二钱(6g) 五倍子五分(1.5g),轧细,药汁送服

【功用】 益气健脾,固冲摄血

【主治】 脾气虚弱,脾不统血,冲脉不固。症见血崩或月经过多,色淡质稀,心悸气短,舌淡,脉细弱或虚大

【表析】

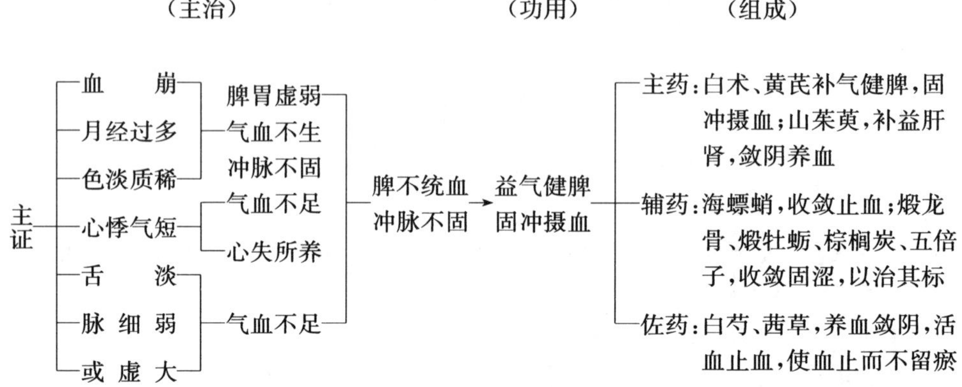

*震灵丹

《太平惠民和剂局方》

【组成】 禹余粮火煅醋淬 紫石英 赤石脂 丁头代赭石如禹余粮炮制,各四两(各120g) 乳香别研 五灵脂研 没药研,各二两(各60g) 朱砂水飞,一两(30g) 糯米粉为丸

【功用】 止血化瘀

【主治】 冲任虚寒,瘀阻胞宫。症见出血不止,血色紫红或紫黑,夹有血块,小腹疼痛拒按,血块排出则痛减,舌质紫黯,脉沉细弦

【表析】

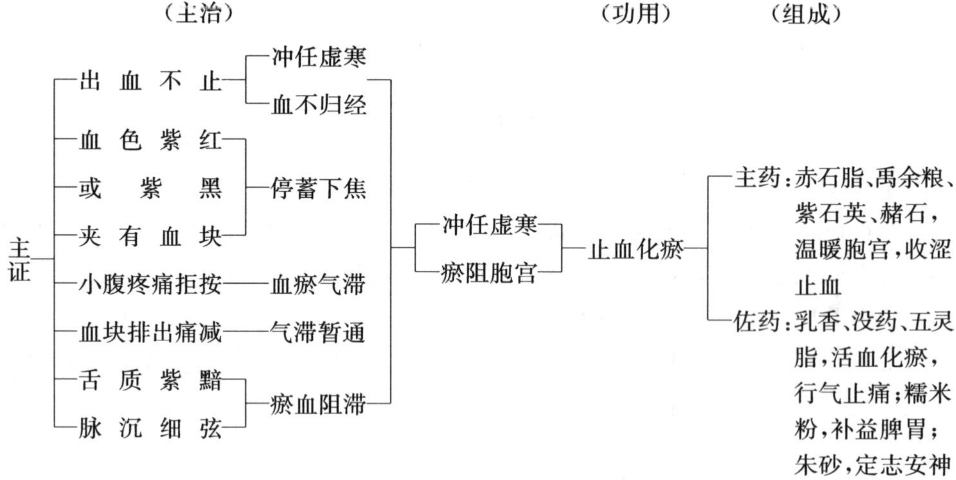

清　带　汤

《医学衷中参西录》

【组成】 生山药一两(30g)　生龙骨六钱(18g),捣细　生牡蛎六钱(18g),捣细　海螵蛸四钱(12g),去净甲,捣　茜草三钱(9g)

【功用】 健脾止带

【主治】 脾虚带下赤白,清稀量多,连绵不断,腰酸体乏,舌淡苔白,脉细缓而沉者

【表析】

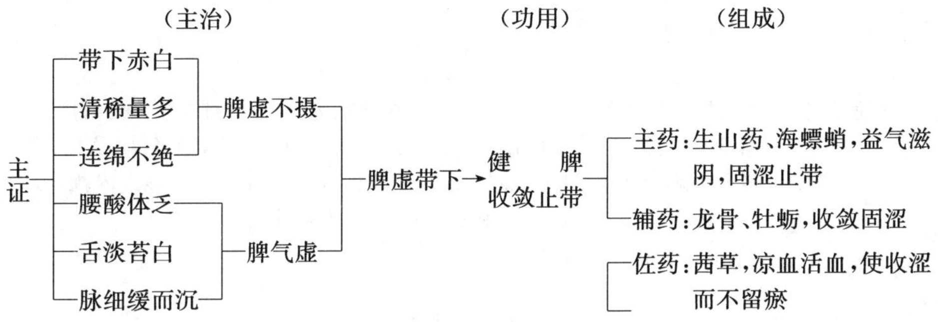

*易　黄　汤

《傅青主女科》

【组成】 山药一两(30g),炒　芡实一两(30g),炒　黄柏二钱(6g),盐水炒　车前子一钱(3g),酒炒　白果十枚(12g),碎

【功用】 健脾燥湿,清热止带

【主治】 脾虚湿热,带下黄白,稠黏腥臭,腰酸腿软者

【表析】

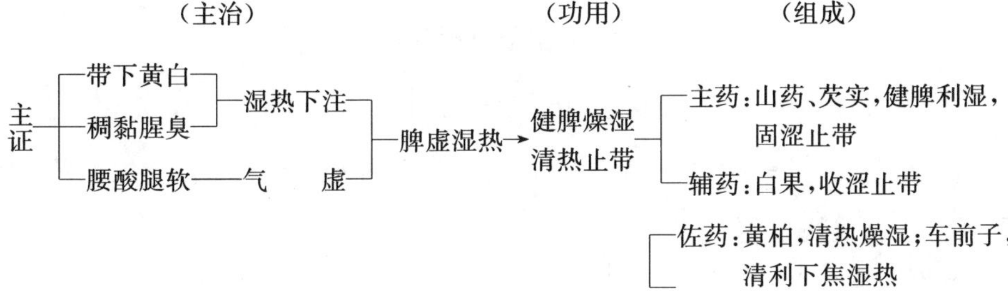

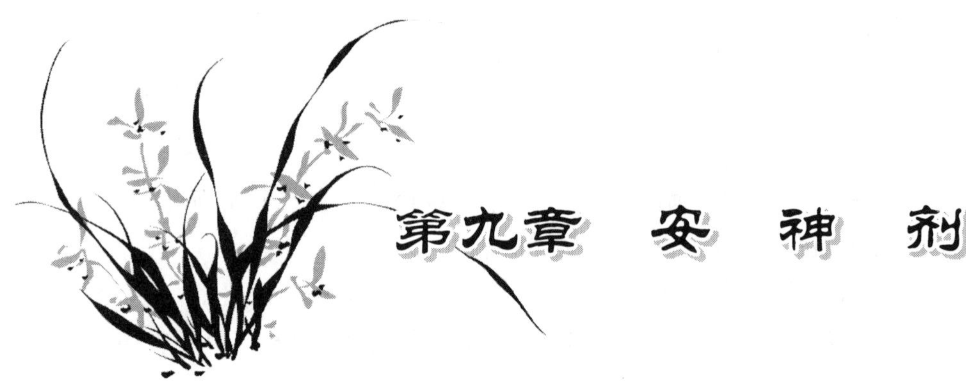

第九章 安神剂

凡以重镇安神，或滋养心神的药物为主组成，具有安神作用，以治神志不安疾患的方剂称为安神剂。

概说
- 适应范围：主要用治神志不安病证。在临床上，由于病因的不同，神志不安还有虚实之别，若外受惊恐，或肝郁化火，内扰心神，则表现为惊恐，善怒，烦躁不宁等，多为实证；若思虑过度，心肝血虚，心神失养，或心阴不足，虚火内扰，心肾不交则表现为惊悸、健忘、虚烦不眠等，多为虚证
- 立法原则："惊者平之"，"重可镇怯"
- 分类：安神剂
  - 重镇安神——神志不安之实证
  - 滋养安神——神志不安之虚证
- 注意事项
  1. 因热出现神志不安者，宜泻火；因痰而惊狂者，宜治痰；因瘀血而狂乱善忘，心神不安者，宜祛瘀
  2. 重镇安神剂，多为金石类药物组成，质重而碍胃，只宜暂用，中病即止；多服伤胃，对脾胃虚弱者更应注意
  3. 重镇安神类药物质多坚硬，宜打碎先煎或久煎才能发挥药力

第一节 重镇安神剂

*** 朱砂安神丸

《医学发明》

【组成】 朱砂半两(15g) 黄连六钱(18g) 炙甘草五钱半(16g) 生地黄二钱半(8g) 当归二钱半(8g)

【功用】 镇心安神，泻火养阴

【主治】 心火偏亢，阴血不足。症见心烦神乱，失眠多梦，怔忡，惊悸，兀兀

欲吐，胸中自觉懊侬，舌红，脉细数

【表析】

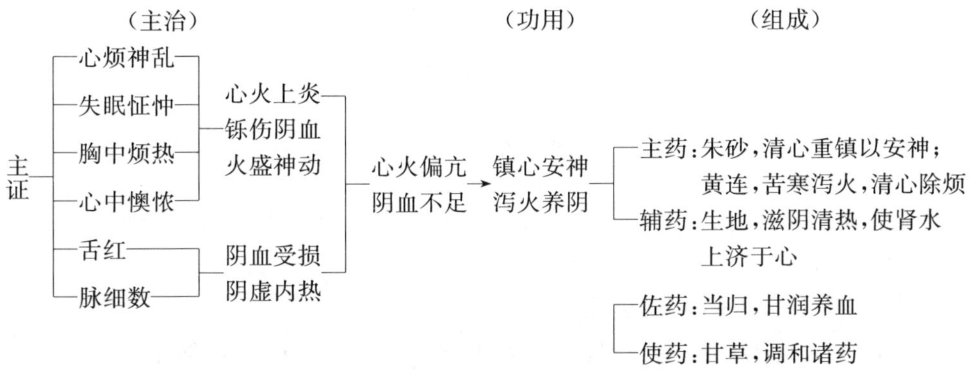

【附方】

方 名	组 成	功 用	主 治
生铁落饮《医学心悟》	天冬 麦冬 贝母 胆星 橘红 远志肉 石菖蒲 连翘 茯苓 茯神 元参 钩藤 丹参 辰砂 生铁落	镇心除痰 宁神定志	痰火上扰的癫狂证

*磁 朱 丸

《备急千金要方》

【组成】 磁石二两(60g) 朱砂一两(30g) 神曲四两(120g)，蜜为丸

【功用】 重镇安神，潜阳明目

【主治】 水火不济。心悸失眠，耳鸣耳聋，视物昏花。亦治癫痫

【表析】

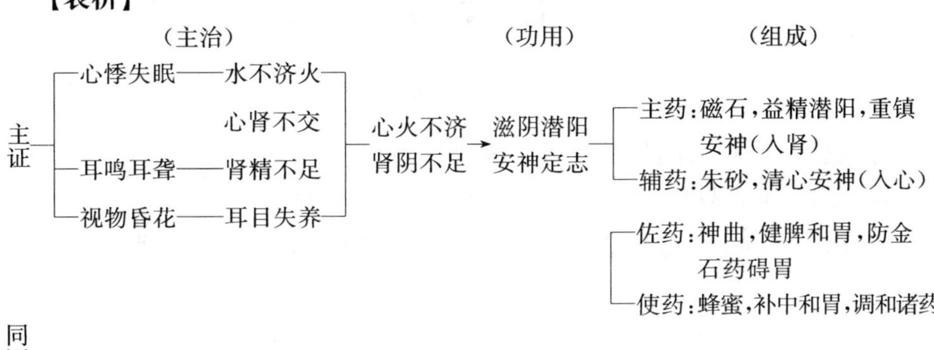

同证异病——癫 痫——肝风内动

第二节　滋养安神剂

***酸枣仁汤

《金匮要略》

【组成】 酸枣仁二升(30g),炒　甘草一两(3g)　知母二两(9g)　茯苓二两 6g)　川芎二两(6g)

【功用】 养血安神,清热除烦

【主治】 虚劳虚烦不得眠,心悸盗汗,头目眩晕,咽干口燥,脉细弦

【表析】

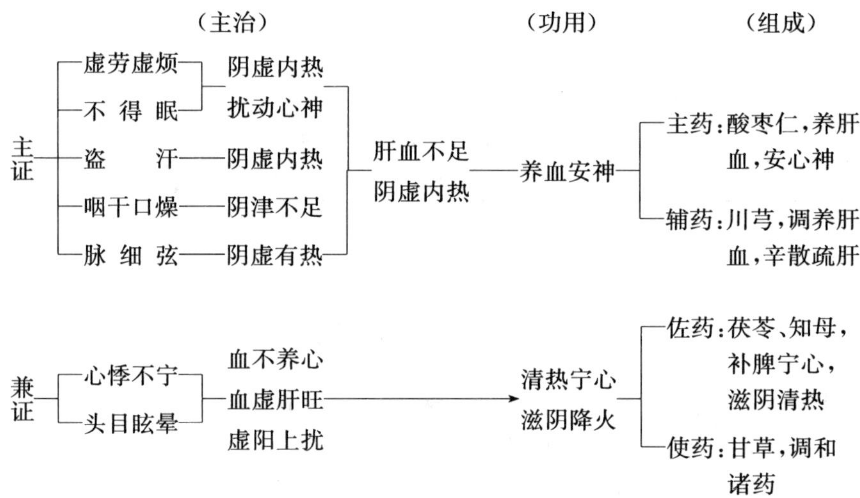

枕中丹

《备急千金要方》

【组成】 龟板　龙骨　远志　菖蒲为末,每服方寸匕(3g)

【功用】 宁心益智,潜镇安神

【主治】 心悸不安,精神恍惚,健忘,失眠,多梦,舌红少苔,脉细数

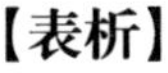
【表析】

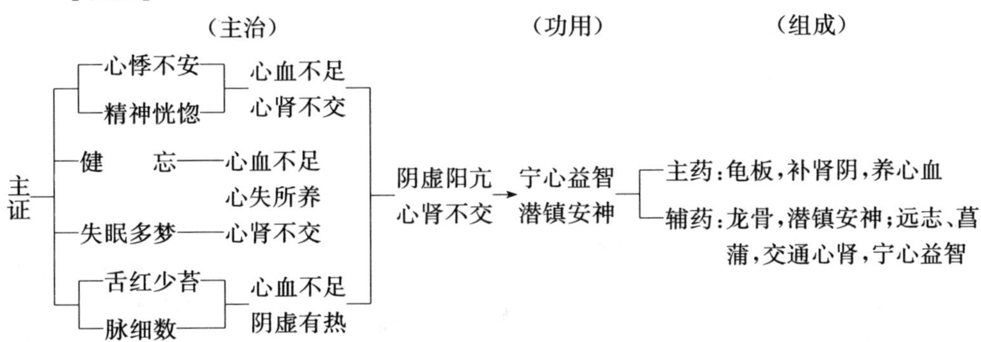

柏子养心丹

《体仁汇编》

【组成】 柏子仁四两（12g） 枸杞子三两（9g） 麦门冬 当归 石菖蒲 茯神各一两（各 5g） 玄参 熟地黄各二两（各 6g） 甘草五钱（9g）

【功用】 养心安神，补肾滋阴

【主治】 营血不足，心肾失调所致的精神恍惚，怔忡惊悸，夜寐多梦，健忘盗汗

【表析】

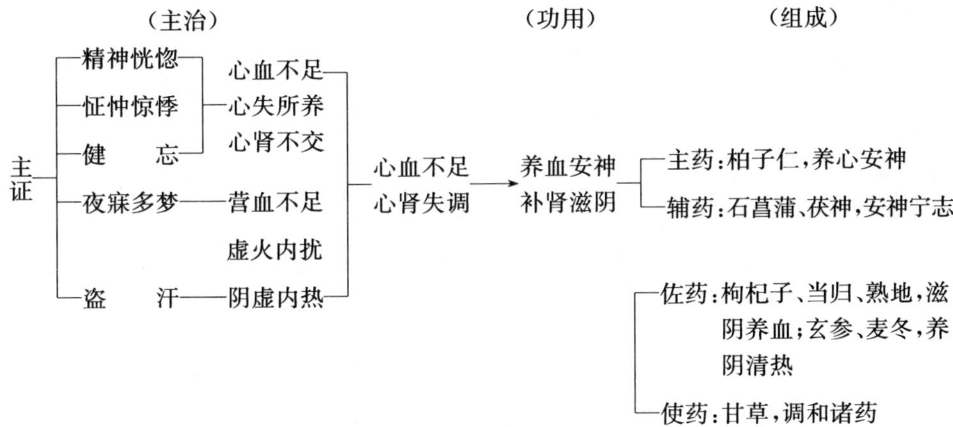

** 甘麦大枣汤

《金匮要略》

【组成】 甘草三两（9g） 小麦一升（30g） 大枣十枚

【功用】 养心安神，和中缓急

【主治】 脏躁。症见精神恍惚，常悲伤欲哭，不能自主，睡眠不安，甚则言行失常，呵欠频作，舌红少苔

【表析】

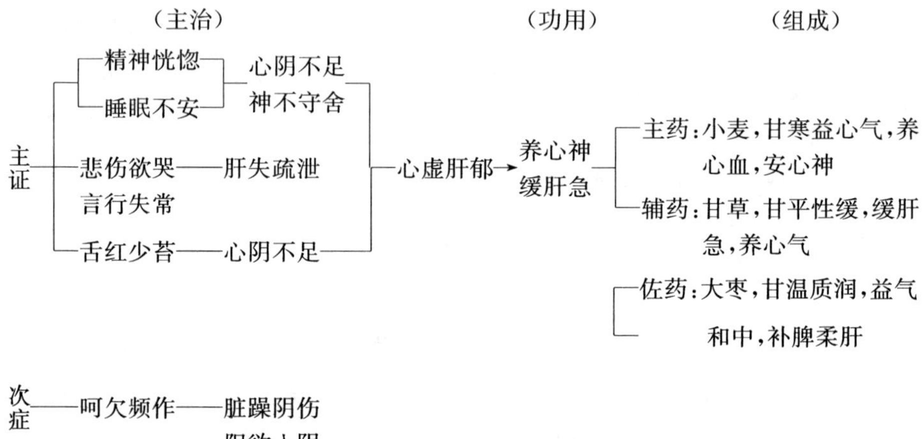

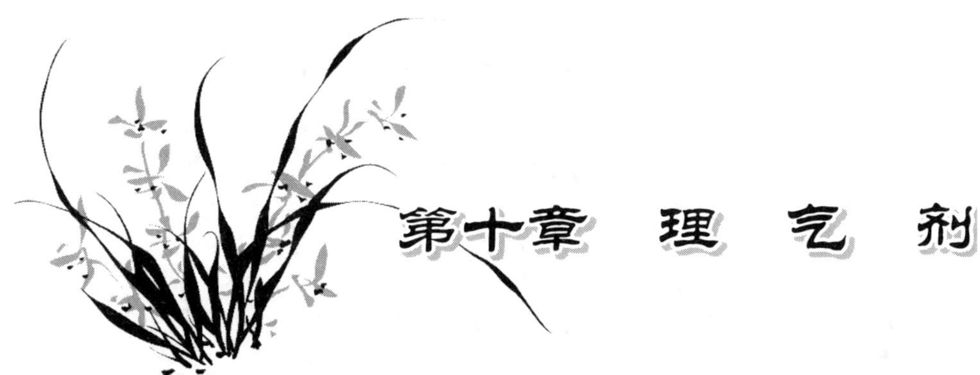

第十章 理气剂

凡以理气药为主组成，具有行气或降气作用，用以治疗气滞或气逆病证的方剂，统称为理气剂。

概说
- 适应范围：主要用治因情志不畅，寒温失调，饮食失节，劳倦太过等，引起气机升降失常，而产生的气滞和气逆病证
  - 气滞证
    - 肝气郁滞：胸胁胀痛，疝气疼痛，月经不调，痛经
    - 脾胃气滞：脘腹胀满，嗳气吞酸，呕恶食少，大便失常
  - 气逆证
    - 肺气上逆：喘咳
    - 胃气上逆：呕吐，噫气，呃逆
- 立法原则："逸者行之"，"结者散之"，"高者抑之"（《素问·至真要大论》）"木郁达之"（《素问·六元正纪大论》）
  - 气滞证→行气法
  - 气逆证→降气法
- 分类：理气剂
  - 行气——气滞证
  - 降气——气逆证
- 注意事项
  1. 首先要辨清虚实，勿犯虚虚实实之戒。若气滞实证，误用补气，则其滞愈增；若虚证，误用行气，则更伤其气。若病情复杂，当多方兼顾，气滞而兼气逆者，宜行气与降气并用；若兼气虚者，则需配伍补气之品，以虚实兼顾
  2. 理气剂用药多属芳香温燥之品，易伤津耗气，应适可而止，慎勿过剂
  3. 年老体弱、素体阴虚火旺、孕妇及素有崩漏吐衄者，均当慎用

第一节 行 气 剂

***四 逆 散

《伤寒论》

【组成】 甘草炙(6g) 枳实破(6g) 水渍 炙干 柴胡(6g) 芍药(9g)

【功用】 透邪解郁,疏肝理脾

【主治】 少阴病。症见四逆,或咳或悸,或小便不利,或腹中痛,或泄利下重者,脉弦

【表析】

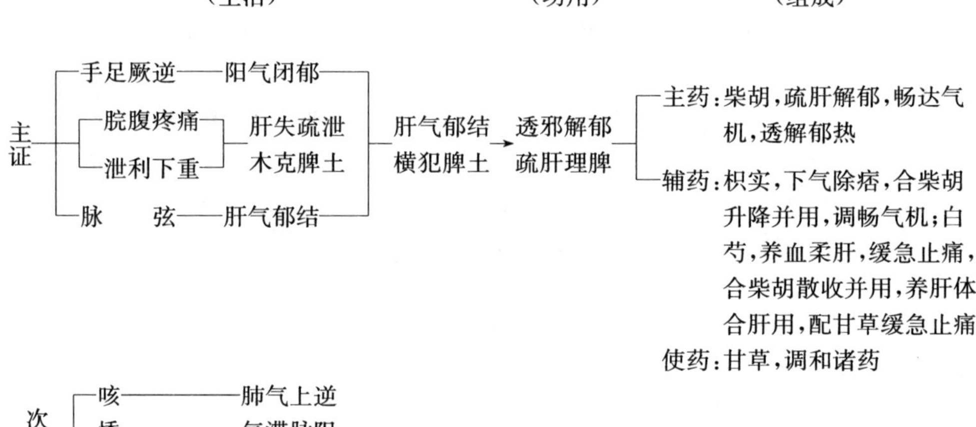

***逍 遥 散

《太平惠民和剂局方》

【组成】 柴胡去苗 当归去苗,微炒 白芍 白术 茯苓去皮,白者各一两(各30g) 甘草微炙赤,五钱(各15g) 薄荷少许 煨姜一块

【功用】 疏肝解郁,健脾和营

【主治】 肝郁血虚脾虚。症见两胁作痛,寒热往来,头痛目眩,口燥咽干,神疲食少,月经不调,乳房作胀,舌淡红,脉弦而虚者

【表析】

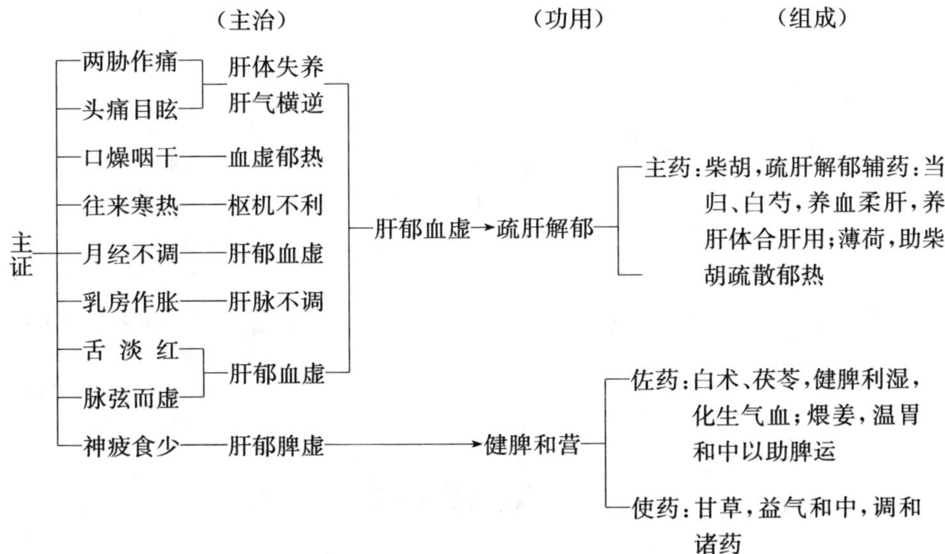

【附方】

方　名	组　成	功　用	主　治
加味逍遥散《校注妇人良方》	逍遥散加丹皮、栀子	疏肝健脾和血调经	肝郁，血虚，化火生热；较逍遥散清热力强

***越　鞠　丸

《丹溪心法》

【组成】 苍术　香附　川芎　神曲　栀子各等分(各 6g)

【功用】 行气开郁

【主治】 气、血、火、湿、食等郁结之证。症见胸膈痞闷，脘腹胀痛，嗳腐吞酸，饮食不消，恶心呕吐，苔腻，脉弦

【表析】

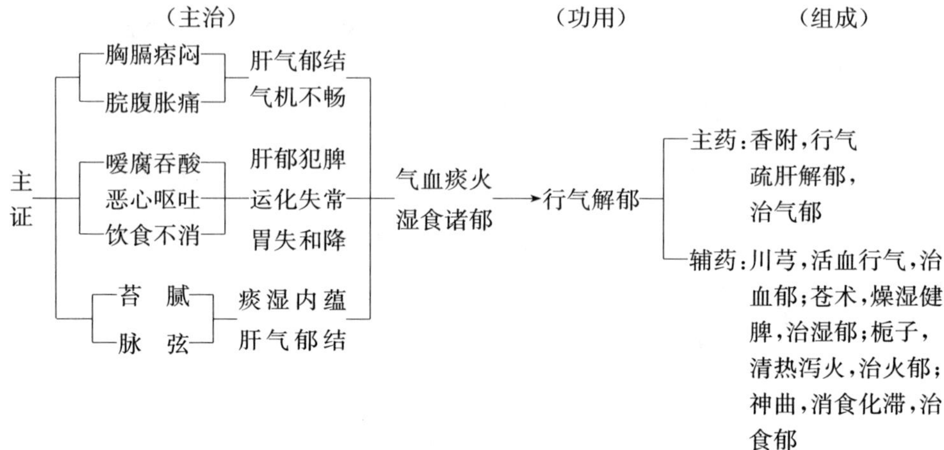

＊＊柴胡疏肝散

《医学统旨》，录自《证治准绳》

【组成】 陈皮醋炒　柴胡各二钱（各6g）　川芎　香附　枳壳麸炒　芍药各一钱半（各5g）　甘草炙五分（3g）

【功用】 疏肝解郁，行气止痛

【主治】 肝气郁滞。症见胁肋疼痛，胸闷善太息，情志抑郁，或易怒，脘腹胀满，脉弦

【表析】

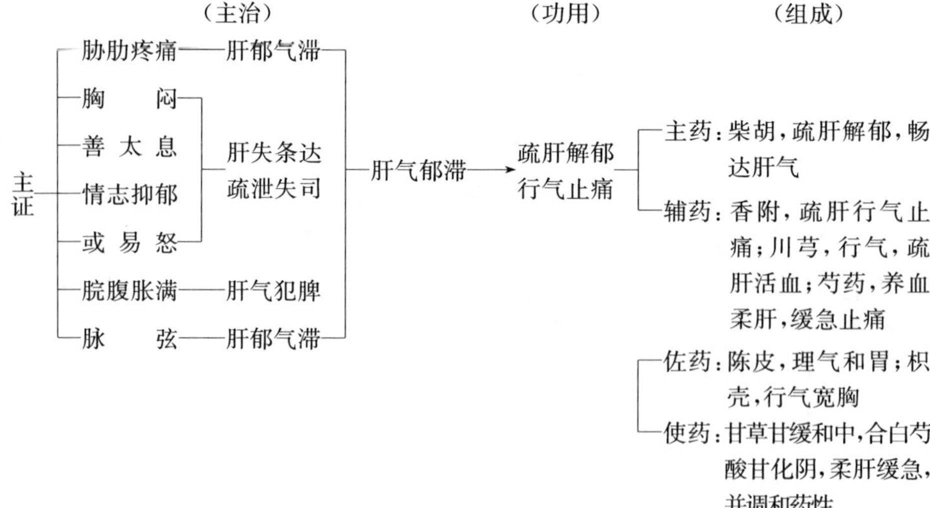

*金铃子散

《太平圣惠方》,录自《袖珍方》卷二

【组成】 金铃子 玄胡索各一两(各9g)

【功用】 疏肝清热,活血止痛

【主治】 肝郁化火。症见胸腹胁肋疼痛,或痛经,疝气痛,时发时止,口苦,舌红苔黄,脉弦数

【表析】

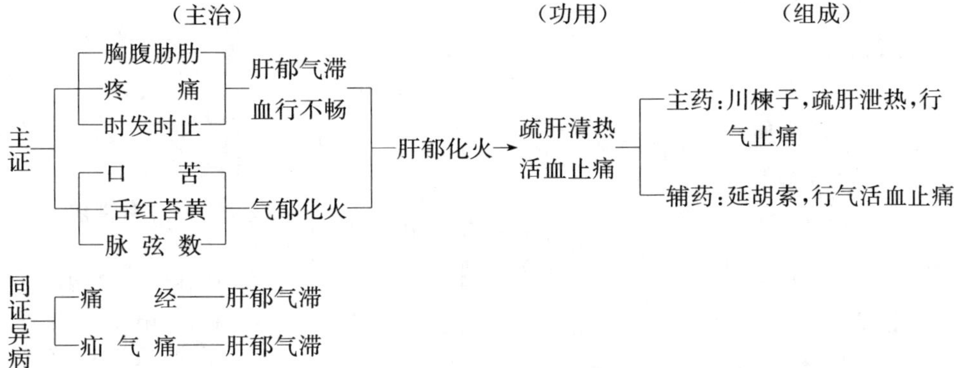

***半夏厚朴汤

《金匮要略》

【组成】 半夏一升(12g) 厚朴三两(9g) 茯苓四两(12g) 生姜五两(9g) 苏叶二两(6g)

【功用】 行气散结,降逆化痰

【主治】 七情郁结,痰涎凝聚。症见咽中如有物阻,咯吐不出,吞咽不下,胸胁满闷,或咳或呕等

【表析】

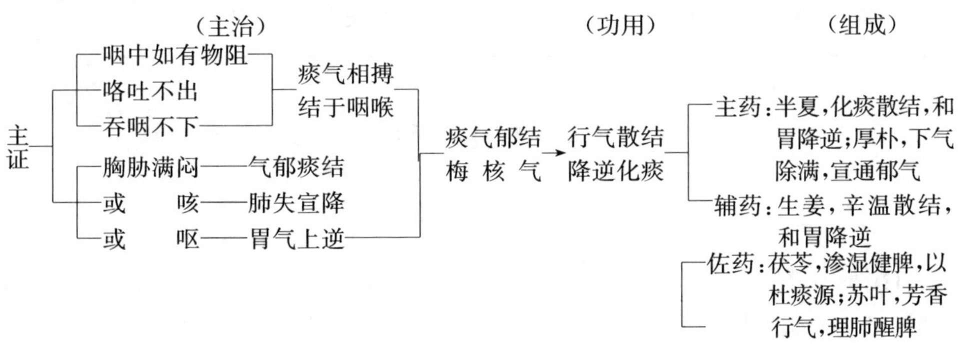

＊＊＊枳实薤白桂枝汤

《金匮要略》

【组成】 枳实四枚(12g)　厚朴四两(12g)　薤白半升(9g)　桂枝一两(6g)　瓜蒌实一枚(24g)，捣

【功用】 通阳散结，下气祛痰

【主治】 胸痹气结在胸。症见胸满而痛，心中痞气，气从胁下上逆抢心，舌苔白腻，脉沉或弦紧

【表析】

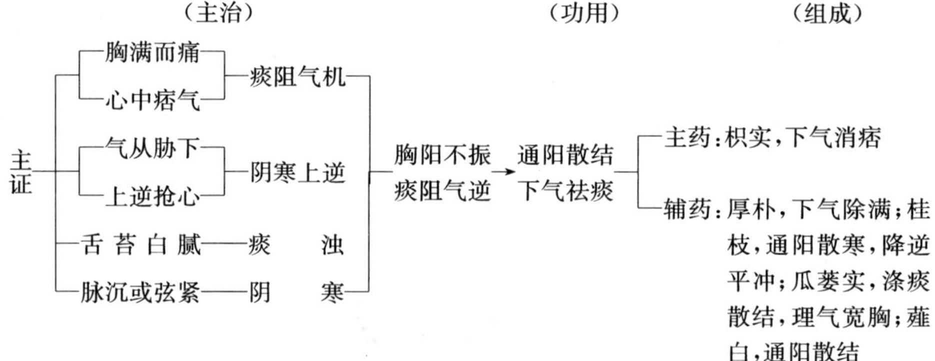

【附方】

方　名	组　成	功　用	主　治
瓜蒌薤白白酒汤《金匮要略》	瓜蒌　薤白　白酒	通阳散结 行气祛痰	胸痹而痰浊较轻
瓜蒌薤白半夏汤《金匮要略》	瓜蒌实　薤白　半夏　白酒	通阳散结 祛痰宽胸	胸痹而痰浊较盛，长于化痰散结

＊＊天台乌药散

《医学发明》

【组成】 天台乌药(12g)　木香　茴香炒　青皮去白　良姜炒，各半两(各6g)　槟榔二个(9g)　川楝子十个(12g)　巴豆七十个(12g)，同川楝子炒黑，去巴豆不用

【功用】 行气疏肝,散寒止痛

【主治】 寒凝气滞。症见小肠疝气,少腹痛引睾丸,舌淡苔白,脉沉迟或弦

【表析】

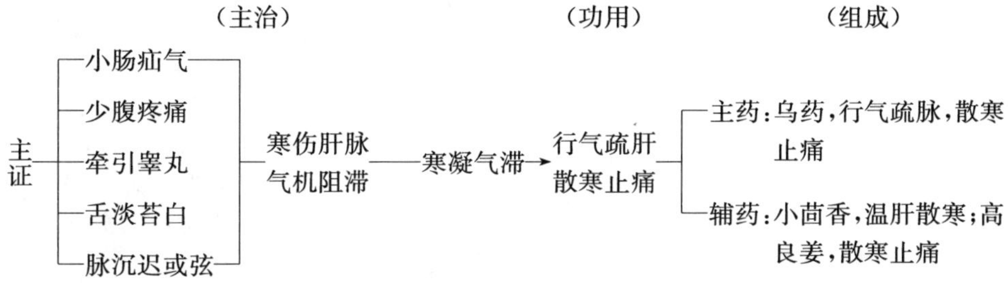

【附方】

方 名	组 成	功 用	主 治
茴香丸《景岳全书》	茴香 木香 荜茇 槟榔 沙参 白茯苓 炮附子 川楝子	行气疏肝 温肾祛寒	本方与天台乌药散均可行气疏肝,散寒止痛,用治寒凝气滞之小肠疝气。但本方以温肾祛寒为主,消疝之力较强,天台乌药散行气疏肝之力较大

***暖 肝 煎

《景岳全书》

【组成】 当归二、三钱(6-9g) 枸杞三钱(9g) 小茴香二钱(6g) 肉桂一、二钱(3-6g) 乌药二钱(6g) 沉香一钱或木香亦可(3g) 茯苓二钱(6g) 生姜三、五片

【功用】 温补肝肾,行气止痛

【主治】 肝肾不足。症见寒凝气滞所致疝气,或少腹疼痛

【表析】

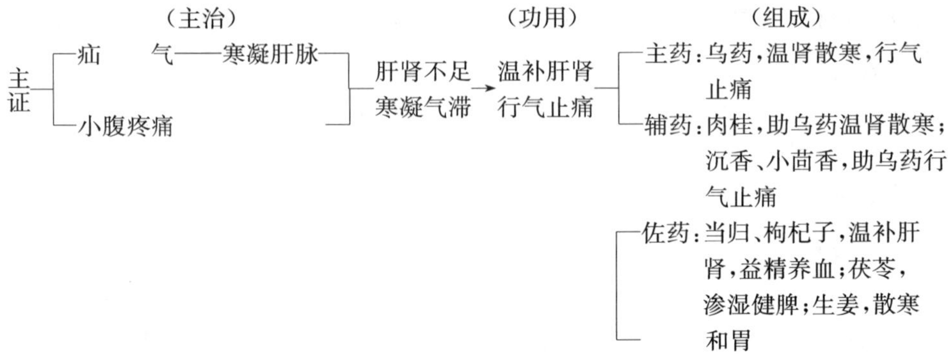

＊加味乌药汤

《奇效良方》

【组成】 乌药　缩砂　木香　延胡索各一两（各10g）　香附炒，去毛，二两（10g）　甘草一两半（5g）　生姜三片

【功用】 行气活血，调经止痛

【主治】 气滞血郁之痛经。月经前或月经初行时，少腹胀痛，胀甚于痛，或连胸胁乳房胀痛，舌淡，苔薄白，脉弦紧

【表析】

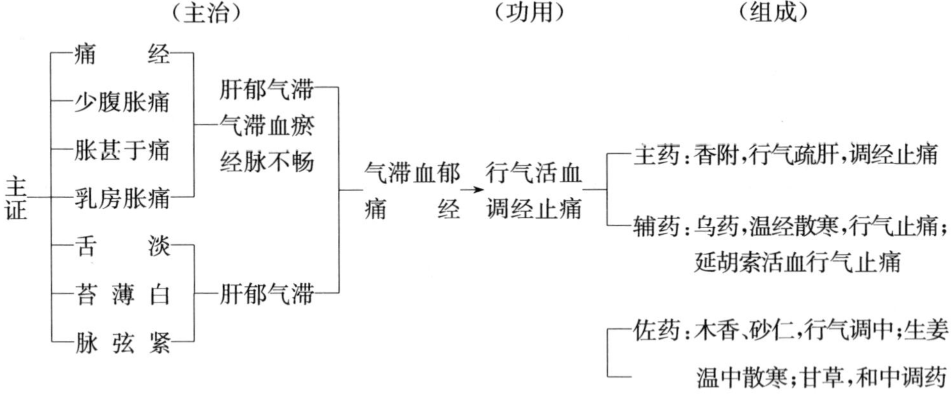

【附方】

方　名	组　成	功　用	主　治
正气天香散《证治准绳》	乌药　香附末　陈皮　苏叶　干姜	行气温中调经止痛	行气兼温中和胃，适于肝气郁结，脾胃寒凝的腹痛或痛经

＊＊厚朴温中汤

《内外伤辨惑论》

【组成】 厚朴姜制 陈皮去白(各一两)(各 9g) 甘草炙 茯苓去皮 草豆蔻仁 木香(各五钱)(各 5g) 干姜七分(2g)

【功用】 温中理气,燥湿除满

【主治】 脾胃寒湿。症见脘腹胀满,或客寒犯胃,时作疼痛不思饮食,四肢倦怠无力,舌苔白腻,脉沉弦

【表析】

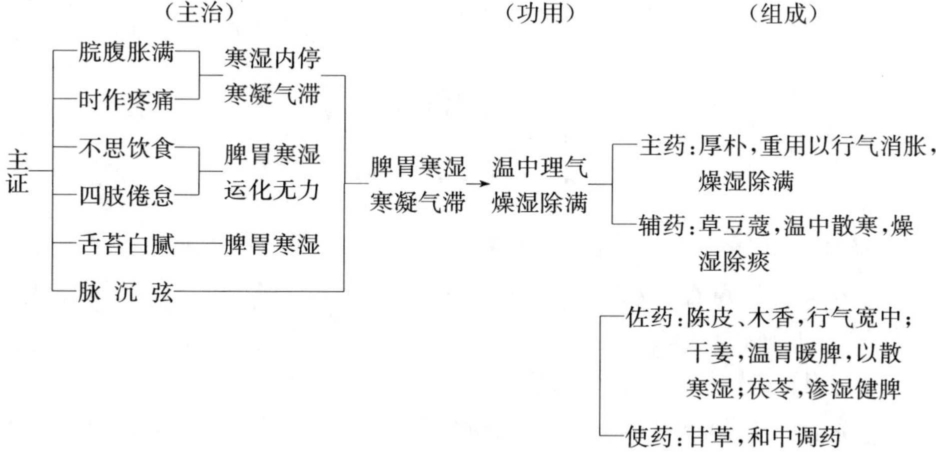

【附方】

方 名	组 成	功 用	主 治
良附丸《良方集腋》	高良姜 香附子	疏肝行气 逐寒止痛	肝郁气滞,胃有寒凝之胃脘疼痛

＊木香顺气丸

《证治准绳》引《医学统旨》方

【组成】 木香 香附 槟榔 青皮醋炒 陈皮 厚朴姜汁炒 苍术米泔浸炒 枳壳 砂仁各一钱(各 6g) 炙甘草五分(3g) 生姜三片

【功用】 行气止痛

【主治】 食积，腹痛，气郁等症

【表析】

（主治）　　（功用）　　（组成）

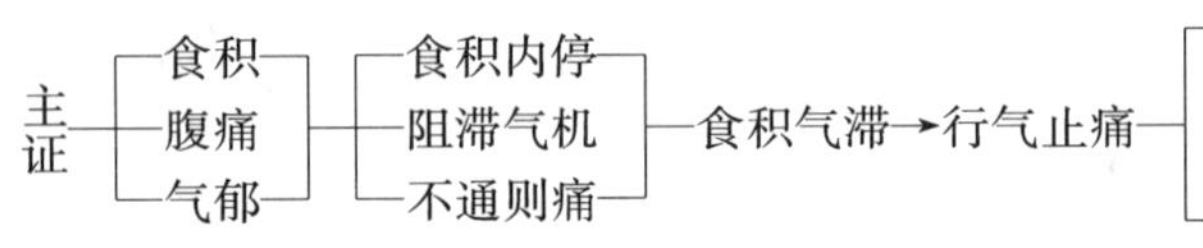

主药：木香，辛散温通，调中止痛；香附，疏肝解郁，行气止痛

辅药：青皮、陈皮，理气散结；枳壳、槟榔，破气除胀，消积导滞

佐药：苍术、厚朴，燥湿除满；砂仁，醒脾和胃；生姜，和胃止呕

使药：甘草，调和诸药

＊＊＊苏合香丸

《太平惠民和剂局方》

【组成】 白术　青木香　乌犀角　香附子炒去毛　朱砂研水飞　诃黎勒煨去皮　白檀香　安息香别为末，用无灰酒一升熬膏　沉香　丁香　荜茇　麝香各二两（各 30g）　龙脑研　苏合香油入安息香膏内　熏陆香别研各一两（各 15g）

【功用】 芳香开窍，行气止痛

【主治】 中风、中气，或感受时行瘴疠之气。症见突然昏倒，牙关紧闭，不省人事，或中寒气闭，心腹猝痛，甚则昏厥。或痰壅气阻，突然昏倒者

【表析】

（主治）　　（功用）　　（组成）

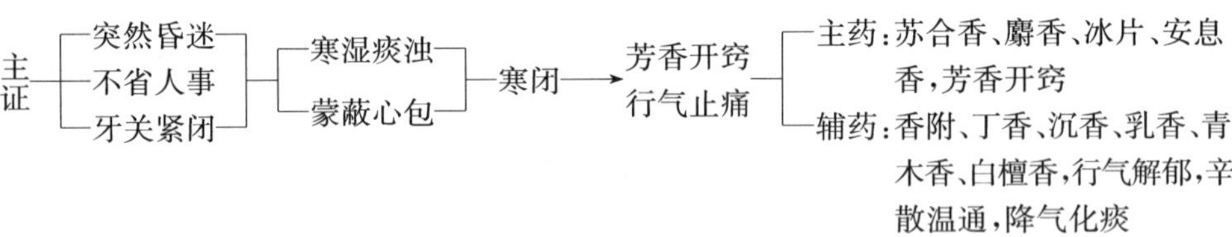

佐药：荜茇，散寒止痛；白术，健脾祛湿；诃子，收涩敛气；犀角，解毒；朱砂，重镇安神

次症——心腹猝痛——气机逆乱

第二节 降 气 剂

＊＊＊苏子降气汤

《太平惠民和剂局方》

【组成】 紫苏子 半夏汤洗七次，各二两半(各 9g) 川当归去芦，两半(6g) 甘草炙，二两(6g) 前胡去芦 厚朴去粗皮，姜汁拌炒，各一两(6g) 肉桂去皮，一两半(3g) 生姜二片 枣子一个 苏叶五片

【功用】 降气平喘，止咳祛痰

【主治】 上实下虚之痰涎壅盛。症见喘咳短气，胸膈满闷，或腰疼脚弱，肢体倦怠，或肢体浮肿，舌苔白滑或白腻

【表析】

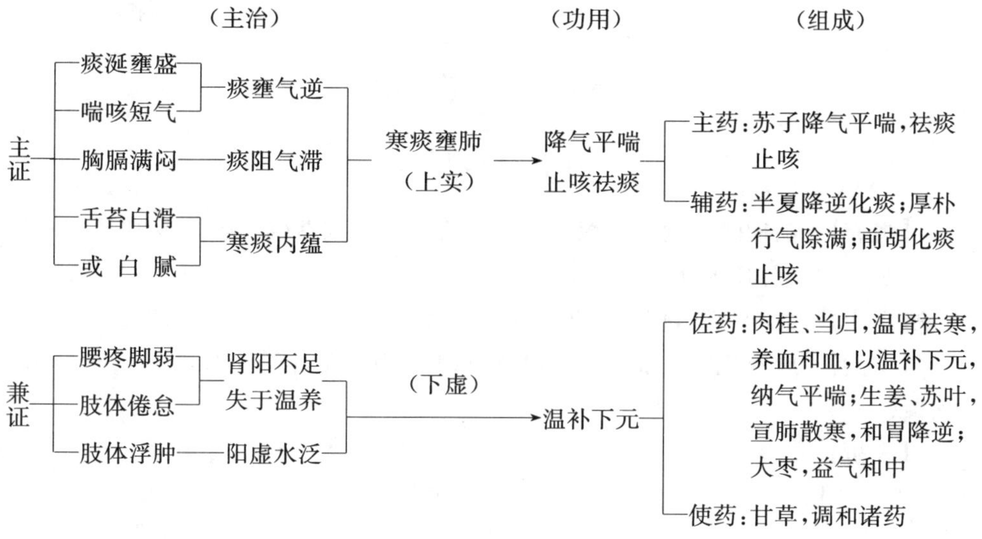

＊＊定 喘 汤

《摄生众妙方》

【组成】 白果二十一枚(9g)，去壳砸碎、炒黄 麻黄三钱(9g) 苏子二钱(6g) 甘草一钱(3g) 款冬花三钱(9g) 杏仁一钱五分(4.5g) 桑白皮三钱(6g)，炙 黄芩钱半(4.5g)，炒 法半夏三钱(9g)，酒炒用甘草汤泡七次，去脐用

【功用】 宣降肺气，祛痰平喘

【主治】 咳嗽哮喘。痰多气急，痰稠色黄，或有恶寒发热，舌苔黄腻，脉滑数

【表析】

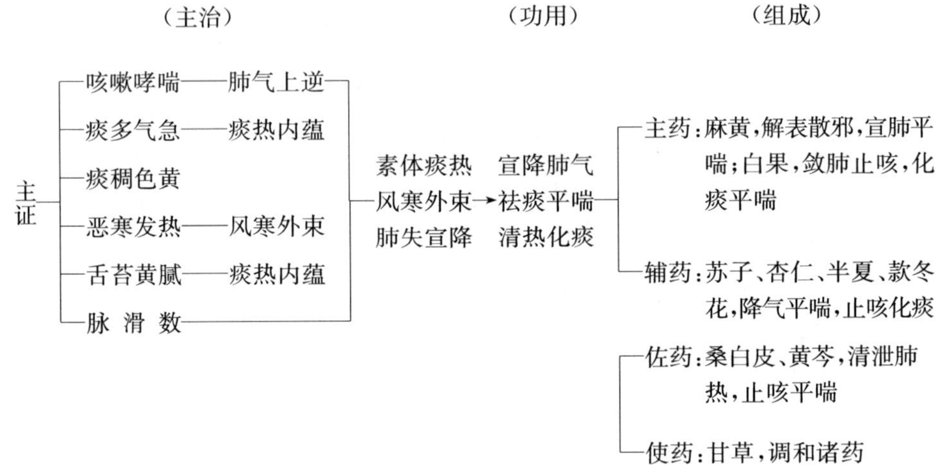

＊＊＊止　嗽　散

《医学心悟》

【组成】 桔梗炒　荆芥　紫菀蒸　百部蒸　白前蒸（各二斤）（各12g）　甘草炒，十二两（4g）　陈皮去白，一斤（6g）

【功用】 宣利肺气，疏风止咳

【主治】 风邪犯肺。症见咳嗽咽痒，咳痰不爽，或微有恶风发热，舌苔薄白，脉浮缓

【表析】

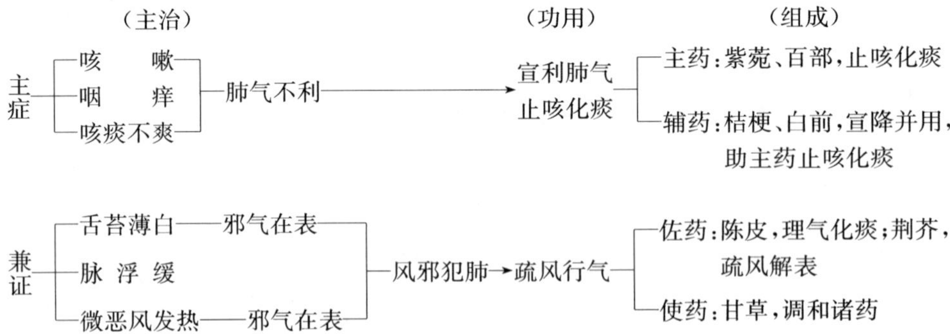

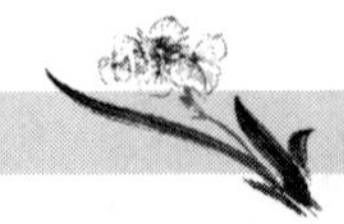

***旋覆代赭汤

《伤寒论》

【组成】 旋覆花三两(9g) 人参二两(6g) 生姜五两(15g) 代赭石一两(3g) 甘草炙,三两(9g) 半夏洗,半升(9g) 大枣十二枚(4枚),擘

【功用】 温胃化痰,降逆止噫

【主治】 胃气虚弱,痰浊内阻。症见心下痞硬,噫气不除者,以及气逆不降,反胃,呕吐,或吐涎沫,舌苔白滑,脉弦而虚

【表析】

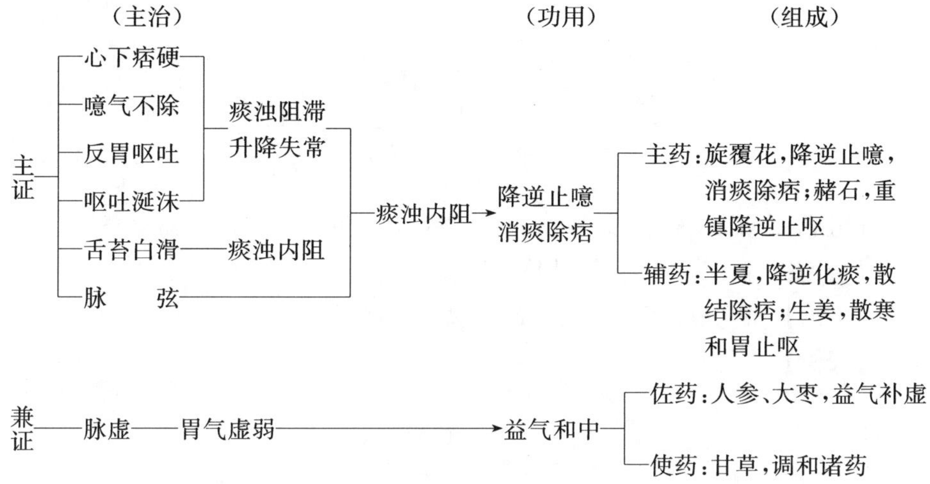

**橘皮竹茹汤

《金匮要略》

【组成】 橘皮二升(12g) 竹茹二升(12g) 生姜半斤(9g) 甘草五两(6g) 人参一两(3g) 大枣三十枚(5枚)

【功用】 降逆止呃,益气清热

【主治】 胃虚有热。症见呃逆或干呕,虚烦少气,不思饮食,口干,舌红嫩,脉虚数

【表析】

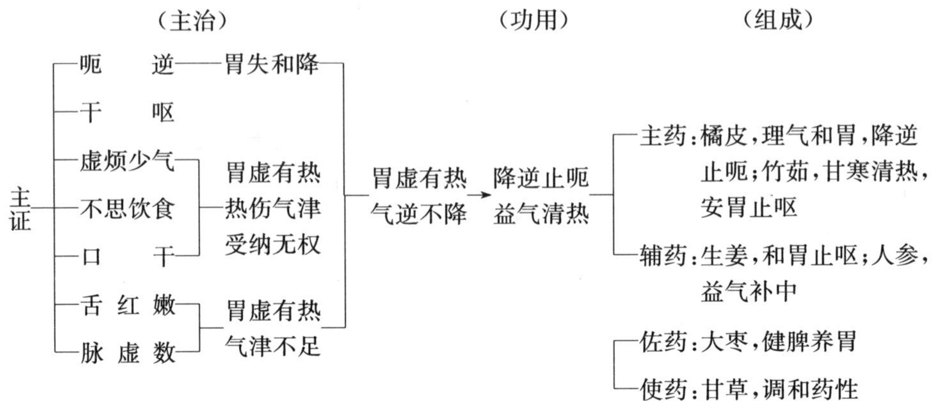

＊丁香柿蒂汤

《脉因证治》

【组成】 丁香(6g) 柿蒂(9g) 人参(3g) 生姜(6g)(原书未著分量)

【功用】 益气温中,降逆止呃

【主治】 胃气虚寒。症见呃逆、胸痞、脉迟者

【表析】

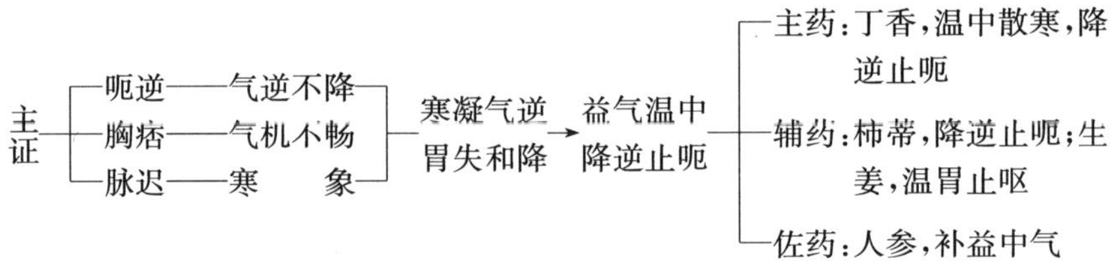

＊＊四 磨 汤

《济生方》

【组成】 人参(6g) 槟榔(9g) 沉香(6g) 天台乌药(6g)(原书未著分量)

【功用】 行气降逆,宽胸散结

【主治】 肝郁气逆。症见胸膈胀闷,上气喘急,心下痞满,不思饮食,苔白脉弦

【表析】

（主治）
（功用）
（组成）
主证
胸膈胀闷——肝气横逆
上气喘急——肺气上逆
心下痞满——胃失和降
不思饮食
苔 白——肝气郁滞
脉 弦
肝郁气逆→
行气降逆
宽胸散结
主药：乌药，行气疏肝解郁
辅药：沉香，下气降逆以平喘；槟榔，破积下气以除满
佐药：人参，益气扶正，使行气、破结而不伤正

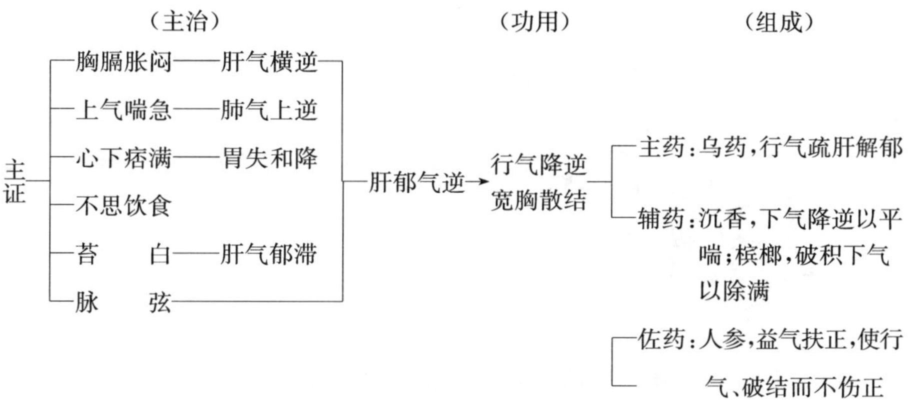

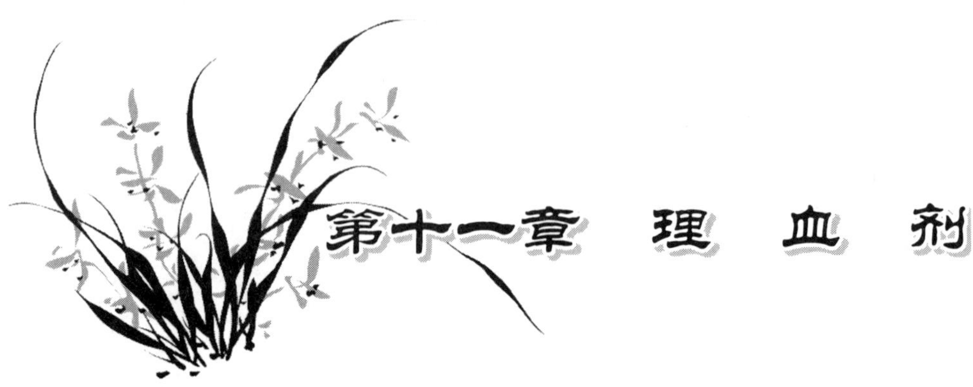

第十一章 理血剂

凡以理血药为主组成，具有活血、止血的作用，治疗瘀血和出血病证的方剂，统称理血剂。

- 概说
  - 适应范围：主要用于瘀血证或出血证。血是营养人体脏腑、经络、四肢百骸的重要物质，它具有循行脉中、周流不息的特点。一旦由某种原因，造成血行不畅，瘀滞内停，则变成瘀血；若离经妄行，则成出血
    - 瘀血证：指蓄血及各种瘀血阻滞病证，如经闭、痛经、干血痨、癥瘕、半身不遂、外伤瘀痛等。临床表现以刺痛有定处，舌紫黯，舌上有青紫或紫点，腹中或其他部位有肿块，疼痛拒按，按之坚硬，固定不移为特点
    - 出血证：指血溢脉外而出现的吐血、衄血、咳血、便血、尿血、崩漏等各种出血证
  - 立法原则："血实宜决之"，"定其气血，各守其乡"
    - 瘀血证→活血祛瘀
    - 出血证→止血
  - 分　　类
    - 活血祛瘀——瘀血证
    - 止血——出血证
  - 注意事项
    - 1. 运用活血化瘀剂时，应适当配伍理气药，以增强行血化瘀之效
    - 2. 化瘀之剂易伤血、动血，不可久用，对体虚者，应配养血之品以护血，或配益气之品以扶正；对有出血宿疾者，或妇女月经过多，孕妇等，均宜慎用
    - 3. 运用止血剂，要避免止血留瘀之弊，故可于止血方中酌配既能化瘀又能止血之药
    - 4. 急性出血，宜止血为先，急治其标；慢性失血，宜着重治本或标本兼顾

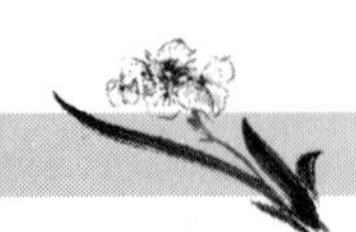

第一节 活血祛瘀剂

＊＊＊桃核承气汤

《伤寒论》

【组成】 桃仁五十个(12g),去皮尖 大黄四两(12g) 桂枝二两(6g),去皮 甘草二两(6g),炙 芒硝二两(6g)

【功用】 泻热逐瘀

【主治】 下焦蓄血。症见少腹急结,小便自利,其人如狂,甚则烦躁谵语,至夜发热,或妇人闭经、痛经,脉象沉实或涩

【表析】

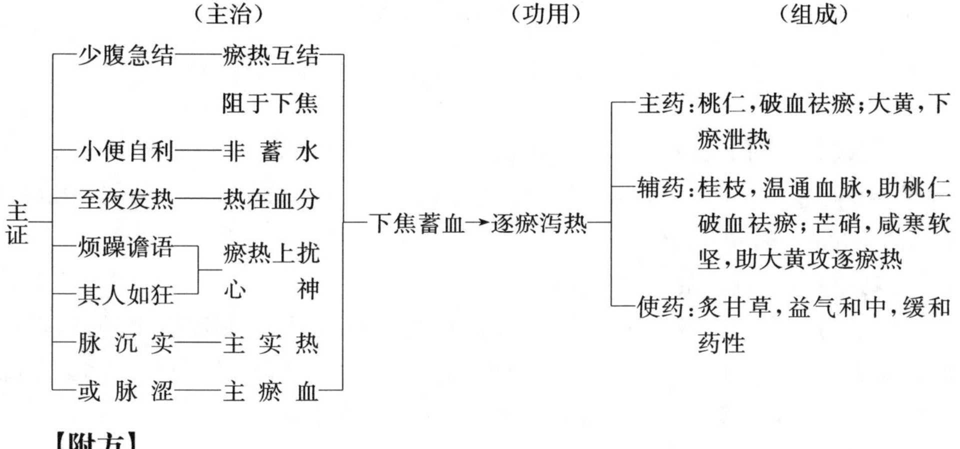

【附方】

方 名	组 成	功 用	主 治
下瘀血汤《金匮要略》	大黄 桃仁䗪虫	泻热逐瘀	瘀血化热,瘀热内结证。产后少腹刺痛,按之有块,或恶露不下,口干舌燥

抵 当 汤

《伤寒论》

【组成】 水蛭熬 虻虫去翅足,熬,各三十只(各4g) 桃仁二十个(5g),去皮尖

大黄三两(9g),酒洗

【功用】 破血下瘀

【主治】 下焦蓄血。症见身热,少腹硬满,小便自利,如狂或发狂,脉沉实

【表析】

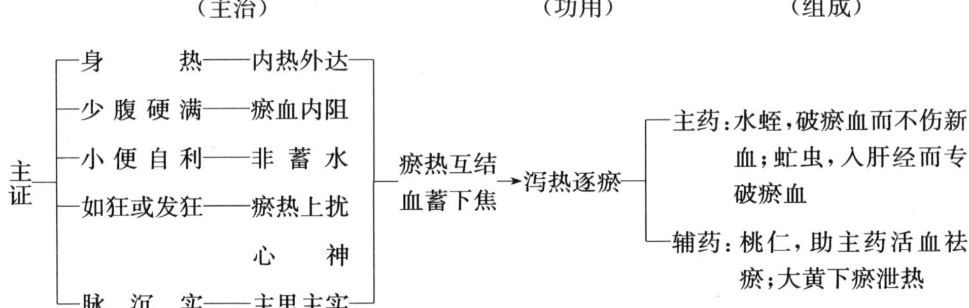

＊＊＊血府逐瘀汤

《医林改错》

【组成】 桃仁三钱(12g) 红花三钱(9g) 当归三钱(9g) 生地黄三钱(9g) 川芎一钱半(5g) 赤芍二钱(6g) 牛膝三钱(9g) 桔梗一钱半(5g) 柴胡一钱(3g) 枳壳二钱(6g) 甘草一钱(3g)

【功用】 活血祛瘀,行气止痛

【主治】 胸中血瘀。症见胸痛、头痛日久不愈,痛如针刺而有定处,唇黯或两目黯黑,或呃逆日久不止,或饮水即呛,干呕,或内热烦闷,或心悸失眠,或急躁善怒,或入暮渐热,舌质黯红,舌有瘀斑或瘀点,脉涩或弦紧

【表析】

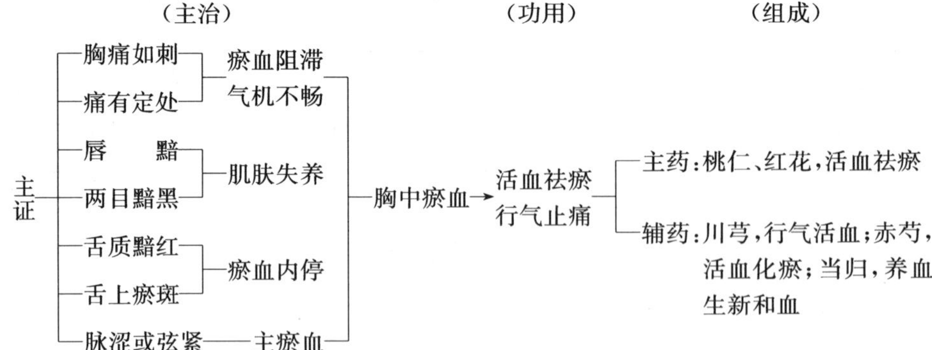

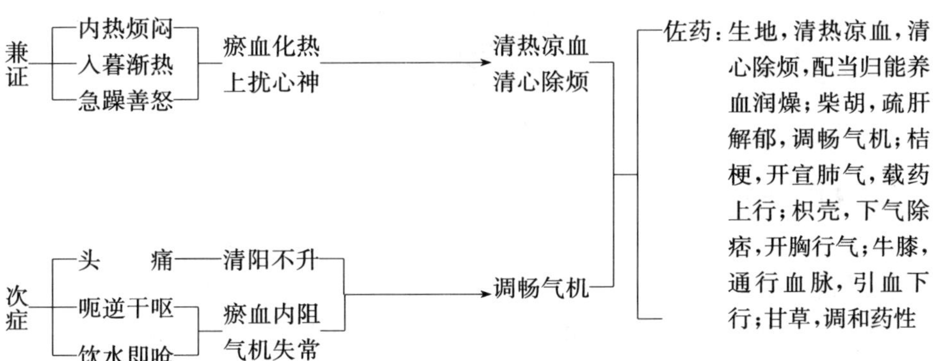

【附方】

方 名	组 成	功 用	主 治
膈下逐瘀汤《医林改错》	灵脂 当归 川芎 桃仁 丹皮 赤芍 乌药 延胡 甘草 香附 红花 枳壳	活血祛瘀 行气止痛	瘀血在膈下，形成积块。症见小儿痞块，或肚腹疼痛，痛处不移，或卧则腹坠似有物者
通窍活血汤《医林改错》	赤芍 川芎 桃仁 红花 老葱 鲜姜 红枣 麝香 黄酒	活血通窍	瘀血阻滞头面，头痛昏晕，或耳聋，脱发，面色青紫，或酒渣鼻，或白癜风，以及妇女干血痨、小儿疳积而见肌肉消瘦、腹大青筋暴露，潮热等
少腹逐瘀汤《医林改错》	小茴香 干姜 玄胡 没药 当归 川芎 官桂 赤芍 蒲黄 灵脂	活血祛瘀 温经止痛	少腹瘀血积块疼痛或不痛，或痛而无积块，或脘腹胀满，或经期腰酸，少腹胀，或月经一月见三、五行，其色或紫或黑，或有块，或崩漏兼少腹疼痛
身痛逐瘀汤《医林改错》	秦艽 川芎 桃仁 红花 甘草 羌活 没药 当归 五灵脂 香附 牛膝 地龙	活血行气 祛瘀通络 通痹止痛	气血痹阻经络，症见肩痛、臂痛，腰痛、腿痛，或周身疼痛，经久不愈

＊＊复元活血汤

《医学发明》

【组成】 柴胡五钱(15g)　瓜蒌根　当归各三钱(各 9g)　红花　甘草　山甲炮,各二钱(各 6g)　大黄酒浸,一两(18g)　桃仁酒浸去皮尖,研如泥,五十个(15g)

【功用】 活血祛瘀,疏脉通络

【主治】 跌打损伤。症见瘀血留于胁下,痛不可忍者

【表析】

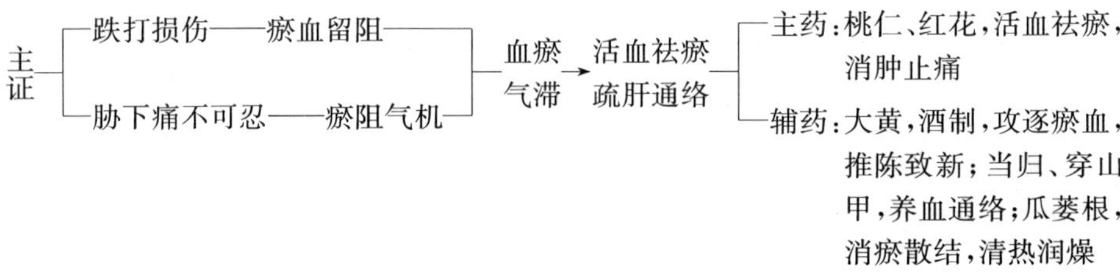

＊丹　参　饮

《时方歌括》

【组成】 丹参一两(30g)　檀香　砂仁各一钱(各 6g)

【功用】 活血祛瘀,行气止痛

【主治】 血瘀气滞之心胃诸痛

【表析】

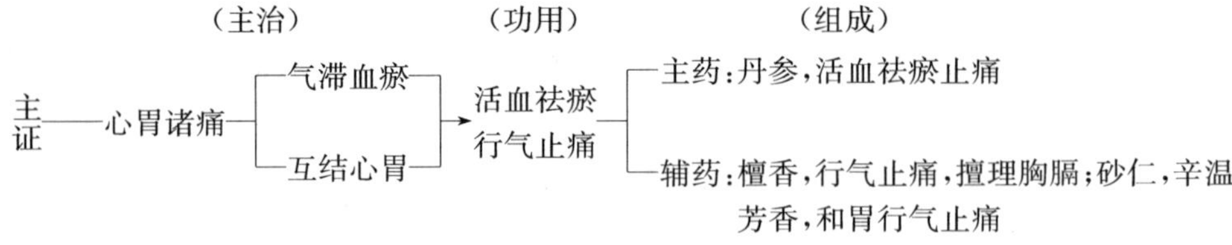

*失 笑 散

《太平惠民和剂局方》

【组成】 五灵脂酒研,淘去砂土 蒲黄炒香,各等分为末(各 6g),黄酒或醋调服

【功用】 活血祛瘀,散结止痛

【主治】 瘀血停滞。症见心腹剧痛,或产后恶露不行,或月经不调,少腹急痛等

【表析】

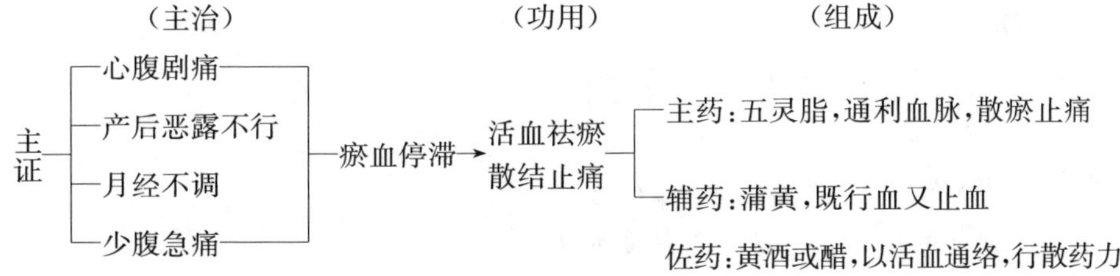

***生 化 汤

《傅青主女科》

【组成】 全当归八钱(24g) 川芎三钱(9g) 桃仁去皮尖,研,十四枚(6g) 干姜炮黑,五分(2g) 甘草炙,五分(2g),黄酒、童便各半煎服

【功用】 活血化瘀,温经止痛

【主治】 胞宫血虚,寒凝血瘀。症见产后恶露不行,小腹冷痛

【表析】

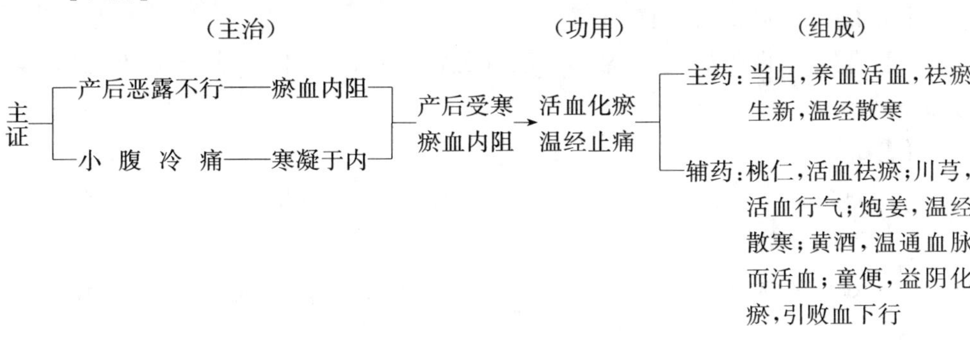

**透　脓　散

《外科正宗》

【组成】 生黄芪四钱(12g)　穿山甲一钱(6g),炒末　川芎三钱(9g)　当归二钱(9g)　皂角针一钱五分(2g)　酒一杯

【功用】 益气养血,托毒溃脓

【主治】 气血不足,痈疮脓成难溃。症见疮痈内已成脓,不易外溃,漫肿无头,或酸胀热痛

【表析】

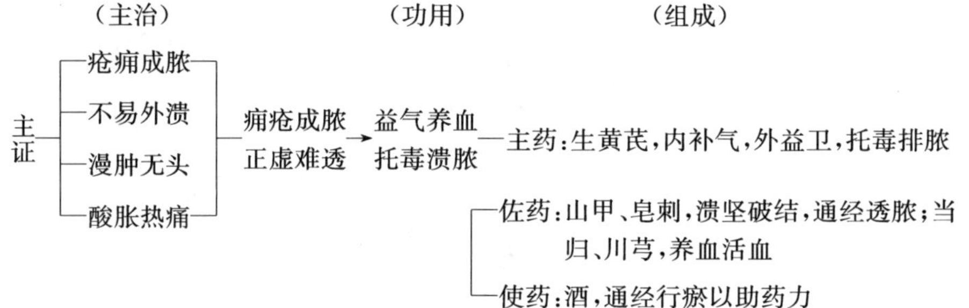

活络效灵丹

《医学衷中参西录》

【组成】 当归五钱(15g)　丹参五钱(15g)　生明乳香五钱(15g)　生明没药五钱(15g)

【功用】 活血祛瘀,通络止痛

【主治】 气血凝滞证。心腹疼痛,或腿臂疼痛,或跌打瘀肿,或内外疮疡,以及癥瘕积聚等

【表析】

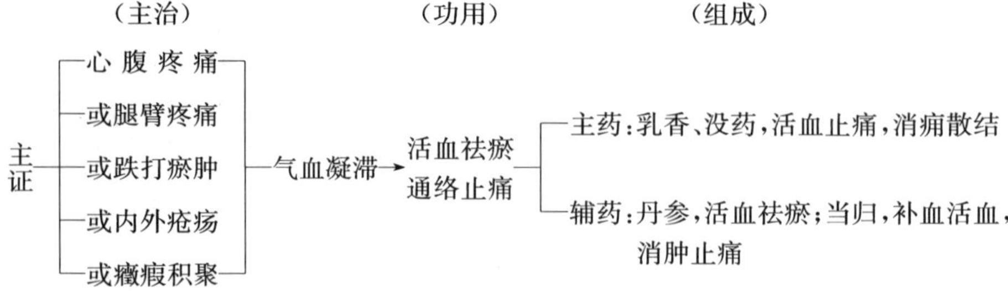

＊＊＊桂枝茯苓丸

《金匮要略》

【组成】 桂枝 茯苓 丹皮 桃仁去皮尖 芍药各等分(各 6g),和蜜为丸

【功用】 活血化瘀,缓消癥块

【主治】 妇人小腹素有癥块,妊娠胎动不安,漏下不止,而见血色紫黑晦黯,腹痛拒按等。舌质紫黯或有瘀点,脉沉涩

【表析】

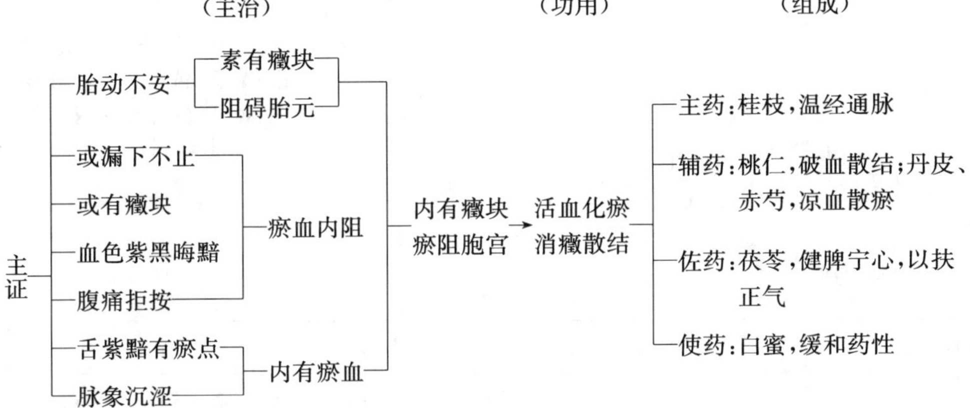

＊鳖甲煎丸

《金匮要略》

【组成】 鳖甲十二分(90g),炙 乌扇炮 黄芩 鼠妇熬 干姜 大黄 桂枝 石韦去毛 厚朴 瞿麦 紫葳 阿胶各三分(各 22g) 柴胡 蜣螂熬各六分(各 45g) 芍药 牡丹去心 䗪虫熬各五分(各 37g) 蜂窠炙,四分(30g) 赤硝十二分(90g) 桃仁二分(15g) 人参 半夏 葶苈各一分(各 7g) (灶下灰,清酒)

【功用】 行气活血,祛湿化痰,软坚消癥

【主治】 疟病日久不愈。症见胁下痞硬有块,成为疟母;以及癥瘕积聚于胁下,腹中疼痛,肌肉消瘦,食少,或有闭经

【表析】

（主治）　（功用）　（组成）

主证：胁下痞硬有块；积为疟母；或癥瘕积聚；腹中疼痛；或经闭 —— 气血不畅与寒热痰湿互结于胁下 —— 行气活血、祛湿化痰、软坚消癥

主药：鳖甲，入肝络，软坚散结

辅药：大黄、赤硝、䗪虫、蜣螂、鼠妇，破血消癥；桃仁、丹皮、紫葳、蜂房，活血化瘀；厚朴、半夏、乌扇，行气消痰散结；桂枝、干姜，温阳通脉

佐药：人参、阿胶，益气养血，补虚；柴胡、黄芩、芍药，和少阳，疏肝气；石韦、瞿麦、葶苈子，利水消胀

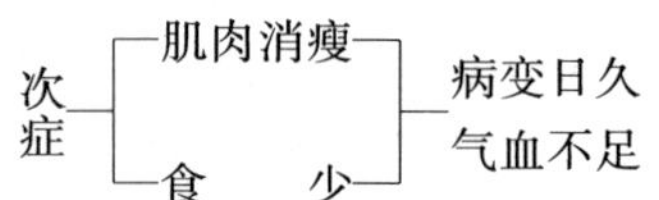

【附方】

方　名	组　成	功　用	主　治
大黄䗪虫丸《金匮要略》	大黄　黄芩　甘草　桃仁　杏仁　芍药　干地黄　干漆　虻虫　水蛭　蛴螬　䗪虫	活血消癥 祛瘀生新	正气虚损，瘀血内停之干血劳。症见形体虚羸，腹满不能饮食，肌肤甲错，两目黯黑，或潮热，妇人经闭不行，舌质紫黯，或边有瘀斑，脉象迟涩。本方药力峻而制服以缓，重在缓消缓散

第二节　止　血　剂

**十　灰　散

《十药神书》

【组成】 大蓟　小蓟　荷叶　侧柏叶　茅根　茜草根　大黄　山栀　棕榈皮　牡丹皮各等分（各9g）　藕汁或萝卜汁或京墨送服

【功用】 凉血止血

【主治】 血热妄行。症见呕血、吐血、咯血、嗽血

【表析】

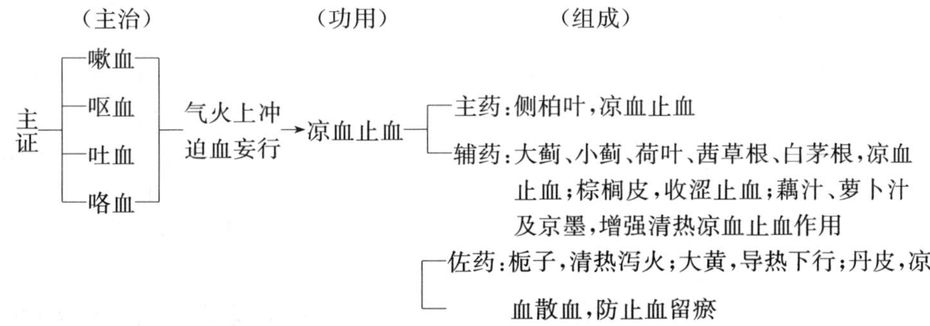

槐 角 丸

《太平惠民和剂局方》

【组成】 槐角去枝梗，炒，一斤（500g） 防风去芦 地榆 当归酒浸一宿，焙 黄芩 枳壳去瓤，麸炒，各半斤（各250g）

【功用】 清肠止血，疏风利气

【主治】 肠风下血，痔疮，脱肛属风邪热毒或湿热者

【表析】

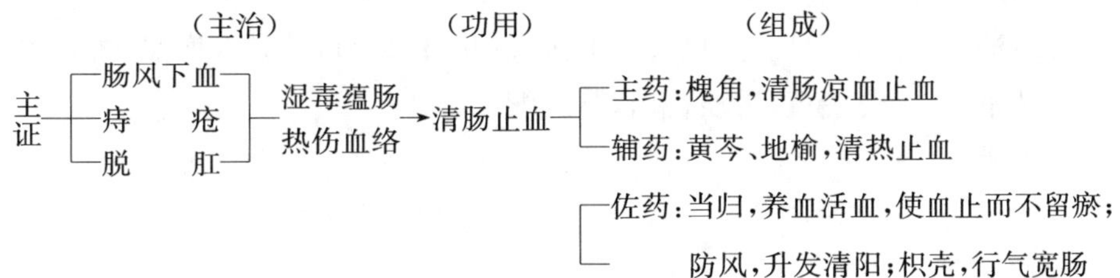

***小 蓟 饮 子

《济生方》

【组成】 生地黄洗，四两（30g） 小蓟半两（15g） 滑石半两（15g） 木通半两（6g） 蒲黄半两（6g），炒 藕节半两（9g） 淡竹叶半两（9g） 当归去芦酒浸，半两（6g） 山栀子半两（9g） 甘草炙，半两（6g）

【功用】 凉血止血，利水通淋

【主治】 下焦瘀热。症见血淋、尿血、尿中带血，小便频数，赤涩热痛，或纯下尿血，舌红脉数

【表析】

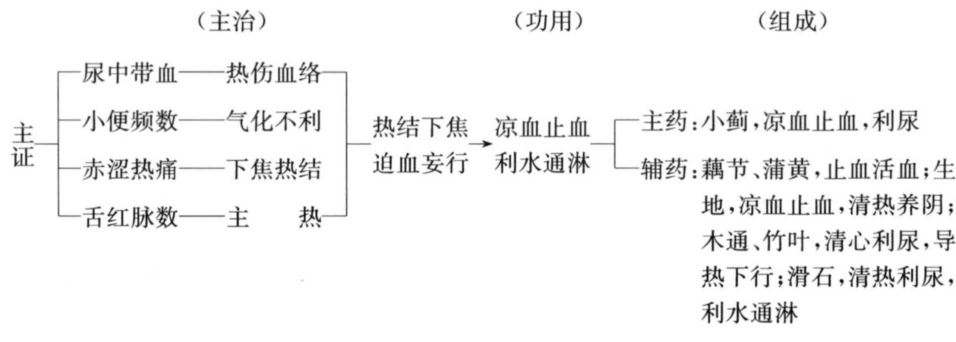

***黄　土　汤

《金匮要略》

【组成】 甘草　干地黄　白术　附子炮　阿胶　黄芩各三两(各9g)　灶心黄土半斤(30g)

【功用】 温阳健脾,养血止血

【主治】 脾阳不足。症见大便下血,或吐血、衄血,及妇人崩漏,而见血色黯淡,四肢不温,面色萎黄,舌淡苔白,脉沉细无力者

【表析】

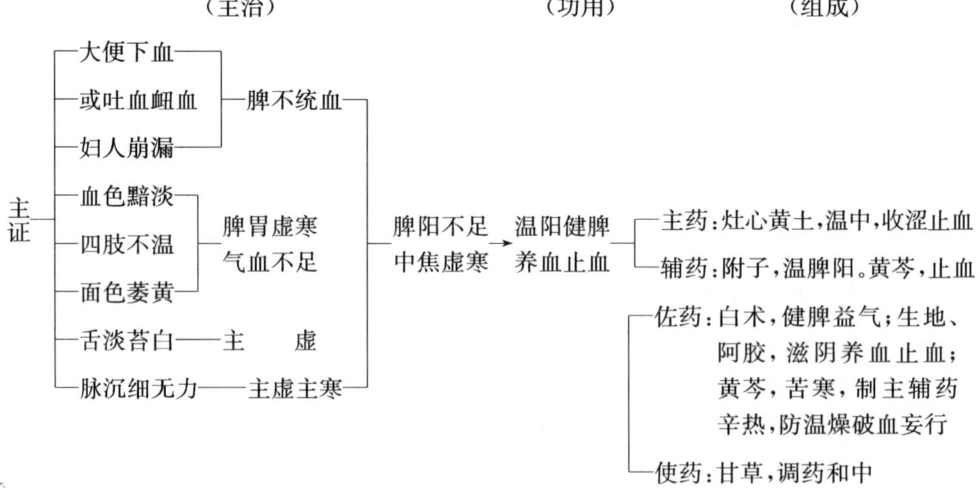

*胶 艾 汤

《金匮要略》

【组成】 川芎二两(6g) 阿胶三两(9g) 艾叶三两(9g) 甘草二两(6g) 当归三两(9g) 芍药四两(12g) 干地黄六两(15g) 清酒三升

【功用】 养血止血,调经安胎

【主治】 妇女冲任虚损所致崩漏下血,月经过多,淋漓不止;产后或流产损伤冲任,下血不绝;或妊娠下血,腹中疼痛者

【表析】

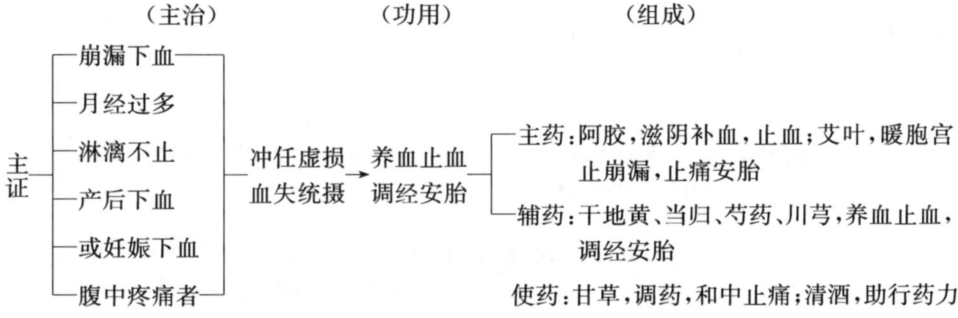

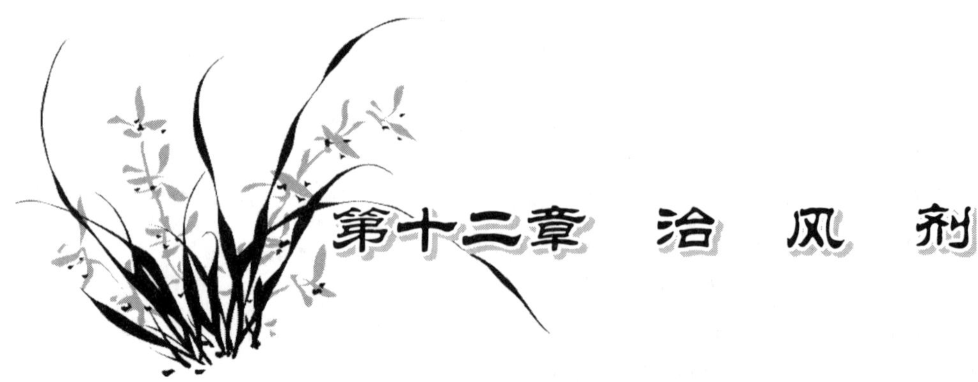

第十二章　治风剂

凡是运用辛散祛风或息风止痉的药物为主组成，具有疏散外风或平息内风的作用，治疗风病的方剂，统称治风剂。

- 概说
  - 适应范围：主要用于治疗风证，风病的范围很广，病情变化比较复杂，概言之，可分为“外风”和“内风”两大类。
    - 风证
      - 外风：头痛、恶风、肌肤瘙痒、肢体麻木、筋骨挛痛、关节屈伸不利，或口眼歪斜，甚则角弓反张等症
      - 内风：眩晕、震颤、四肢抽搐、足废不用、语言謇涩，或猝然昏倒、不省人事、口眼㖞斜、半身不遂等症
  - 立法原则：外风宜疏散，内风宜平息
  - 分类：治风剂
    - 疏散外风——外风证
    - 平息内风——内风证
  - 注意事项
    - 1. 必须辨别风病的属内、属外，分辨其寒、热、虚、实。若属外风，则宜疏散，而不宜平息；属于内风，则宜平息，而切忌辛散
    - 2. 如风邪夹寒、夹热、夹湿、夹痰者，则应与祛寒、清热、化湿、化痰等法配合
    - 3. 外风与内风之间，亦可相互影响，外风可以引动内风；而内风又可兼夹外风，这种错综复杂的证候，立法用方，就得分清主次，全面照顾

第一节 疏散外风剂

***大秦艽汤

《素问病机气宜保命集》

【组成】 秦艽三两(9g) 甘草二两(6g) 川芎二两(6g) 当归二两(6g) 白芍二两(6g) 细辛半两(2g) 羌活 防风 黄芩各一两(各3g) 石膏二两(6g) 白芷一两(3g) 白术一两(3g) 生地一两(3g) 熟地一两(3g) 白茯苓一两(3g) 独活二两(6g)

【功用】 祛风清热,养血活血

【主治】 风邪初中经络。口眼歪斜,舌强不能言语,手足不能运动,风邪散见,不拘一经者

【表析】

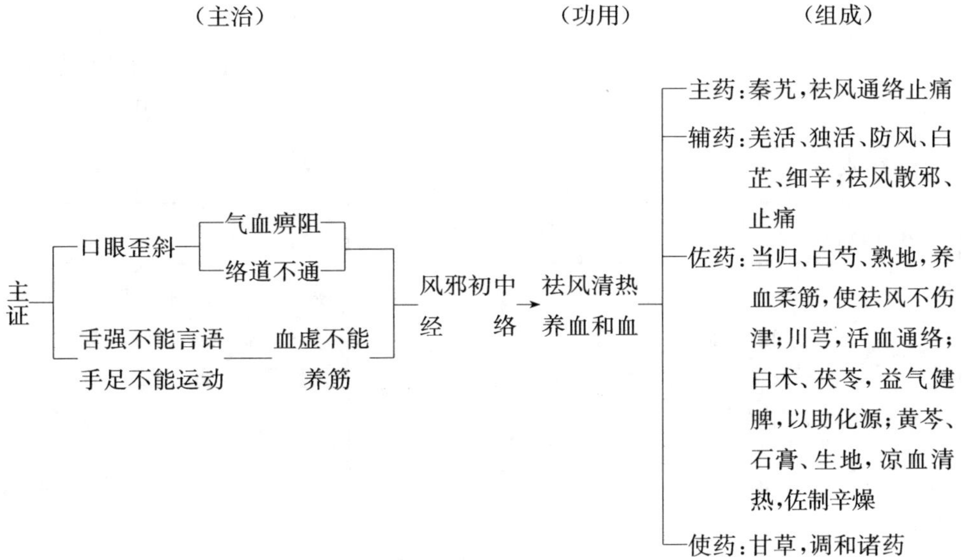

(主治) (功用) (组成)

主证
- 口眼歪斜——气血痹阻、络道不通
- 舌强不能言语、手足不能运动——血虚不能养筋

风邪初中经络→祛风清热 养血和血

- 主药:秦艽,祛风通络止痛
- 辅药:羌活、独活、防风、白芷、细辛,祛风散邪、止痛
- 佐药:当归、白芍、熟地,养血柔筋,使祛风不伤津;川芎,活血通络;白术、茯苓,益气健脾,以助化源;黄芩、石膏、生地,凉血清热,佐制辛燥
- 使药:甘草,调和诸药

***消 风 散

《外科正宗》

【组成】 当归 生地 防风 蝉蜕 知母 苦参 胡麻 荆芥 苍术 牛蒡子 石膏各一钱(各6g) 甘草 木通各五分(各3g)

【功用】 疏风养血，清热除湿

【主治】 风疹、湿疹。皮肤疹出色红，或遍身云片斑点，瘙痒，抓破后渗出津水，苔白或黄，脉浮数有力

【表析】

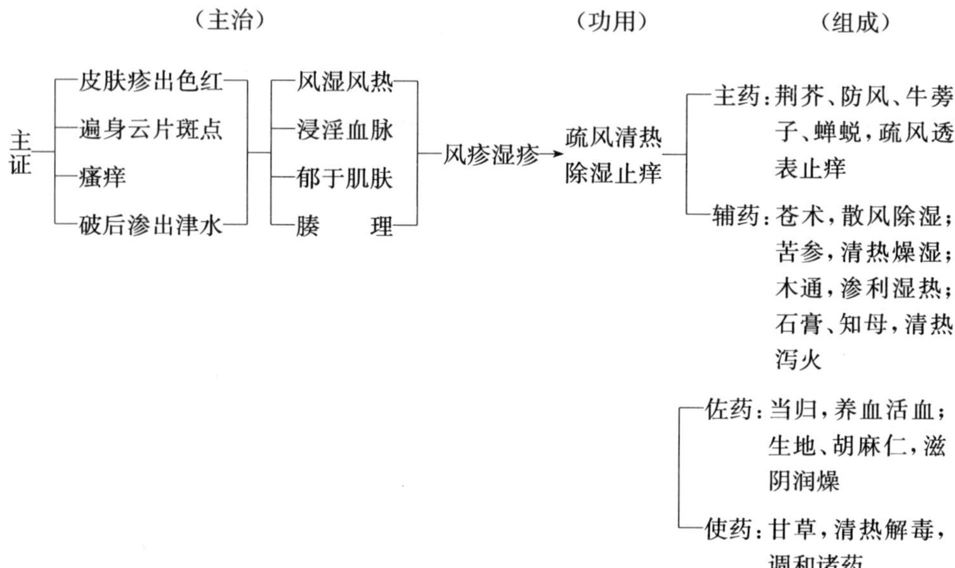

【附方】

方　名	组　成	功　用	主　治
当归饮子《医宗金鉴》	当归　熟地　白芍　川芎　首乌　黄芪　荆芥　防风　白蒺藜　甘草	养血润燥　平肝息风	皮肤干燥，瘙痒无度，夜间为甚，抓痕血痂遍布，心烦急躁，夜寐不安，舌淡红苔白，脉弦细。本方较消风散养血润燥力强

*玉　真　散

《外科正宗》

【组成】 南星　防风　白芷　天麻　羌活　白附子各等分(各6g)　热酒一盅　童便调服

【功用】 祛风化痰，解痉止痛

【主治】　破伤风。牙关紧急，口撮唇紧，身体强直，角弓反张，目斜上视

【表析】

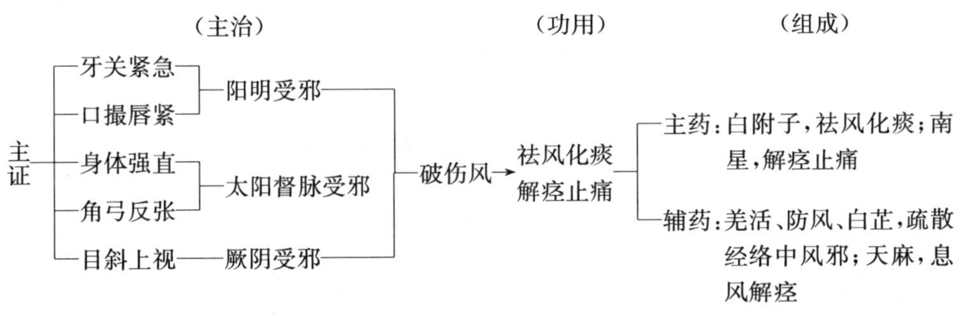

*牵　正　散

《杨氏家藏方》

【组成】　白附子　僵蚕　全蝎去毒，各等分（各9g），并生用　热酒调服

【功用】　祛风化痰止痉

【主治】　中风，口眼歪斜

【表析】

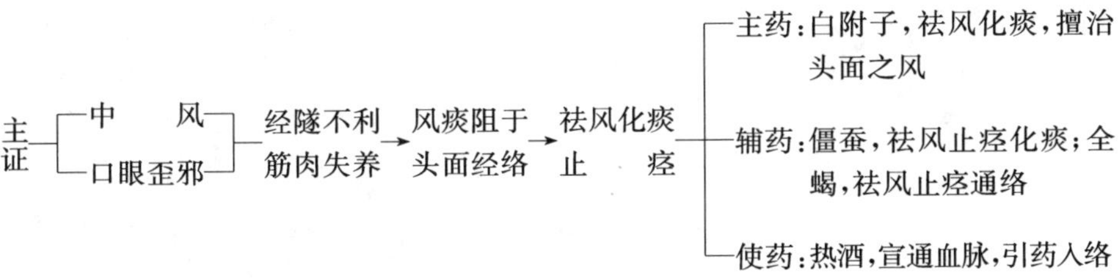

止　痉　散

《方剂学》上海中医学院编

【组成】　全蝎　蜈蚣各等分

【功用】　祛风止痉

【主治】　痉厥，四肢抽搐等。对顽固性头痛、关节痛，本方亦有很好的止痛作用

【表析】

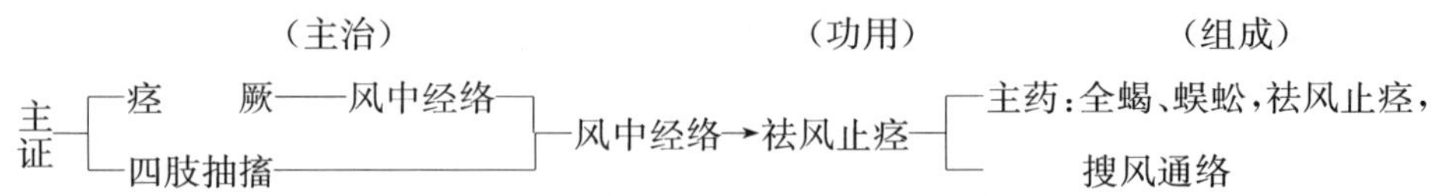

＊＊＊川芎茶调散

《太平惠民和剂局方》

【组成】 川芎　荆芥去梗,各四两(各12g)　白芷　羌活　甘草炙,各二两(各6g)　细辛去芦,一两(3g)　防风去芦,一两半(4.5g)　薄荷不见火,八两(24g)　清茶调服

【功用】 疏风止痛

【主治】 外感风邪头痛。偏正头痛或巅顶作痛,恶寒发热,目眩鼻塞,舌苔薄白,脉浮者

【表析】

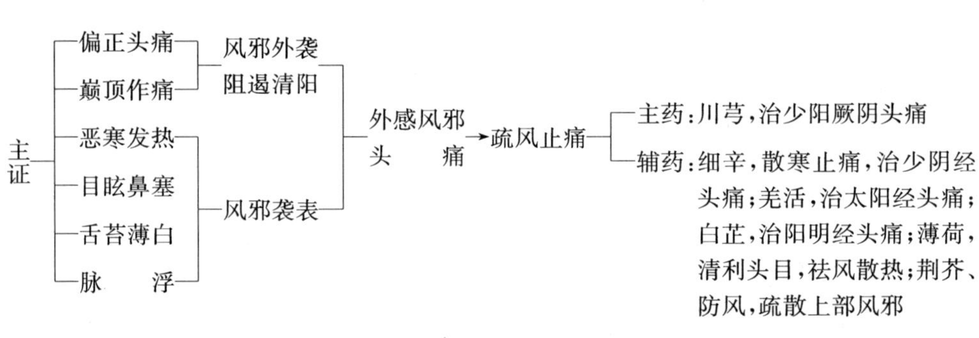

佐药:清茶,上清头目,制风药温燥升散之过

使药:甘草,调和诸药

【附方】

方　名	组　成	功　用	主　治
菊花茶调散《医方集解》	川芎茶调散加菊花、僵蚕	疏风止痛 清利头目	风热上犯,症见头晕目眩及偏正头痛。长于疏风清热止痛

第二节　平息内风剂

*** 羚角钩藤汤

《通俗伤寒论》

【组成】 羚羊角一钱半(4.5g)，先煎　双钩藤三钱(9g)，后入　霜桑叶二钱(6g)　滁菊花三钱(9g)　鲜生地五钱(15g)　生白芍三钱(9g)　川贝母四钱(12g)，去心　淡竹茹鲜刮，与羚羊角先煎代水，五钱(15g)　茯神木三钱(9g)　生甘草八分(3g)

【功用】 凉肝息风，增液舒筋

【主治】 肝热生风证。高热不退，烦闷躁扰，手足抽搐，发为痉厥，甚则神昏，舌绛而干，或舌焦起刺，脉弦而数

【表析】

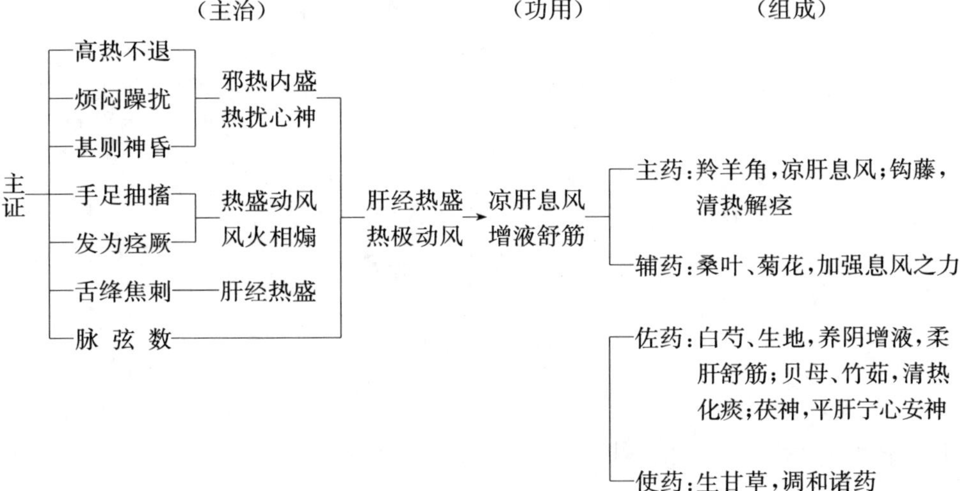

【附方】

方　名	组　成	功　用	主　治
钩藤饮《医宗金鉴》	钩藤　羚羊角　全蝎　人参　天麻　甘草	清热息风 益气解痉	小儿天钓。惊悸壮热，牙关紧闭，手足抽搐，头目仰视。本方兼以益气扶正，虚实兼顾

**天麻钩藤饮

《杂病证治新义》

【组成】 天麻三钱(9g)　钩藤五钱(12g),后下　石决明先煎,八钱(18g)　山栀　黄芩　杜仲各三钱(各9g)　川牛膝四钱(12g)　益母草四钱(9g)　桑寄生八钱(9g)　夜交藤五钱(9g)　朱茯神五钱(9g)

【功用】 平肝息风,清热活血

【主治】 肝阳偏亢,肝风上扰。症见头痛、眩晕、失眠、多梦等

【表析】

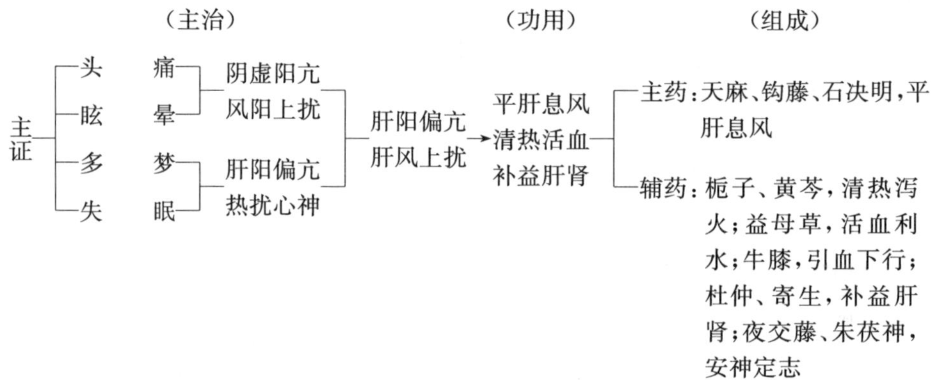

***镇肝熄风汤

《医学衷中参西录》

【组成】 怀牛膝一两(30g)　生赭石轧细,一两(30g)　生龙骨捣碎,五钱(15g)　生牡蛎捣碎,五钱(15g)　生龟板捣碎,五钱(15g)　生杭芍五钱(15g)　玄参五钱(15g)　天冬五钱(15g)　川楝子捣碎,二钱(6g)　生麦芽二钱(6g)　茵陈二钱(6g)　甘草钱半(4.5g)

【功用】 镇肝息风,滋阴潜阳

【主治】 肝阳上亢,肝风内动。症见头目眩晕,目胀耳鸣,脑部热痛,心中烦热,面色如醉,或时常噫气,或肢体渐觉不利,口角渐形歪斜,甚或眩晕颠仆,昏不知人,移时始醒,或醒后不能复原,精神短少,脉长有力者

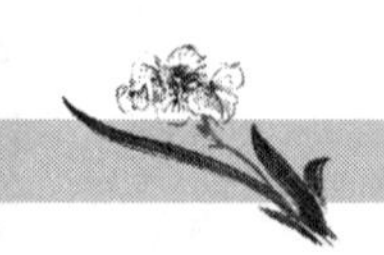

【表析】

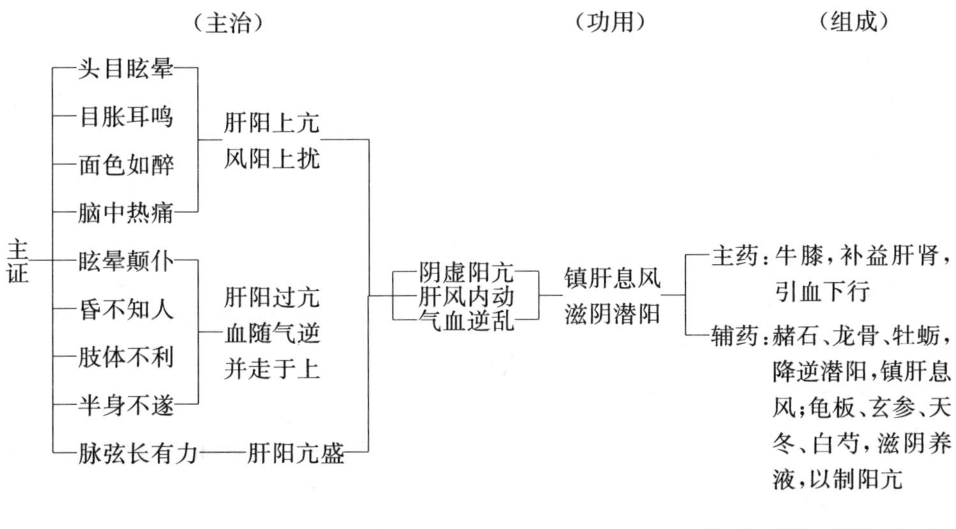

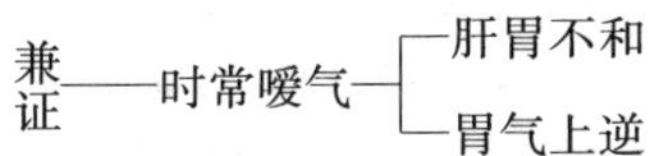

【附方】

方 名	组 成	功 用	主 治
建瓴汤 《医学衷中参西录》	生怀山药 怀牛膝 生赭石 生龙骨 生牡蛎 生地黄 生杭芍 柏子仁	镇肝息风 滋阴安神	肝阳上亢之头目眩晕，心悸健忘，烦躁不宁，失眠多梦，脉弦硬而长

＊＊＊大定风珠

《温病条辨》

【组成】 生白芍六钱(18g) 阿胶三钱(9g) 生龟板四钱(12g) 干地黄六钱

(18g)　麻仁二钱(6g)　五味子二钱(6g)　生牡蛎四钱(12g)　麦冬连心，六钱(18g)　炙甘草四钱(12g)　鸡子黄生，二枚(2个)　鳖甲生，四钱(12g)

【功用】 滋阴息风

【主治】 阴虚风动证。温病后期，神倦瘈疭，脉气虚弱，舌绛苔少，有时时欲脱之势者

【表析】

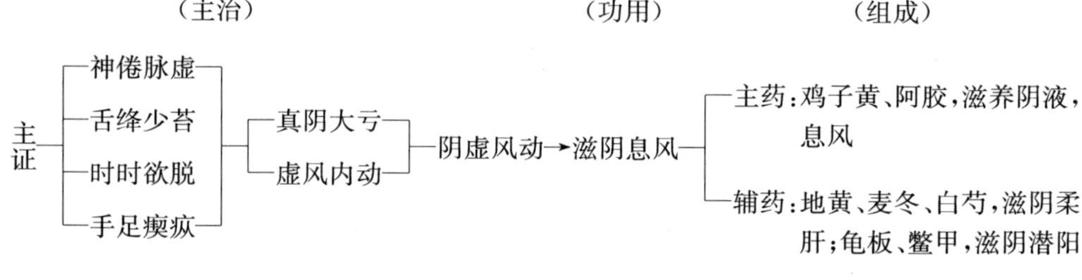

【附方】

方　名	组　成	功　用	主　治
三甲复脉汤《温病条辨》	炙甘草　干地黄　生白芍　麦冬　生牡蛎　阿胶　麻仁　生鳖甲　生龟板	滋阴息风	温病热邪久羁下焦，热深厥甚，脉细促，心中憺憺大动，甚则心中痛者，本方作用偏于滋阴养液
阿胶鸡子黄汤《通俗伤寒论》	陈阿胶　生白芍　络石藤　石决明　双钩藤　大生地　生牡蛎　茯神木　清炙草　鸡子黄	滋阴养血柔肝息风	邪热久羁，阴血不足，虚风内动证。筋脉拘急，手足瘈疭，或头目眩晕，舌绛苔少，脉细数，本方清热息风力较强

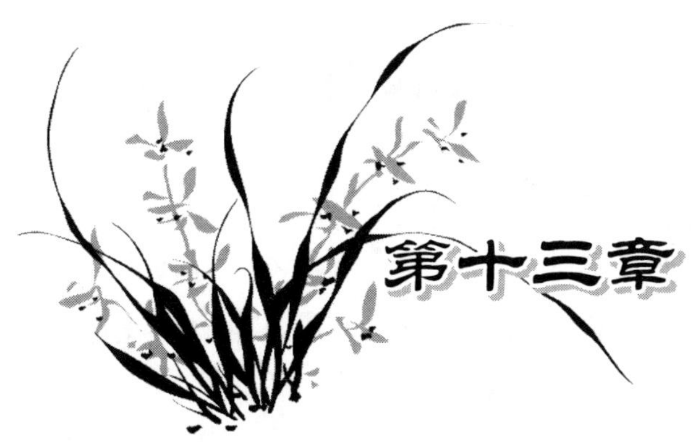

第十三章 祛湿利水剂

凡以祛湿利水药为主组成，具有化湿行水、通淋泄浊作用，治疗水湿病证的方剂，统称祛湿利水剂。

概说

- 适应范围：水湿之证，分内湿与外湿。外湿每因居处潮湿，淋雨涉水，汗出沾衣，而邪从外侵，症见恶寒发热，头胀身痛，肢节酸痛，面目浮肿等。
  内湿每因恣啖生冷，多食肥甘，过饮酒酪，则湿从中生，症见脘腹胀满，呕吐泄利，水肿淋浊，黄疸痿痹等
  - 湿困脾胃证：脘腹胀满，嗳气吞酸，呕吐泄泻，食少体倦
  - 湿热证：湿热外感、湿热内盛、湿热下注所致的湿温、黄疸、热淋、痿痹等
  - 水湿证：水湿壅盛的癃闭、淋浊、水肿、泄泻等症
  - 寒湿证：湿从寒化和阳不化水之痰饮、水肿、痹证以及寒湿脚气等证
  - 水饮里实证：用于悬饮、水肿等水饮壅盛于里之实证
- 立法原则：“坚者削之，客者除之，…… 结者散之，留者攻之”
  水湿证——→祛湿法（和胃化湿，清热祛湿，利水渗湿，温化水湿，逐水）
- 分类：利湿利水剂
  - 和胃化湿——湿困脾胃证
  - 清热祛湿——湿热证
  - 利水渗湿——水湿证
  - 温化水湿——寒湿证
  - 逐水——水饮里实证
- 注意事项：用药多为芳香、渗利之品，易于耗伤阴津，故素体阴虚、病后体弱以及孕妇等，均应慎用

第一节　和胃化湿剂

＊＊＊平　胃　散

《太平惠民和剂局方》

【组成】 苍术去粗皮，米泔浸二日，五斤（15g）　厚朴去粗皮，姜汁制炒香　陈皮去白，各三斤二两（9g）　甘草剉，炒三十两（4g）　生姜二片　大枣二枚

【功用】 燥湿运脾，行气和胃

【主治】 湿滞脾胃。症见脘腹胀满，不思饮食，口淡无味，呕吐恶心，嗳气吞酸，肢体沉重，怠惰嗜卧，常多自利，舌苔白腻而厚，脉缓

【表析】

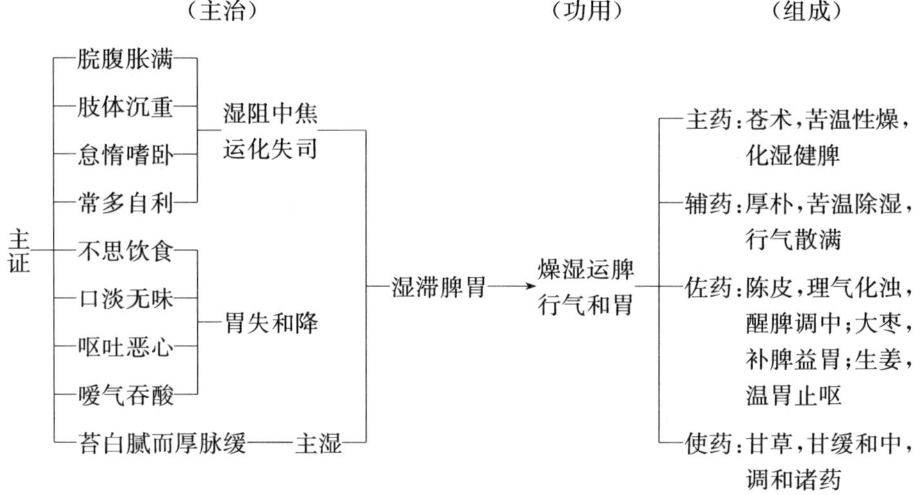

【附方】

方　名	组　成	功　用	主　治
柴平汤《景岳全书》	柴胡　人参　半夏　黄芩　甘草　陈皮　厚朴　苍术	和解少阳　祛湿和胃	湿证一身尽痛，手足沉重，寒热交作，寒多热少，为小柴胡汤合平胃散加减而成

＊＊＊藿香正气散

《太平惠民和剂局方》

【组成】 大腹皮　白芷　紫苏　茯苓去皮，各一两（各3）　半夏曲　白术

陈皮去白　厚朴去粗皮，姜汁炙　苦桔梗各二两(各6g)　藿香去土，三两(9g)　甘草炙，二两半(7.5g)　生姜三片　大枣一枚

【功用】 解表化湿，理气和中

【主治】 外感风寒，内伤湿滞。症见发热恶寒，头痛，胸膈满闷，脘腹疼痛，恶心呕吐，肠鸣泄泻，舌苔白腻，以及山岚瘴气等

【表析】

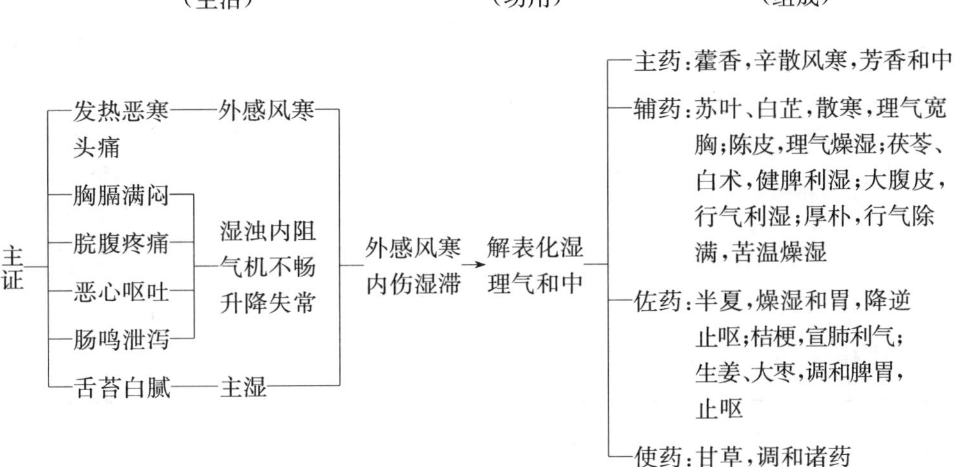

【附方】

方　名	组　成	功　用	主　治
六和汤《医方考》	砂仁　半夏　杏仁　人参　白术　藿香　扁豆　赤茯苓　木瓜　厚朴　甘草	健脾化湿 升清降浊	夏月饮食不调，湿伤脾胃，霍乱吐泻，胸膈痞满。舌苔白滑者，本方以祛湿为主

第二节　清热祛湿剂

***三　仁　汤

《温病条辨》

【组成】 杏仁五钱(15g)　飞滑石六钱(18g)　白通草二钱(6g)　白蔻仁二钱(6g)　竹叶二钱(6g)　厚朴二钱(6g)　生薏苡仁六钱(18g)　半夏五钱(15g)

【功用】 宣畅气机，清利湿热

【主治】 湿温病。症见头痛恶寒，身重疼痛，面色淡黄，胸闷不饥，午后身热，舌白不渴，脉弦细而濡

【表析】

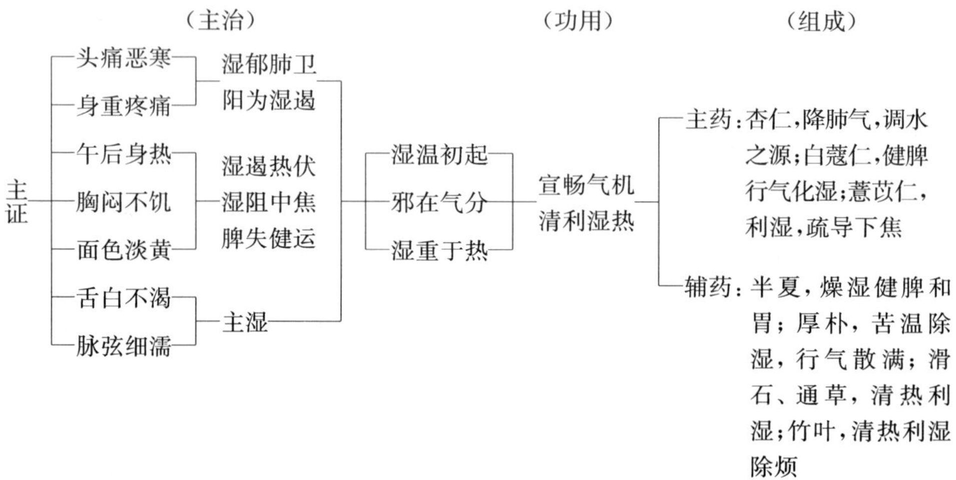

【附方】

方　名	组　成	功　用	主　治
藿朴夏苓汤《感证辑要》	藿香　半夏　赤苓　杏仁　生苡仁　白蔻仁　猪苓　淡豆豉　泽泻　厚朴	解表化湿	湿温病初起，身热恶寒，肢体倦怠，胸闷口腻，舌苔薄白，脉濡缓者，本方表里并治，祛湿同时兼以解散表邪
黄芩滑石汤《温病条辨》	黄芩　滑石　石菖蒲　茯苓皮　猪苓　大腹皮　白蔻仁　通草	清热利湿	湿温证，发热身痛，汗出热解，继而复热，渴不多饮，或不渴，舌苔淡黄而滑，脉缓；本方清热力较强

** 甘露消毒丹

《温热经纬》

【组成】 飞滑石十五两(15g)　绵茵陈十一两(11g)　淡黄芩十两(10g)　石菖蒲六两(6g)　川贝母　木通各五两(各5g)　藿香　射干　连翘　薄荷　白豆蔻各四两(各4g)

【功用】 利湿化浊，清热解毒

【主治】 湿温时疫，邪在气分。症见发热困倦，胸闷腹胀，肢酸咽肿，身黄，颐肿口渴，小便短赤，吐泻，淋浊，舌苔淡白或厚腻或干黄者

【表析】

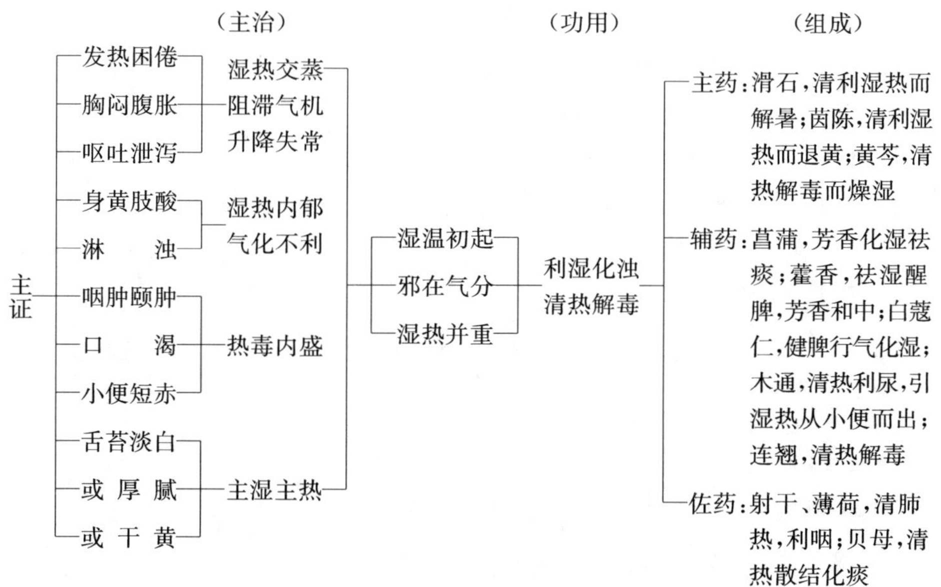

＊＊＊茵陈蒿汤

《伤寒论》

【组成】 茵陈六两(18g)　栀子十四枚(9g)　大黄二两(9g)，去皮

【功用】 清热利湿退黄

【主治】 湿热黄疸。症见一身面目俱黄，鲜亮如橘子色，腹微满，口中渴，小便不利，舌苔黄腻，脉沉数者

【表析】

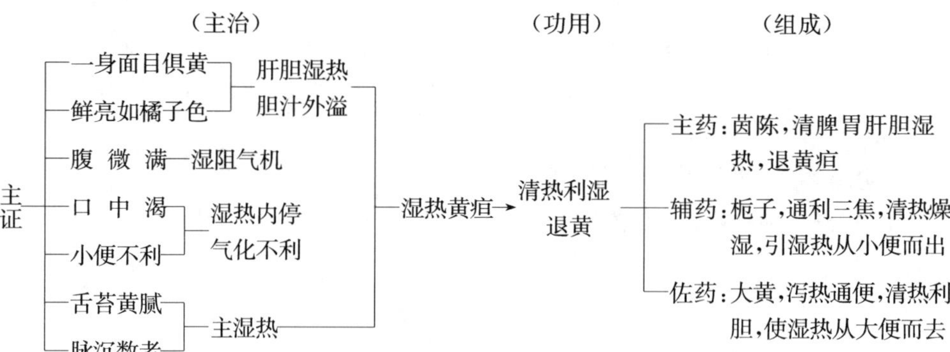

**连朴饮

《霍乱论》

【组成】 制厚朴三钱(6g) 黄连姜汁炒 石菖蒲 制半夏各一钱(各3g) 香豉炒焦 焦山栀各三钱(各9) 芦根二两(60g)

【功用】 清热燥湿,理气化浊

【主治】 湿热霍乱证。症见霍乱呕吐,腹泻腹痛,胸脘痞闷,口渴心烦,小便短赤。舌苔黄腻,脉濡数

【表析】

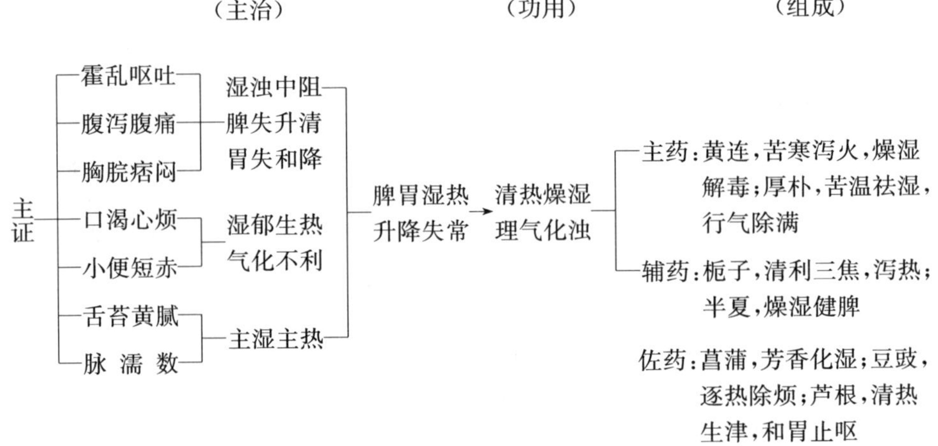

蚕矢汤

《霍乱论》

【组成】 晚蚕砂五钱(15g) 生苡仁 大豆黄卷各四钱(各12g) 陈木瓜三钱(9g) 川连姜汁炒,三钱(9g) 制半夏 黄芩酒炒 通草各一钱(各3g) 焦栀一钱五分(4.5g) 陈吴萸泡淡,三分(1g)

【功用】 清热利湿,升清降浊

【主治】 湿热霍乱,吐泻转筋,口渴烦躁,舌苔黄厚而干,脉濡数

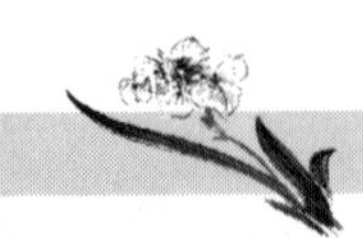

【表析】

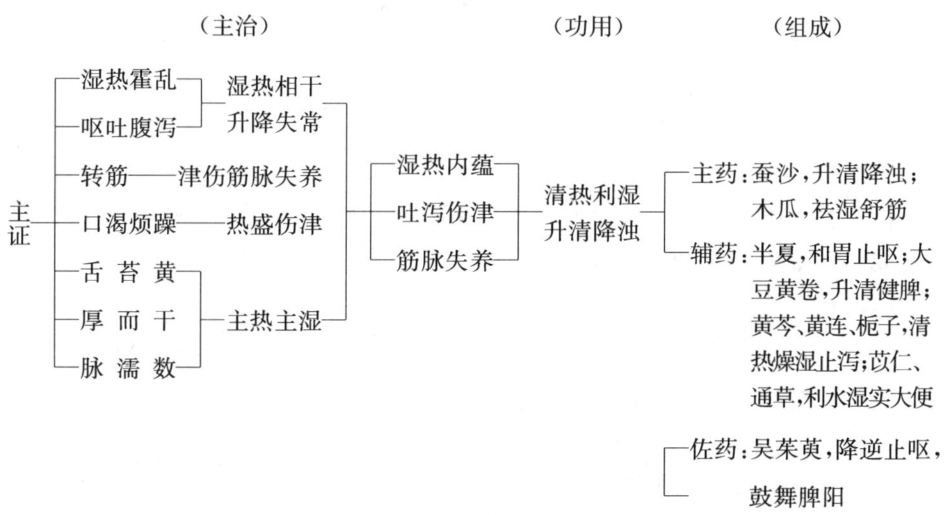

**八　正　散

《太平惠民和剂局方》

【组成】 车前子　瞿麦　萹蓄　滑石　山栀子仁　甘草炙　木通　大黄面裹煨，去面切，焙，各一斤（各9g）　灯心草

【功用】 清热泻火，利水通淋

【主治】 湿热下注之血淋，石淋证。尿频尿急，溺时涩痛，淋漓不畅，尿色浑赤，或有砂石，甚则癃闭不通，小腹急满，口燥咽干，舌苔黄腻，脉滑数

【表析】

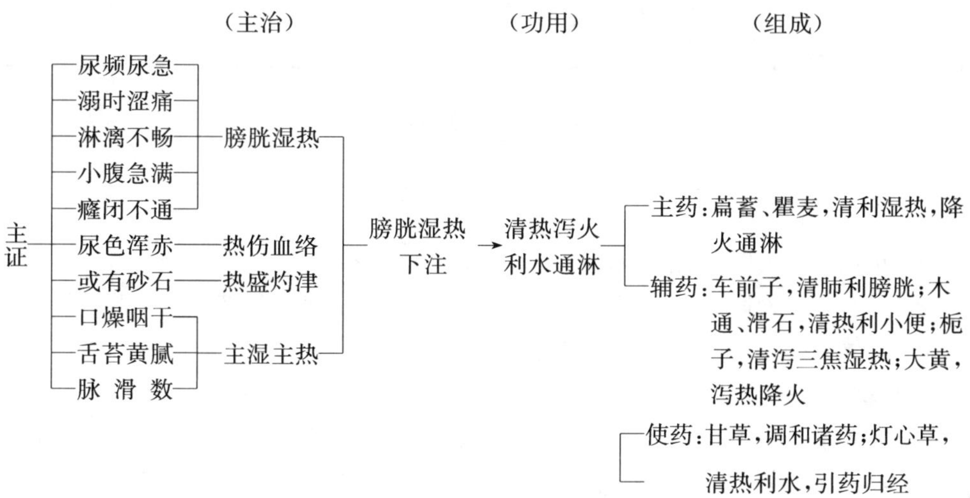

＊二 妙 散

《丹溪心法》

【组成】 黄柏炒　苍术米泔浸，炒(各9g)

【功用】 清热燥湿

【主治】 湿热下注。症见筋骨疼痛，下肢痿软无力，足膝红肿疼痛，或湿热带下或下部湿疮等，小便短赤，舌苔黄腻者

【表析】

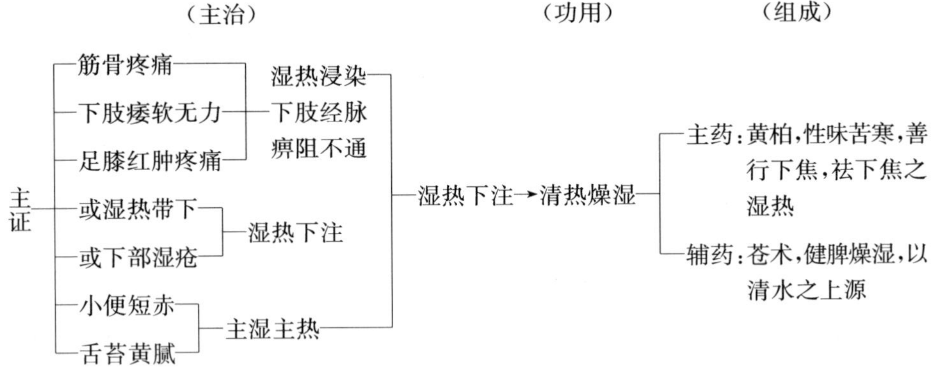

【附方】

方名	组成	功用	主治
三妙丸 《医学正传》	黄柏　苍术 川牛膝	清热燥湿	牛膝能补肝肾，祛风湿，引药下行，专治下焦湿热之两脚麻木，痿软无力
四妙丸 《成方便读》	黄柏　苍术 牛膝　薏苡仁	清热利湿 舒筋壮骨	苡仁能利湿舒筋，故主治湿热下注之痿证

＊当归拈痛汤

《兰室秘藏》

【组成】 白术一钱五分(4.5g)　人参去芦　苦参酒炒　升麻去芦　葛根　苍术各二钱(各6g)　防风去芦　知母酒洗　泽泻　黄芩酒洗　猪苓、当归身各三钱(各9g)　炙甘草、茵陈酒炒　羌活各五钱(各15g)

【功用】 利湿清热，疏风止痛

【主治】 湿热相搏，外受风邪。症见遍身肢节烦痛，或肩背沉重，或脚气肿痛，脚膝生疮，舌苔白腻微黄，脉弦数等

【表析】

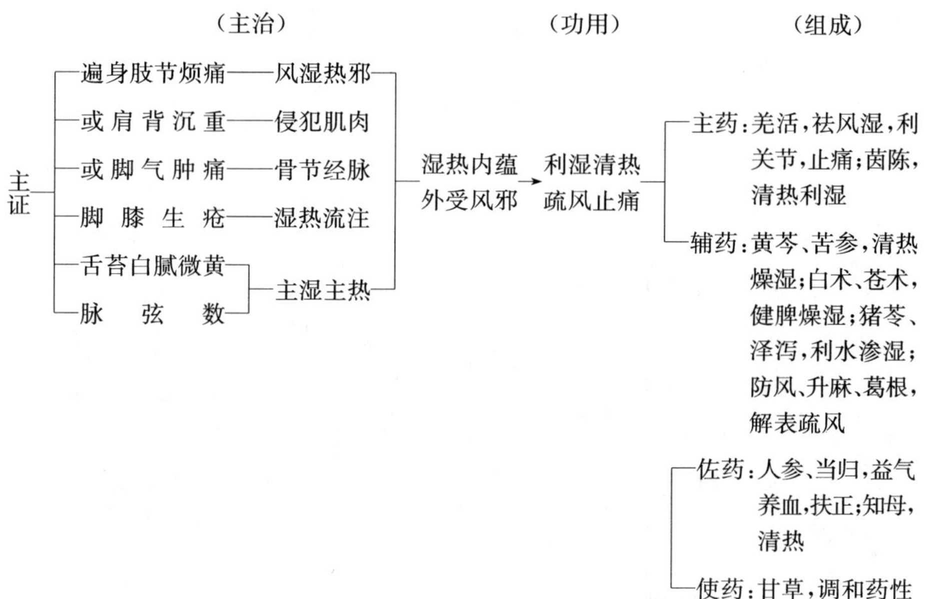

【附方】

方　名	组　成	功　用	主　治
宣痹汤 《温病条辨》	防己　杏仁　滑石　连翘　山栀　薏苡　半夏　晚蚕砂　赤小豆	清热祛湿 通络止痛	湿热痹证。用于湿与热并重，而不兼风邪者

第三节　利水渗湿剂

***五　苓　散

《伤寒论》

【组成】 猪苓十八铢(9g)，去皮　泽泻一两六铢(15g)　白术十八铢(9g)　茯苓十八铢(9g)　桂枝半两(6g)，去皮

【功用】 利水渗湿，温阳化气

【主治】 1. 外有表证，内停水湿。症见头痛发热，烦渴欲饮，或水入即吐，小便不利，舌苔白，脉浮

2. 水湿内停。症见水肿、泄泻、小便不利，以及霍乱吐泻等症

3.痰饮。症见脐下动悸,吐涎沫而头眩,或短气而咳者

【表析】

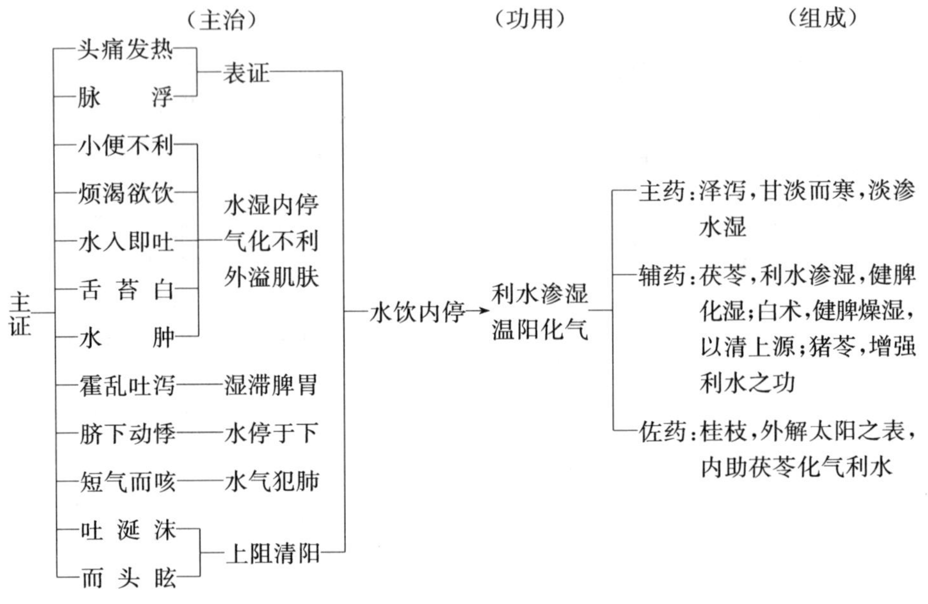

【附方】

方 名	组 成	功 用	主 治
四苓散《明医指掌》	白术 茯苓 猪苓 泽泻	渗湿利水	内伤饮食有湿,小便赤少,大便溏泄
茵陈五苓散《金匮要略》	茵陈蒿末 五苓散	利湿退黄	湿热黄疸,湿多热少,小便不利等症
胃苓汤《丹溪心法》	五苓散 平胃散各半	祛湿和胃行气利水	夏秋之间,脾胃伤冷,水谷不分,泄泻不止

**猪苓汤

《伤寒论》

【组成】 猪苓去皮 茯苓 泽泻 阿胶 滑石碎,各一两(各 10g)

【功用】 利水清热养阴

【主治】 水热互结。症见小便不利,发热,口渴欲饮,心烦不寐,或咳嗽,或呕恶、下利,舌红、苔白或微黄,脉细数

【表析】

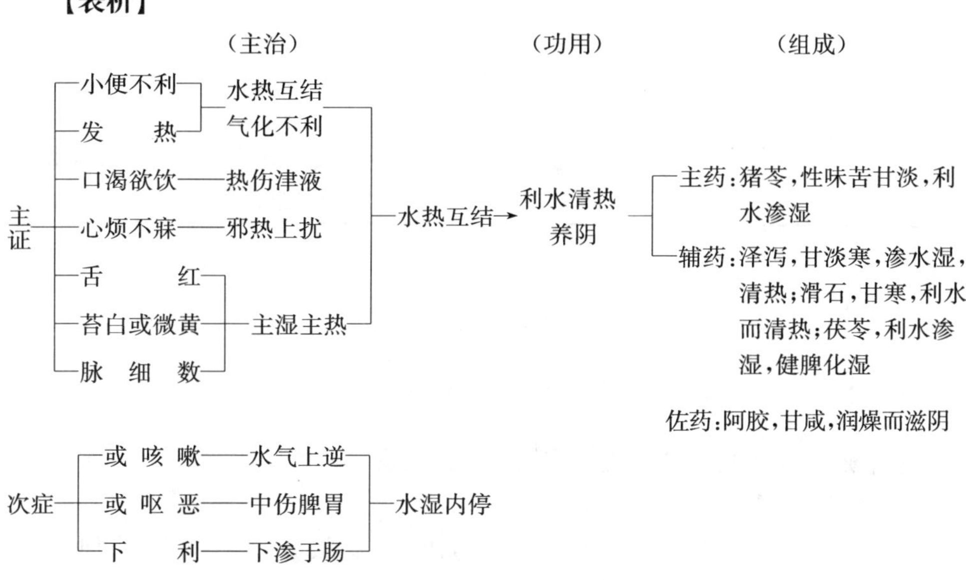

***防己黄芪汤

《金匮要略》

【组成】 防己一两（12g）　黄芪一两一分（15g）去芦　甘草半两炒（6g）　白术七钱半（9g）　生姜四片　大枣一枚

【功用】 益气祛风，健脾利水

【主治】 风水或风湿。症见汗出恶风，身重，小便不利，舌淡苔白，脉浮

【表析】

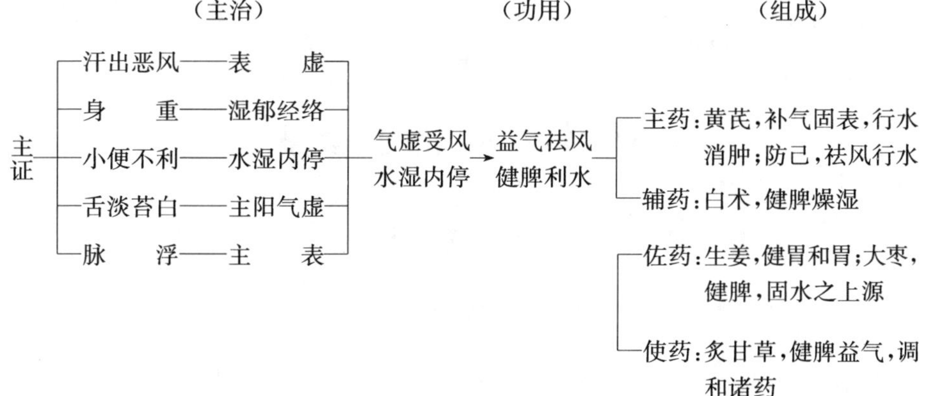

【附方】

方　名	组　成	功　用	主　治
防己茯苓汤《金匮要略》	防己　黄芪　桂枝　茯苓　甘草	益气通阳利水	皮水,四肢肿,水气在皮肤中,四肢聂聂动者。乃卫阳不足,水湿郁于肌肤所致

*五　皮　散

《华氏中藏经》

【组成】 生姜皮　桑白皮　陈橘皮　大腹皮　茯苓皮各等分(各9g)

【功用】 利湿消肿,理气健脾

【主治】 皮水。症见一身悉肿,肢体沉重,心腹胀满,上气喘急,小便不利,以及妊娠水肿等,苔白腻,脉沉缓

【表析】

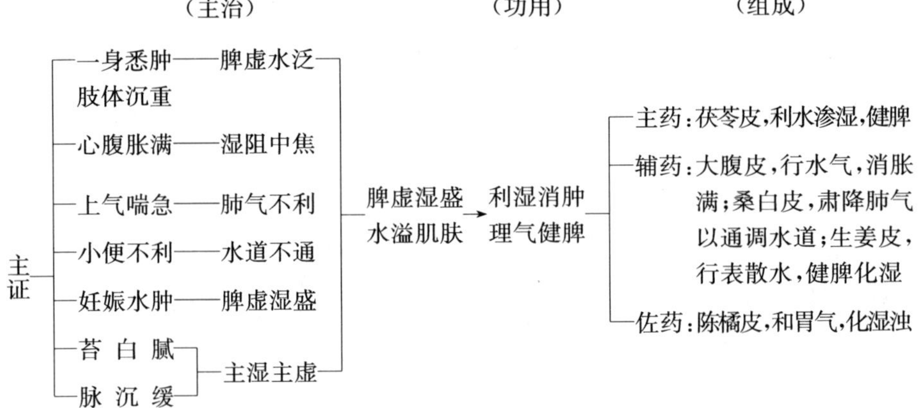

第四节　温化水湿剂

**苓桂术甘汤

《伤寒论》

【组成】 茯苓四两(12g)　桂枝三两(9g)　白术二两(9g)　甘草炙二两(6g)

【功用】 温化痰饮,健脾利湿

【主治】　痰饮病。症见胸胁支满，目眩心悸，或短气而咳，舌苔白滑，脉弦滑者

【表析】

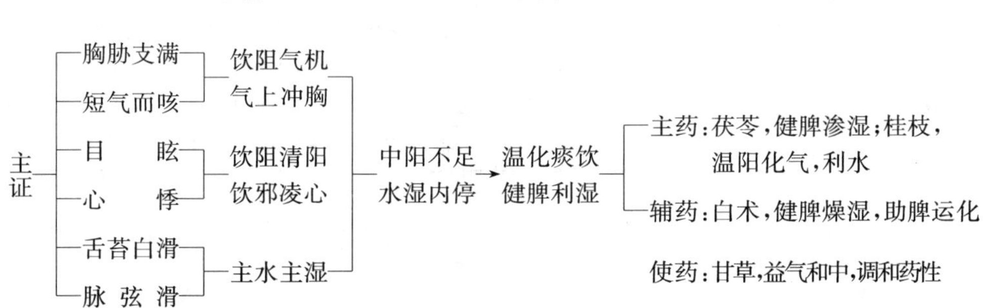

***真　武　汤

《伤寒论》

【组成】　茯苓三两(9g)　芍药三两(9g)　白术二两(6g)　生姜三两(9g)　附子炮去皮，一枚(9g)，破八片

【功用】　助阳利水

【主治】　阳虚水泛证。畏寒肢厥，小便不利，心悸不安，头目眩晕，身体筋肉瞤动，站立不稳，四肢沉重疼痛，腰以下为甚。舌苔白滑，脉沉细

【表析】

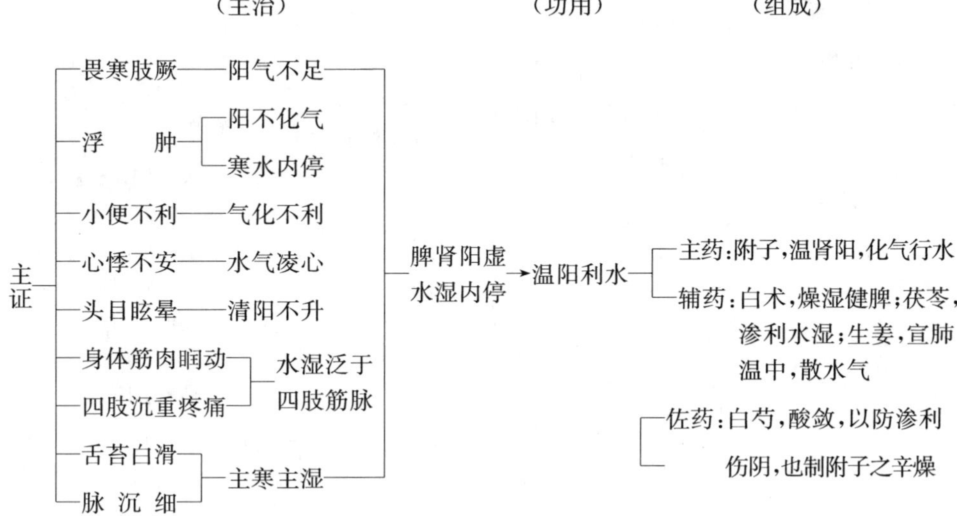

【附方】

方　名	组　成	功　用	主　治
附子汤 《伤寒论》	附子　茯苓 人参　白术 芍药	温经助阳 祛寒除湿	虽仍以附子为君，但以白术为臣，两者配伍，附子温经助阳，白术燥湿健脾，组成祛寒湿之剂，主治寒湿所致的痹证，症见身体骨节疼痛，恶寒肢冷，舌苔白，脉沉无力等

***实　脾　散

《世医得效方》

【组成】 厚朴去皮，姜制　白术　木瓜去瓤　木香不见火　草果仁　大腹子　附子炮去脐　白茯苓去皮　干姜炮，各一两(各 6g)　甘草炙，半两(3g)　生姜五片　大枣一枚

【功用】 温阳健脾，行气利水

【主治】 阳虚水肿。症见身半以下肿甚，手足不温，口中不渴，胸腹胀满。大便溏薄，舌苔厚腻，脉沉迟者

【表析】

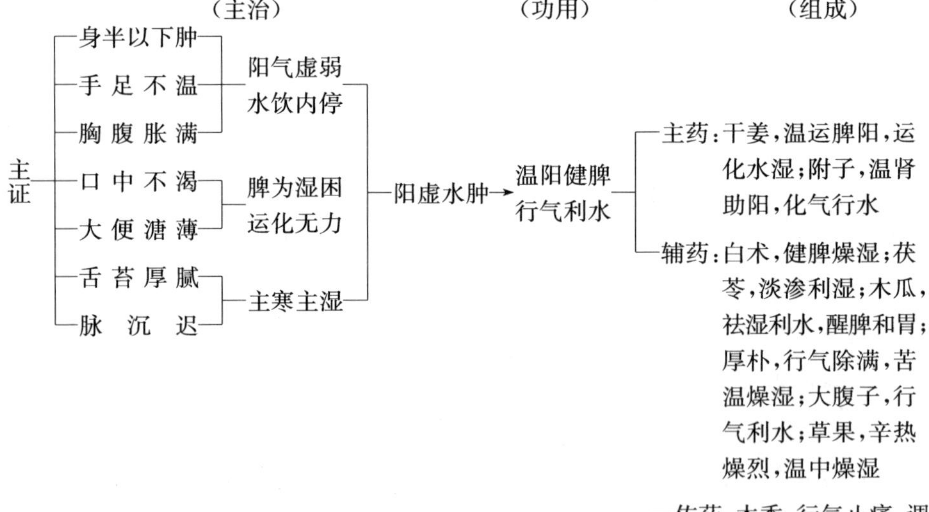

鸡鸣散

《证治准绳》

【组成】 苏叶三钱(3g)　吴萸三钱(3g)　桔梗　生姜各半两(各5g)　木瓜　橘皮各一两(各9g)　槟榔七枚(15g)

【功用】 温化寒湿,行气降浊

【主治】 湿脚气。足胫肿重无力,麻木冷痛,不能行走,恶寒发热,或挛急上冲,甚至胸闷泛恶。也用于风湿流注,脚足痛不可忍,筋脉浮肿

【表析】

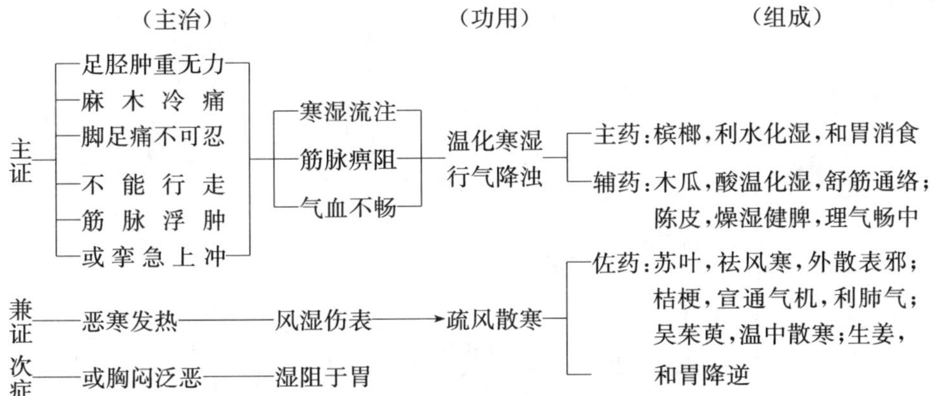

** 萆薢分清饮

《丹溪心法》

【组成】 益智　川萆薢　石菖蒲　乌药各等分(各9g)　食盐一捻

【功用】 温暖下元,利湿化浊

【主治】 虚寒白浊。小便频数,浑浊不清,或白如米泔,凝如膏糊,舌淡苔白,脉沉

【表析】

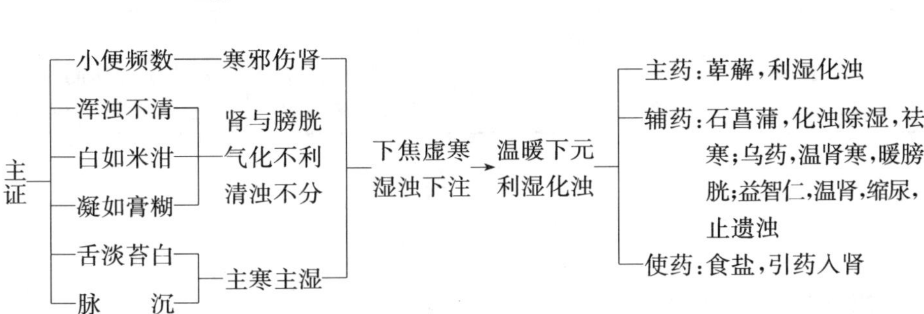

第五节　攻逐利水剂

***十　枣　汤

《伤寒论》

【组成】 大枣十枚　甘遂　大戟　芫花熬，各等分

【功用】 攻逐水饮

【主治】 1. 悬饮。症见咳唾胸胁引痛，心下痞硬，干呕短气，头痛目眩；或胸背掣痛不得息，舌苔滑，脉沉弦者

2. 水肿。一身悉肿，以身半以下为重，腹胀喘满，二便不利

【表析】

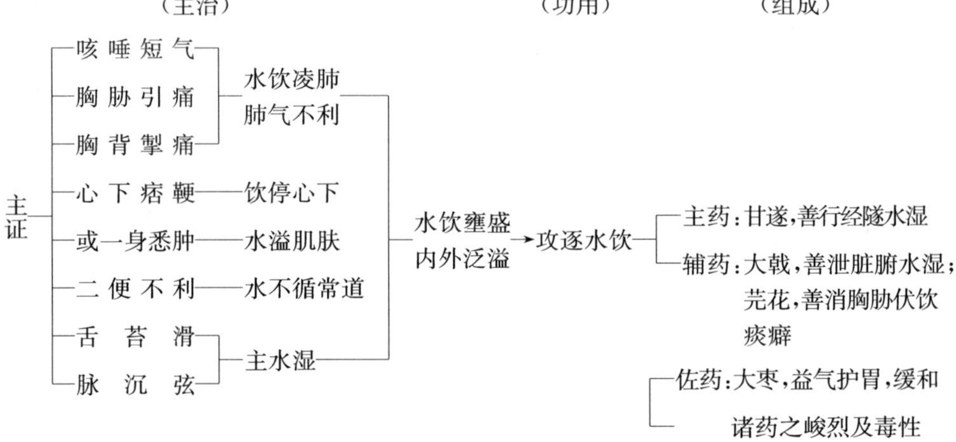

【附方】

方　名	组　成	功　用	主　治
控涎丹 《三因极一病证方论》	甘遂　大戟 白芥子	涤痰逐饮	痰饮停聚胸胁，流注肢体筋骨所致的颈项、胸背、腰胯等部位的引痛

**舟　车　丸

《景岳全书》

【组成】 黑丑研末，四两(120g)　甘遂面裹煨　芫花　大戟俱醋炒，各一两

(各30g) 大黄二两(60g) 青皮 陈皮 木香 槟榔各五钱(各15g) 轻粉一钱(3g)

【功用】 行气逐水

【主治】 水肿水胀，形气俱实。症见水肿，口渴，气粗，腹坚，大小便秘，脉沉数有力

【表析】

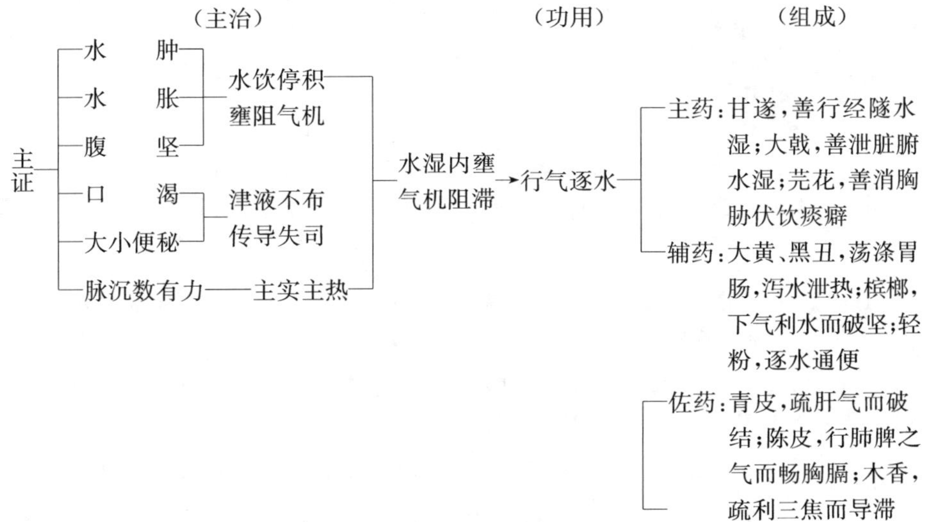

疏凿饮子

《济生方》

【组成】 羌活(9g) 秦艽(9g) 商陆(6g) 槟榔(9g) 大腹皮(15g) 茯苓皮(15g) 生姜皮(15g) 椒目(9g) 木通(12g) 泽泻(12g) 赤小豆(15g)等分

【功用】 泻下逐水，疏风发表

【主治】 水湿壅盛。遍身水肿，气喘，口渴，二便不利

【表析】

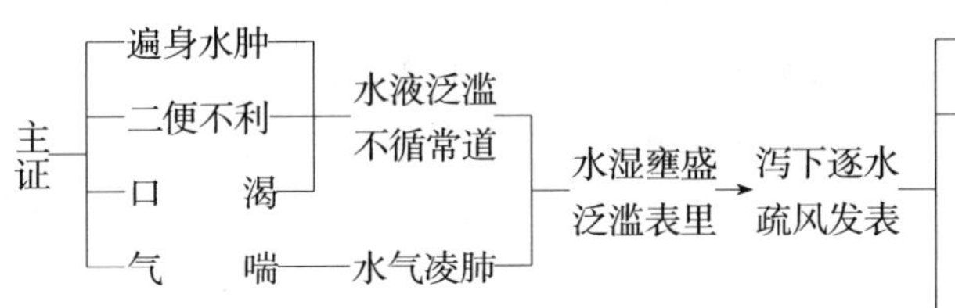

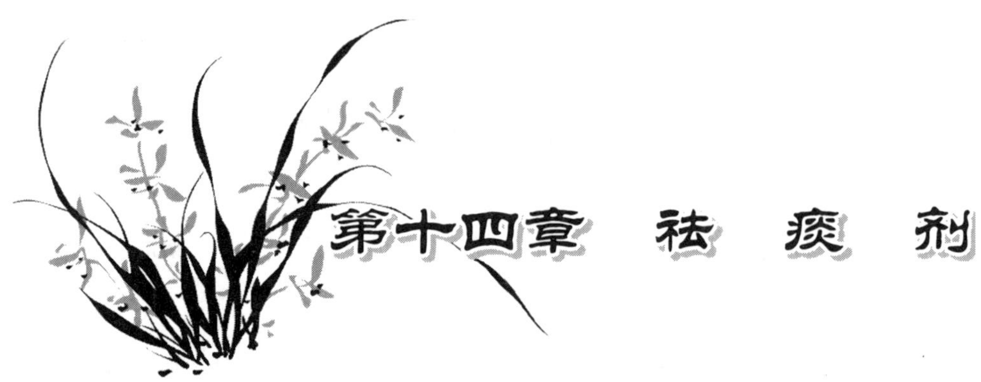

第十四章 祛痰剂

凡以祛痰药为主组成，具有消除痰饮作用，治疗各种痰证的方剂，统称为祛痰剂。

- 概说
  - 适应范围：各种痰证。如咳嗽喘促，头痛眩晕，胸痹呕吐，中风痰厥，癫狂惊痫，以及痰核瘰疬等
    - 痰证
      - 湿痰证：痰多易咳，胸脘痞闷，呕恶眩晕，肢体困倦，舌苔白腻或白滑，脉缓或滑
      - 热痰证：咳嗽痰黄、黏稠难咳、舌红苔黄腻，脉滑数；或为癫狂瘰疬
      - 寒痰证：咳嗽，吐痰清稀，胸满，舌淡苔白滑，脉沉迟；口中自觉有冷气，身寒手足不温，大便溏泄
      - 风痰证：多由肝风内动夹痰上扰所致，症见眩晕头痛，或发癫痫，甚则昏厥，不省人事
  - 立法原则：“坚者削之，客者除之，…… 结者散之，留者攻之”
    - 痰证 ——→ 祛痰法（燥湿化痰，清热化痰，温化寒痰，化痰息风）
  - 分类：祛痰剂
    - 燥湿化痰——湿痰证
    - 清热化痰——热痰证
    - 温化寒痰——寒痰证
    - 化痰息风——风痰证
  - 注意事项
    - 1. 要辨清寒热燥湿的不同性质，不可盲目使用
    - 2. 有咳血倾向者，不宜用燥烈之品，以防大量咯血
    - 3. 表邪未解或痰多者，当慎用滋润之品，以防壅滞留邪

第一节 燥湿化痰剂

***二 陈 汤

《太平惠民和剂局方》

【组成】 半夏汤洗，七次 橘红各五两(各15g) 白茯苓三两(9g) 甘草炙，一两半(4.5g) 生姜七片 乌梅一个

【功用】 燥湿化痰，理气和中

【主治】 湿痰咳嗽。症见痰多色白易咳，胸膈痞闷，恶心呕吐，肢体困倦或头眩心悸，舌苔白润，脉滑

【表析】

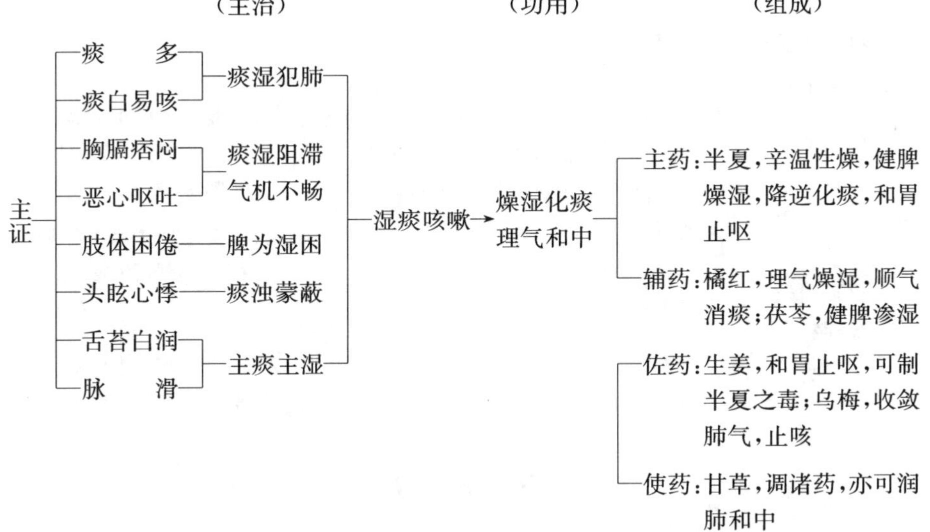

【附方】

方 名	组 成	功 用	主 治
导痰汤《济生方》	半夏 天南星 橘红 枳实 赤茯苓 甘草	燥湿祛痰 行气开郁	一切痰厥，头痛，头目眩晕，喘急咳嗽，涕唾稠黏，不思饮食，胸膈痞满，胁肋胀满，痰饮留积不散，坐卧不安。长于豁痰行气
涤痰汤《证治准绳》	南星 半夏 甘草 橘红 石菖蒲 人参 茯苓 枳实 竹茹	涤痰开窍	舌强不能言，中风痰迷心窍

***温　胆　汤

《三因极一病证方论》

【组成】 半夏　竹茹　枳实面炒，各二两（各6g）　陈皮二两（9g）　甘草一两（3g），炙　茯苓一两半（4.5g）　生姜五片枣一枚

【功用】 理气化痰，清胆和胃

【主治】 胆胃不和，痰热内扰。症见虚烦不眠，或呕吐呃逆，以及惊悸不宁，癫痫等证，苔腻微黄，脉弦滑

【表析】

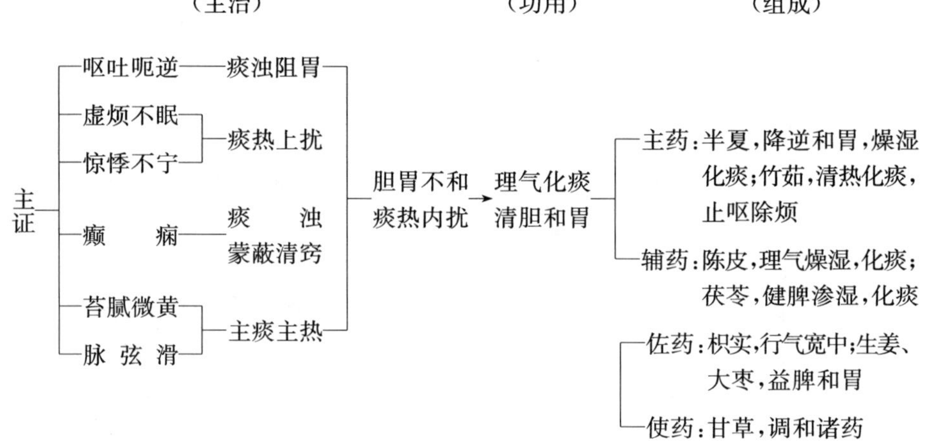

*茯　苓　丸

《是斋百一选方》

【组成】 半夏二两（12g）　茯苓一两（6g）　枳壳麸炒去瓤，半两（3g）　风化朴硝一分（1g）　生姜取汁为丸

【功用】 燥湿行气，软坚化痰

【主治】 痰停中脘证。两臂疼痛，手不得上举，或左右时复转移，或两手疲软，或四肢浮肿，舌苔白腻，脉沉细或弦滑等

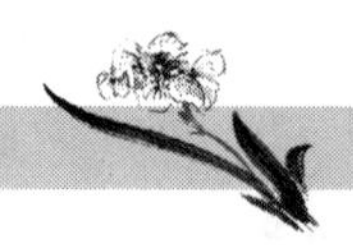

【表析】

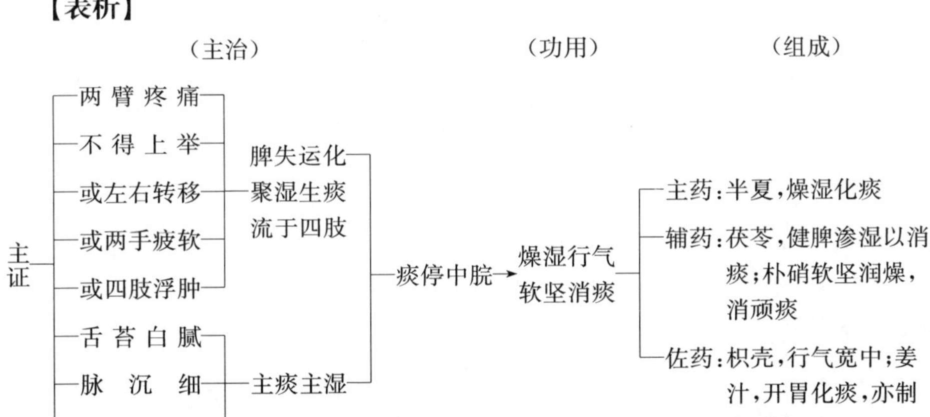

第二节 清化热痰剂

＊＊＊清气化痰丸

《医方考》

【组成】 瓜蒌仁去油 陈皮去白 黄芩酒炒 杏仁去皮尖 枳实麸炒 茯苓各一两（各6g） 胆南星 半夏各一两半（各9g）

【功用】 清热化痰，理气止咳

【主治】 痰热内结。症见咳嗽痰黄，咳之不爽，胸膈痞满，甚则气急呕恶，舌质红，苔黄腻，脉滑数

【表析】

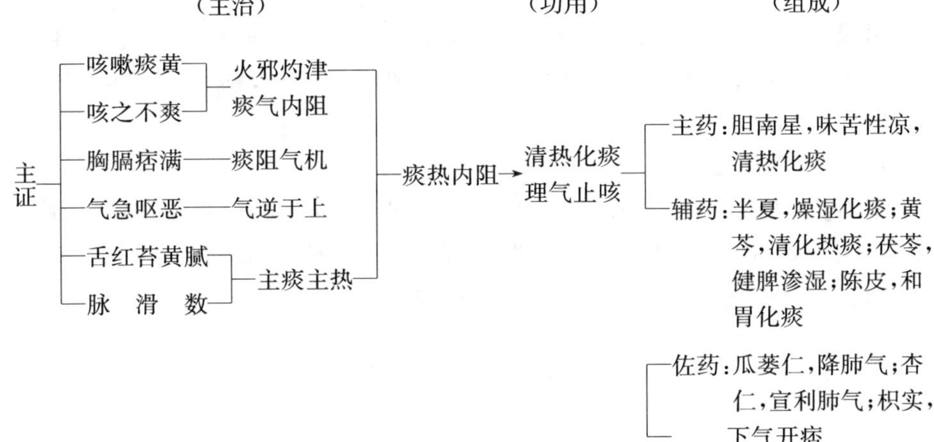

**小陷胸汤

《伤寒论》

【组成】 黄连一两(6g)　半夏洗,半升(12g)　瓜蒌实大者一枚(20g)

【功用】 清热涤痰,宽胸散结

【主治】 痰热互结。症见心下痞满,按之疼痛,或咳吐黄痰,胸脘烦热,舌苔黄腻,脉滑数

【表析】

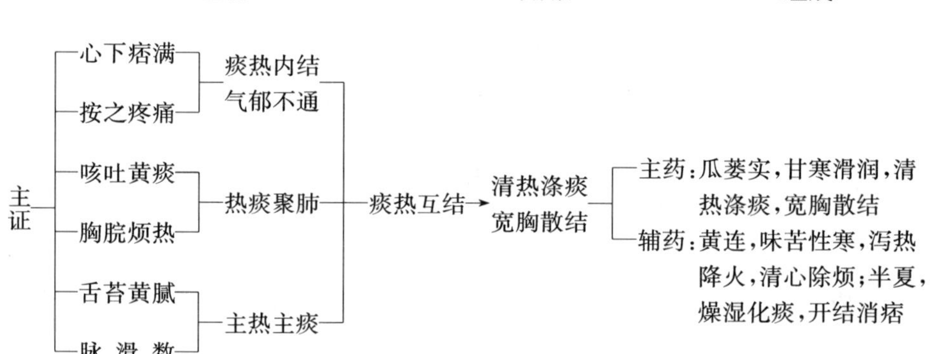

*礞石滚痰丸

《丹溪心法附余》

【组成】 大黄酒蒸　片黄芩酒洗净,各八两(各240g)　礞石一两(30g),槌碎,用焰硝一两,放入小砂罐内盖之,铁线缚定,盐泥固济,晒干,火煅红,候冷取出　沉香半两(15g)

【功用】 泻火逐痰

【主治】 实热老痰。症见发为癫狂惊悸;或怔忡昏迷,或咳喘痰稠,或胸脘痞闷,或眩晕耳鸣,或绕项结核,或口眼蠕动,或不寐,或梦寐奇怪之状,或骨节猝痛难以名状,或噎息烦闷,大便秘结,舌苔黄厚,脉滑数有力者

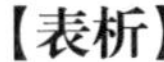

【表析】

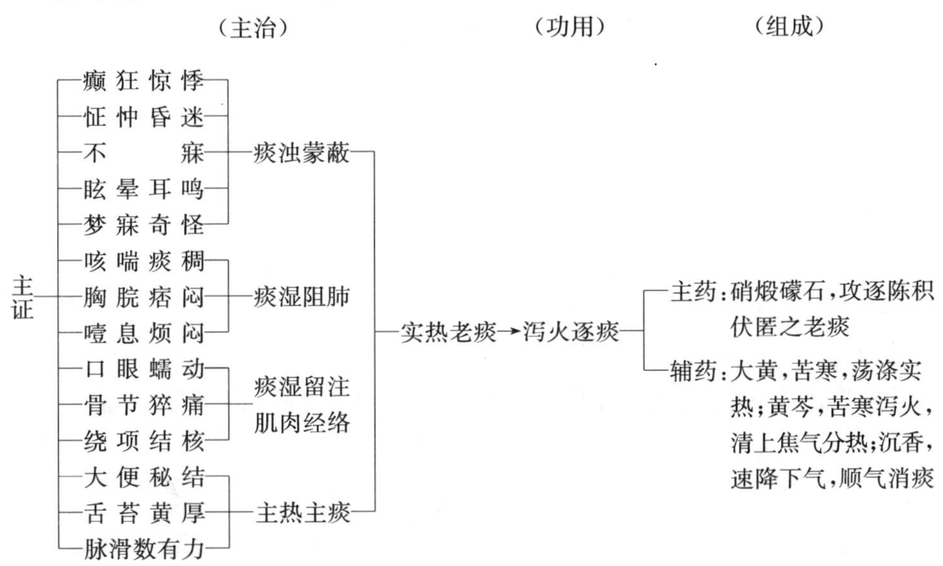

第三节 温化寒痰剂

*三子养亲汤

《韩氏医通》

【组成】 白芥子(6g) 苏子(9g) 莱菔子(9g)

【功用】 降气平喘，化痰消食

【主治】 寒痰夹食。症见咳嗽喘逆，痰多胸痞，食少难消，舌苔白腻，脉滑等

【表析】

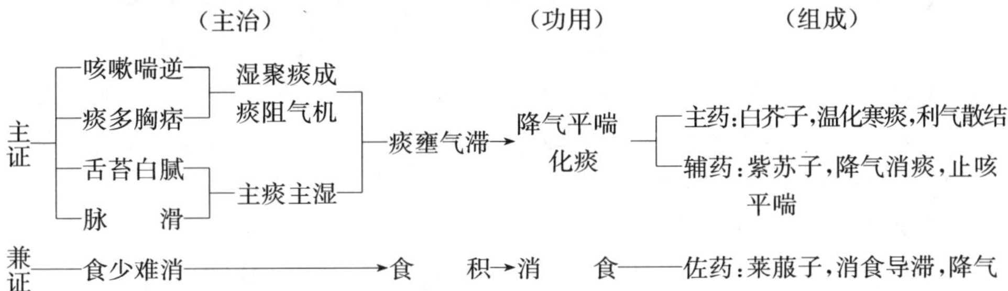

第四节　治风化痰剂

***半夏白术天麻汤

《医学心悟》

【组成】 半夏一钱五分(9g)　天麻　茯苓　橘红各一钱(各 6g)　白术三钱(18g)　甘草五分(3g)　生姜一片　大枣二枚

【功用】 燥湿化痰,平肝息风

【主治】 风痰上扰证。症见眩晕头痛,胸闷呕恶,舌苔白腻,脉弦滑等

【表析】

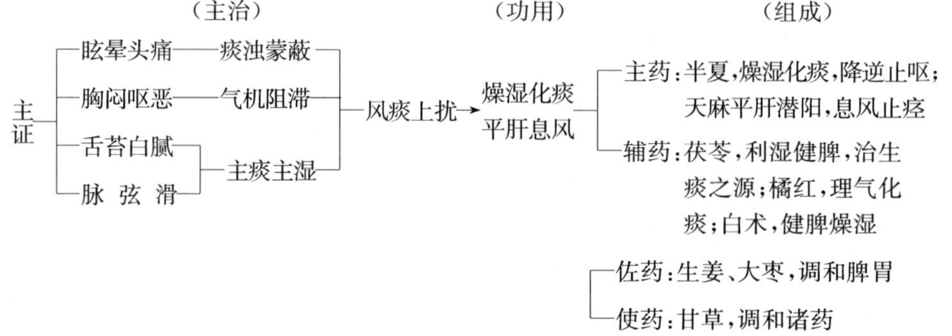

*定　痫　丸

《医学心悟》

【组成】 明天麻　川贝母　半夏姜汁炒　茯苓蒸　茯神去木,蒸,各一两(各 30g)　胆南星九制者　石菖蒲杵碎,取粉　全蝎去尾,甘草水洗　僵蚕甘草水洗,去咀,炒　真琥珀腐煮,灯草研,各五钱(各 15g)　辰砂细研,水飞,三钱(9g)　陈皮洗,去白　远志去心,甘草水泡,各七钱(各 20g)　丹参酒蒸　麦冬去心,各二两(各 60g)　甘草四两(20g)　竹沥一小碗　姜汁一杯

【功用】 涤痰息风

【主治】 痰热痫证。忽然发作,眩仆倒地,不省人事,甚则抽搐,目斜口歪,痰涎直流,叫喊作声;亦可用于癫狂

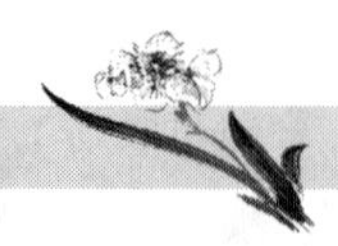

【表析】

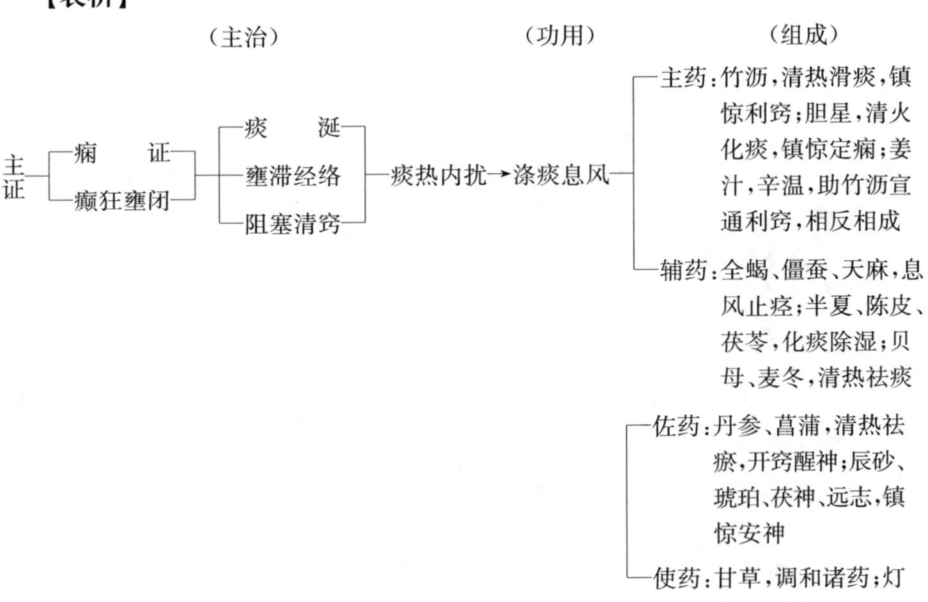
（主治）
（功用）
（组成）
主证
痫 证
癫狂壅闭
痰 涎
壅滞经络
阻塞清窍
痰热内扰
涤痰息风
主药：竹沥，清热滑痰，镇惊利窍；胆星，清火化痰，镇惊定痫；姜汁，辛温，助竹沥宣通利窍，相反相成
辅药：全蝎、僵蚕、天麻，息风止痉；半夏、陈皮、茯苓，化痰除湿；贝母、麦冬，清热祛痰
佐药：丹参、菖蒲，清热祛瘀，开窍醒神；辰砂、琥珀、茯神、远志，镇惊安神
使药：甘草，调和诸药；灯草，引药归心

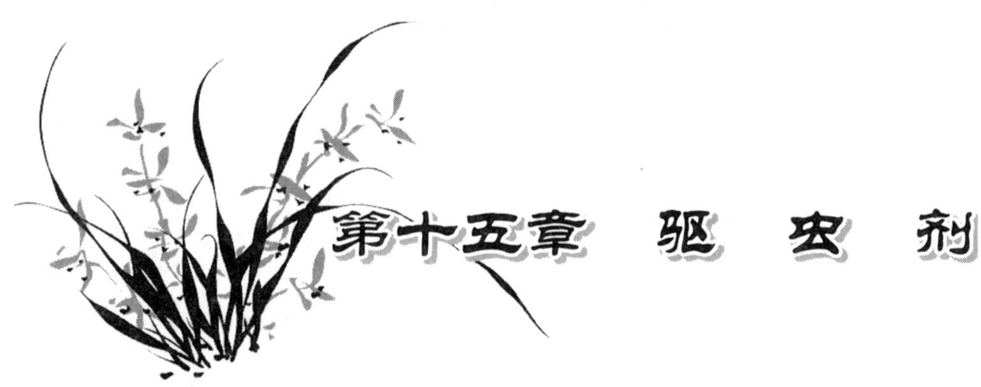

第十五章 驱虫剂

凡以驱虫药物为主组成，具有驱虫或杀虫的作用，用于治疗人体寄生虫病的方剂，统称驱虫剂。

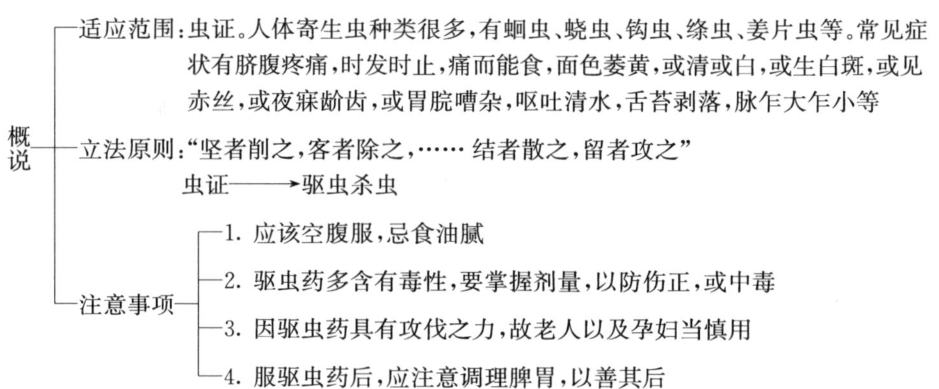

***乌梅丸

《伤寒论》

【组成】 乌梅三百枚(480g) 细辛六两(180g) 干姜十两(300g) 黄连十六两(480g) 当归四两(180g) 附子六两(180g)，炮，去皮 蜀椒四两(120g)，炒出汗 桂枝去皮，六两(180g) 人参六两(180g) 黄柏六两(180g) 蜜为丸

【功用】 温脏补虚，泻热安蛔

【主治】 蛔厥证。症见心烦呕吐，时发时止，食入吐蛔，手足厥冷，腹痛。又治久痢、久泻

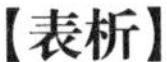

【表析】

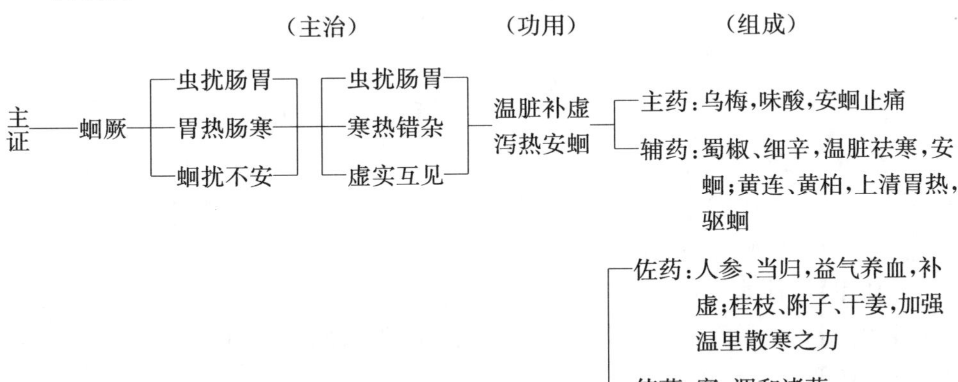

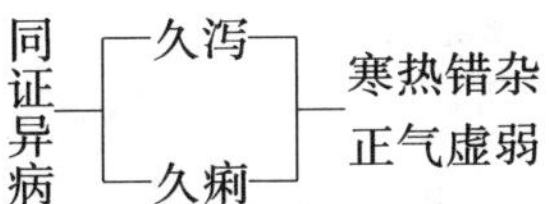

*肥 儿 丸

《太平惠民和剂局方》

【组成】 神曲炒，十两（300g） 黄连去须，十两（300g） 肉豆蔻面裹煨，五两（150g） 使君子去皮，五两（150g） 麦芽炒，五两（150g） 槟榔不见火，细剉，二十个（120g） 木香二两（60g） 猪胆汁为丸

【功用】 杀虫消积，健脾清热

【主治】 虫积腹痛，消化不良。症见面黄体瘦，肚腹胀满，发热口臭等症

【表析】

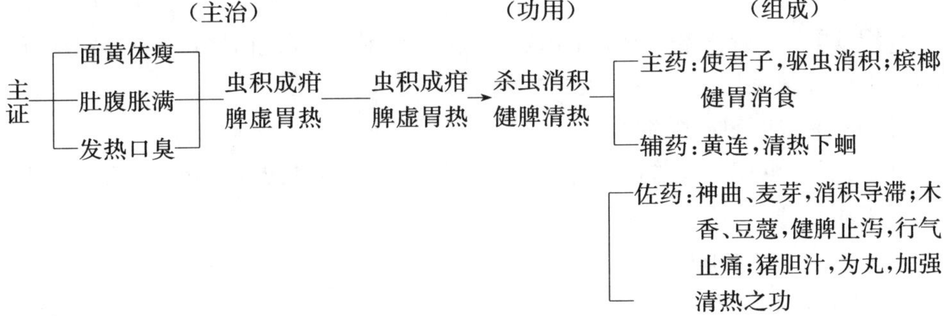

布 袋 丸

《补要袖珍小儿方论》

【组成】 夜明砂拣净，二两(60g) 芜荑炒，去皮，二两(60g) 使君子二两(60g) 白茯苓去皮，半两(15g) 白术无油者，去芦，半两(15g) 人参去芦，半两(15g) 甘草半两(15g) 芦荟研细，半两(15g)

【功用】 补养脾胃，消疳驱蛔

【主治】 虫积腹痛。小儿虫疳，体热面黄，肢细腹大，发焦目黯等

【表析】

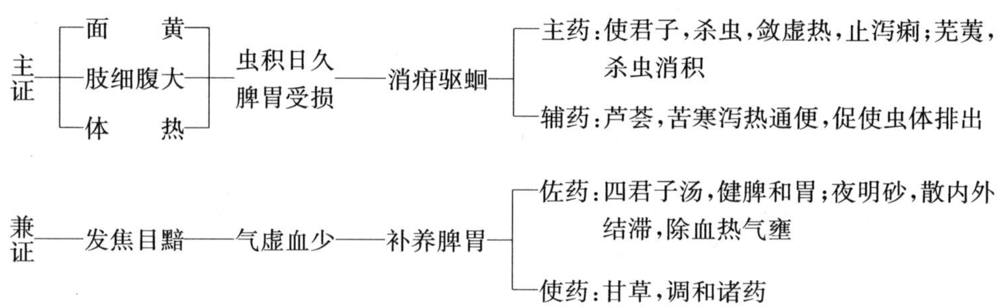

化 虫 丸

《太平惠民和剂局方》

【组成】 胡粉(即铅粉)炒，五十两(1500g) 鹤虱去土，五十两(1500g) 槟榔五十两(1500g) 苦楝根去浮皮，五十两(1500g) 白矾枯，十二两半(370g)

【功用】 驱杀肠中诸虫

【主治】 虫积。发作时腹中疼痛，往来上下，其痛甚剧，呕吐清水或吐蛔虫

【表析】

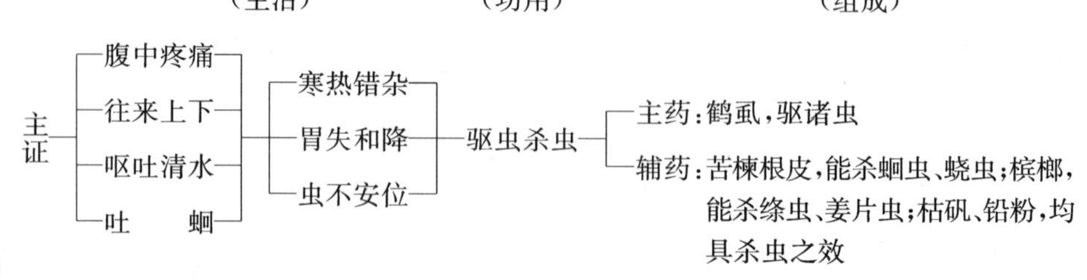

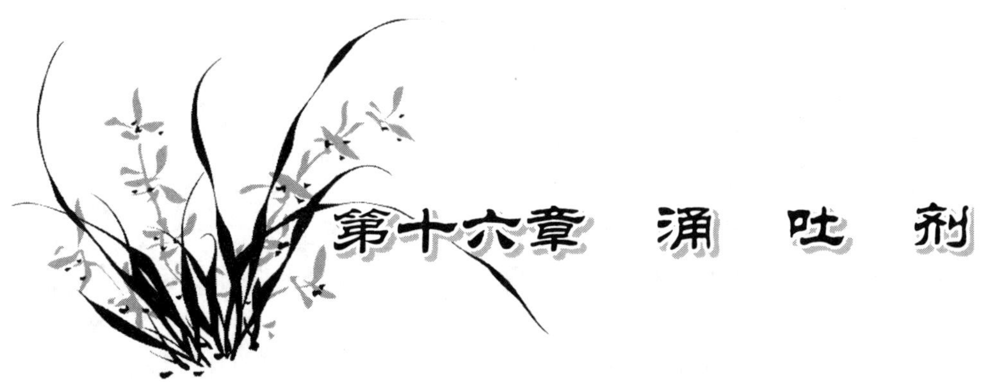

第十六章 涌吐剂

凡以涌吐药物为主组成，具有涌吐痰涎、宿食、毒物等作用，用于治疗痰厥、食积、误食毒物的方剂，统称涌吐剂。属“八法”中的“吐法”。

- 概说
  - 适应范围：主要使停蓄在咽喉、胸膈、胃脘的痰涎、宿食、毒物从口中吐出，常用于中风、癫狂、喉痹的痰涎壅塞、宿食停滞、毒物停留，以及干霍乱吐泻不能等，属于病情急迫而又急需吐出之证
  - 立法原则：“其高者，因而越之”（《素问・至真要大论》）
  - 使用注意
    1. 涌吐剂作用迅猛，易伤胃气，应中病即止，年老体弱、孕妇、产后均应慎用
    2. 服后呕吐不止，可服姜汁少许，或服冷粥、冷水止之
    3. 吐后气逆不止，宜予和胃降逆之品止之。假如药后不吐，则应助其涌吐，常以翎毛或手指探喉，亦可多饮开水
    4. 服涌吐药后，宜避风寒，以防外感；同时注意调理脾胃，食粥自养，切勿早进油腻及不易消化的食物，以免重伤胃气

*瓜蒂散

《伤寒论》

【组成】 瓜蒂熬黄，一分（1g） 赤小豆一分（1g） 香豉一合（9g）

【功用】 涌吐痰涎宿食

【主治】 痰涎宿食，壅滞胸脘。胸中痞硬，懊侬不安，气上冲咽喉不得息，寸脉微浮者

【表析】

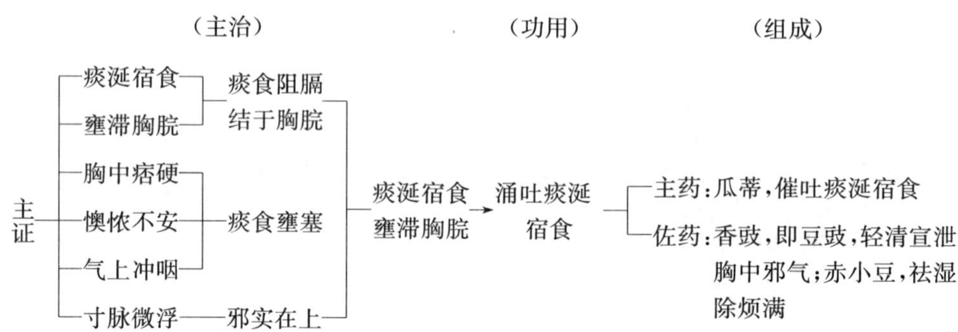

救急稀涎散

《圣济总录》

【组成】 皂角如猪牙，肥实不蛀者，削去黑皮，四挺（15g）　白矾一两（30g），通莹者

【功用】 开关涌吐

【主治】 中风闭证初起。痰涎壅盛，喉中痰声辘辘，不能语言，或不省人事，或口角歪斜，但不遗尿，脉象滑实有力。亦治喉痹

【表析】

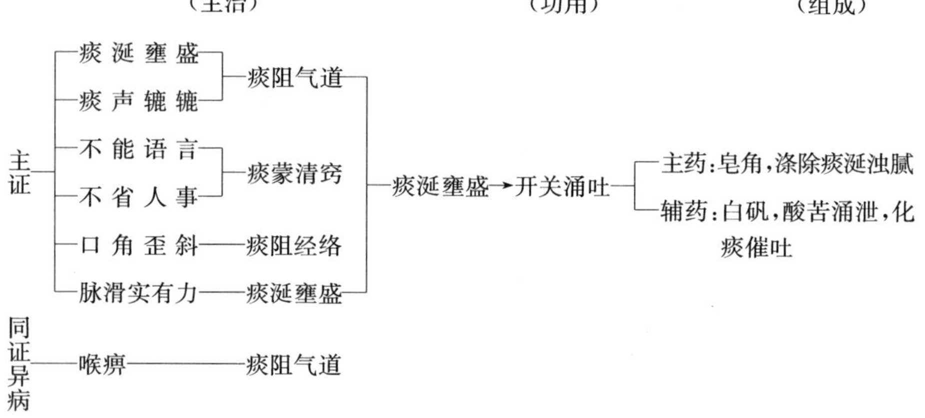

三　圣　散

《儒门事亲》

【组成】 防风三两（90g）　瓜蒂三两（90g），炒黄用　藜芦去苗心，加减用之，或一两（30g），或半两（15g），或一分（0.3g）

【功用】 涌吐风痰

【主治】 中风闭证。失音闷乱，口眼㖞斜，或不省人事，牙关紧闭，脉浮滑实者。对于癫痫，浊痰壅塞胸中，以及误食毒物，时间未久，神志尚清者，亦可使用

【表析】

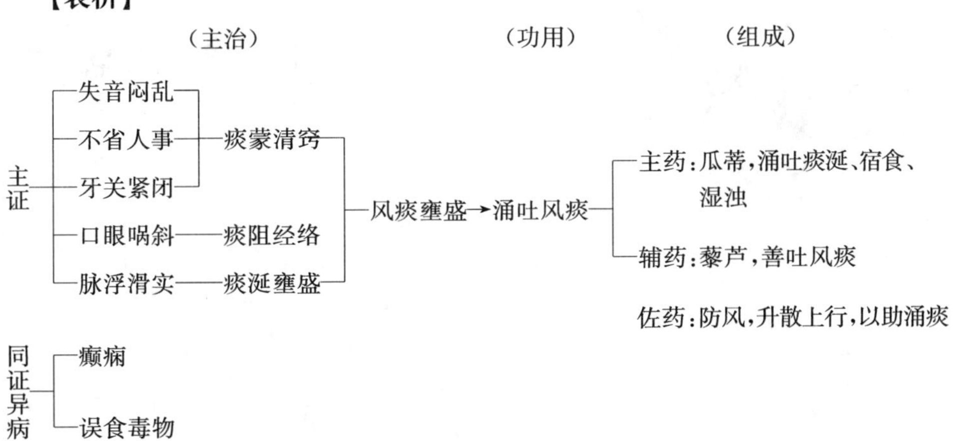

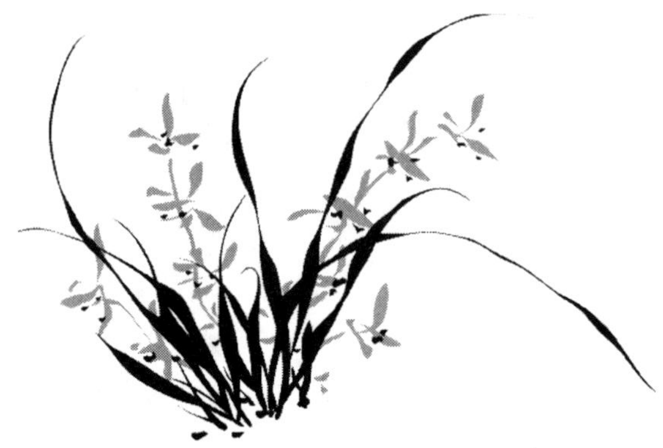

附：方剂索引

T

W

X